U0096056

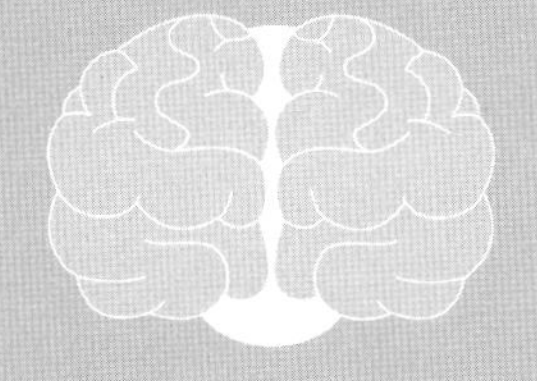

THE BALANCED BRAIN

打造幸福腦

大腦如何操控身體與心理健康，讓我們成為現在的樣子？

CAMILLA NORD
卡蜜拉・諾德

孟令函——譯

目錄

PART I
大腦如何構築心理健康

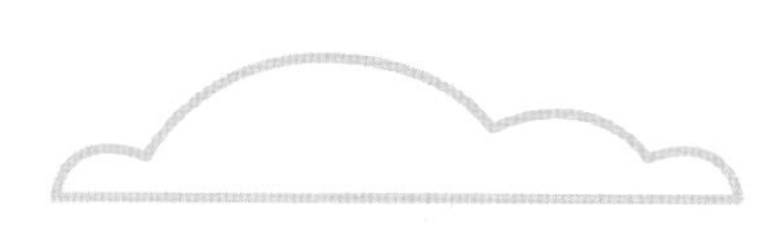

PART II
運用大腦提升心理健康

prologue

—序言—

喜悅是專屬於人類的瘋狂。
——莎娣・史密斯（Zadie Smith）

• 你上一次感到絕對的喜悅，是什麼時候？

2019 年的夏天，我在劍橋郊外的小森林裡結了婚，當時我 29 歲。現在回想，那真是絕佳的時機，一年後，我身邊滿 30 歲的友人紛紛訂了婚，但他們的婚禮卻都因為疫情而不得不取消、延遲，或只有結婚證人能夠到場參加。

婚禮前一晚，發生了就客觀角度來看，其實沒有很嚴重的問題——外頭下起了大雨。凌晨兩點，我聽著雨聲，雨勢聽起來大到像《聖經》裡記載的可怕暴風雨。於是我走到了另一個空房裡，整晚夜不能寐，胃部因焦慮感而翻騰，腦海中則不斷想像著當天才在森林裡佈置好的桌椅、草垛、沙發，通通都被暴雨打得濕透的模樣，內心也浮現了我的家人、另一半的家人全身泥濘，對我們竟然如此愚蠢地決定在英國的夏季舉辦戶外婚禮，極不諒解的表情。

隔天中午，置身於森林中的我們，卻絲毫看不出前一晚狂風暴雨的痕跡。陽光優雅地自葉片間灑落，照耀在我多年來不敢想像會出現在我婚禮的家人頭頂；我看著妻子，接下來的 10 個小時，我的整副身心都沉浸在全然的喜悅之中，直到闔上雙眼沉睡的那一刻（我徹底沉沉睡去——根本不曉得當晚有沒有下雨）。

＊＊＊

喜悅（joy）這種感受稍縱即逝，且無法量化。喜悅本質上就是一種稀有且無法預料的情緒——它絕對不凡，是超乎日常生活一切、令你無法預期，且心兒砰砰跳的歡快感受。生活中的多數日常經歷，都不足以帶來稱得上是喜悅的體驗。我們的每一天或許有好有壞，有可預期、也有突如其來的事件：可能是成功的意外之喜，也可能是不可預見的損失。

究竟人類的大腦，是如何在預測周遭世界所帶來的、複雜且不斷變動的多樣訊息之後，進一步建立與心理健康相關的各種感受？這便是本書想要探討的核心議題。

另一種比喜悅更能量化的感受，則是愉悅（pleasure）。平均而言，我們每人每天至少會感受到愉悅一次。[1]部分研究人員認為，愉悅是令人聯想到「幸福感」（wellbeing）的具體指標，而所謂幸福感，通常被定義為兩大基本類別：第一種是在某個時刻感覺良好；第二種則是在生活中整體感覺良好。

幸福感的這兩種要素，通常會分別被歸類到古希臘哲學家亞里斯多德（Aristotle）所提出的兩個詞彙之下：第一種幸福感，稱為「快感」（hedonia）＊，也就是快樂、愉悅的感受；心理學家在實驗中測量的通常是這種情緒。同時它也與快樂的兩大知名定義有關——

＊ 譯註：亦可稱為「享樂主義」。

傑瑞米・邊沁（Jeremy Bentham）對快樂的定義是「愉悅而沒有痛苦」；[2]丹尼爾・康納曼（Daniel Kahneman）則認為，快樂是我們對每個當下所感受到的愉悅或痛苦長期累積的記憶。[3]

至於比較各國快樂程度的社會科學家，則常會測量亞里斯多德提出的另一種快樂指標——**「充實的滿足感」**（eudaimonia）*，也就是對生活感到滿意，且能夠自我實現的狀態。因此，他們的相關研究便能解答「有錢人是否更滿意自己的生活？」這樣的問題（而這個問題的答案是：某種程度上沒錯。[4]詳情請見第十章。）

就我的觀點而言，幸福感的兩種傳統分類之間的共通性，比起相異性要來得高。研究發現，日常生活越愉悅的人，對生活的滿意程度也越高——**快感與充實的滿足感相互交織、密不可分**。[5]正因如此，我們並不意外這兩種幸福感對個體而言確實息息相關，也因此，或許不可能分別測量其高低程度。倘若運用不一樣的問卷，為世界各地的研究對象測量快感與充實的滿足感，則會發現測量結果近乎一致（0.96）。

這令我們不禁懷疑，也許兩者真的無法徹底區別。[6]觀察受試者分別針對快感與充實的滿足感等問題所做的回答，我們發現，從數學的角度來看，將兩者視為單一種幸福感，會比視為幸福感的兩種不同要素，更能解釋結果。[7]這表示「愉悅」與「對生活感到滿意」或許是不同的概念，但在實作上，卻能反映出同一種概括性的幸福感。

數十年、好幾世紀，甚至是千年來，人類不斷尋求能改善心理健康的方法。時至今日，這仍是人類社會與科學家亟欲解決的問題。我將在本書中帶你透過神經科學的角度探討，暫時性或持續性地讓自己感覺更好，對人類來說，分別有什麼樣的意義？而這也表示，我們得深入挖掘人類心理健康狀態的源頭：是什麼讓我們從日常生活裡微小的愉悅體驗中得到快感？我們對每件事的正面與負面感受，又是如何構築出對整體生活的滿意度？而在產生各種感受的過程中，有哪些微小變動，可能導致心理健康惡化？藥物、運動或心理治療等手段，又是如何在過程中，提升心理健康？

• 何謂心理健康？

我任職於劍橋大學（University of Cambridge）的英國醫學研究委員會認知與腦科學研究單位（MRC Cognition and Brain Sciences Unit），實驗室周圍被河川與放牧牛隻的田野環繞。為了解大腦運作如何對人類心理健康產生影響，我們以患有精神疾病的人為主要對象，進行了許多研究。透過深入理解、分析的過程，我們終將發展出改善既有治療方法，或是全新的治療方式。

然而，心理健康對每個人來說各有不同的意義，神經科學家對於何謂「心理健康」也尚未有統一定義，甚至連一般認為可能會有答案的心理學家、哲學家或其他群體，對此也都還沒有一致的說法。你或許以為，這對於像我這樣研究心理健康的科學家來說，會是一大阻礙；然而事實上，多數神經科學家都不會受哲學上的困境阻撓，我們仍勇往直前地進行各種有趣實驗。

有時候，心理健康狀況較好的判定標準，是較低的臨床指數（可能是用來測量憂鬱、焦慮、壓力或其他因素的指標）；某些情況下，可能是仰賴我們對幸福感（如：對生活的滿意度）的得分來判斷；甚至有時候，大腦裡的特定物質、人類表現出的行為、某些腦區活

＊ 譯註：亦可稱為「完善主義」。

動，都可能被用來推斷心理健康在某些層面上的表現（如：愉悅、酬賞等）。因此，若想綜觀心理健康全貌，就得囊括從實際經驗到生物學，以及交織於其中的種種面向。

在本書中，我會以相對較能交互使用的「心理健康疾病」、「精神疾患」、「心理疾病」等詞彙來泛指重度憂鬱症（major depression）、思覺失調症（schizophrenia）、廣泛性焦慮疾患（generalized anxiety disorder）等。只有在患者的心理健康問題嚴重到損害其功能，並達到特定診斷標準時，這些更嚴謹的醫學詞彙才會上場。但無論如何，科學家稱呼心理健康疾病的方式仍不斷變化，因此在某些狀況下，我會使用更加廣泛的詞彙，如「心理健康狀況不佳」來指稱那些存在心理健康問題、卻未達到傳統診斷標準的狀況，或是其問題無法清楚歸類到單一診斷類別的患者。

然而，無論在什麼情況下，我們都該謹記在心的是，心理健康出現問題的人，可能會以不同詞彙來描述其個人經驗，而這些選擇的背後，對他們來說，都有非常重要的意義（如：有些人可能會選擇以「經驗」或「問題」來取代「疾患」、「疾病」，反之亦然）。

對我來說，**心理健康取決於大腦是否平衡**。以生物學的觀點來看，生物生存的關鍵在於維持體內恆定（homeostasis），也就是無論環境條件如何改變（外界溫度、人體的血糖高低及水份多寡等），體內依然維持相對穩定的狀態。然而，人體必須不斷變化，才能夠長久維持平衡，如：靠流汗降低體溫、吃甜甜圈提升血糖、跑步後補充水分等。

所謂的「心理健康」，也同樣需要維持恆定才能達到。就像人體內的恆定一樣，想維持「大腦的平衡」，就需要有足夠的彈性來應對環境的變化，其中也包含我們的體內環境——可能是痛苦情緒所帶來的挑戰，甚至是身體受到感染——乃至外在環境，例如生活中所面臨的各種壓力。大腦如果能夠達到平衡，心理狀態就會成為日常運作的助力，進而提升生存機會。

然而，對於曾在人生某個時刻發生心理健康問題的人來說，有時候可能會使他們無法好好與摯愛相處，或是在處理生活瑣事相關的其他層面上形成阻礙。

• 心理健康的源頭何在？

心理健康需要仰賴大腦運作的歷程，例如有關愉悅和痛苦、動機與學習的機制。人類大腦的構造，以及與身體的緊密關係，正是創造、維持、保護心理健康的關鍵。

或許你也曾嘗試過提升心理健康的各種方法，但它們對於不同的大腦卻不一定都有效。你或許早已發現，就算有朋友向你推薦了某種能提升心理健康的方法（試試瑜伽吧！），對你來說可能一點用也沒有。這是因為這些方法能否有效提升心理健康，其實與個人的大腦（與身體）息息相關。

人類大腦持續的生物作用，會受到個人基因中極其微小的差異所影響，而這些微小差異，會導致你我總是傾向於產生某種思緒、心情或行為模式。除此之外，同樣重要的是，這些生物作用也會由個人的早年生活經驗形塑而成（會用早年生活經驗一詞，是因為我們通常假設會影響心理健康或導致心理健康問題的成長經驗，大多來自風險最高的童年時期，然而，在人生的任何階段都有可能）。

以上種種因素，都存在密不可分的交互作用。例如在某些環境下的生活經驗，可能會導致基因遺傳傾向有所改變，或是（雖然大眾經常忽略這項觀點）個人的基因組成，會導致若暴露在特定環境和經驗時，心理健康容易受影響。

無論如何，關於「生物」的一切因素，都不可能恆久不變。也就是說，各項因素（以及彼此的交互作用）會不斷變動，而變動在個人發育的某些時間點格外重要，也會帶來一生的影響。

因為人類的神經系統，存在著許多具可塑性、可能因環境而變化的要素。所謂「神經系統」指的是大腦、脊髓，以及遍佈人體其他部分，能夠雙向溝通的神經網絡。一個人的神經系統功能會受其基因組成、文化背景、經濟狀況、生活壓力、社會環境、飲食與身體的生理狀態而影響，使得心理健康產生不同變化。

＊＊＊

也因為影響神經系統的因素包羅萬象，使得想評測和量化其產生的現象極其困難。這對研究人員來說相當棘手，不過我們知道，以上每一種因素都能透過改變神經系統的過程，來左右心理健康的好與壞。心理狀態不佳的經驗，可能源於體內或體外的各項肇因，而你將透過本書發現，心理健康同樣也能藉由遍及體內外的多元因素而獲得提升、治療。然而，**無論改變的源頭究竟是什麼，大腦才是心理健康的最終共同路徑（final common pathway），也就是所有風險因素、每一種治療方式的終極目標**。

說到這裡，你可能會大感意外。或許你直覺認定，心理健康運作的方式，多少會與影響特定器官、系統的生理問題（如：心臟病或糖尿病）有所不同；你也可能認為，聲稱心理健康疾病是生理疾病，似乎有貶損心理健康之嫌，畢竟一個人的心理狀態，無疑會受到許多重要的社會因素所左右。*然而，種種社會問題所引發的疾病，最終還是會對我們造成生物性的影響；同理，所有的心理經驗，也都可視為一種生理過程。

心理健康狀態，以及你我在人生各階段心理健康狀況不佳的可能性，都建立在大腦持續發生的生物作用之上。是這些生物作用，形塑了個人對於整個世界（包含外在環境與我們的體內環境）的感受。假如生物作用有了改變，或大腦在處理這些生物作用時產生了些微變化，就可能導致你的感受變得扭曲，讓你適應不良，最終滅息了你對於人生的種種想望。

這就是造成「心理疾病」的原因——假如你的感受、思維、行為已對日常生活造成了極大干擾，導致你長期情緒低落，甚至有了自殺念頭（重度憂鬱症與雙極性情感疾患〔bipolar disorder〕*會產生的症狀）；不斷重複思考而無法好好投入生活中其他重要的事（這也是廣泛性焦慮疾患、社交焦慮疾患〔social anxiety〕、強迫症〔obsessive-compulsive disorder〕會出現的狀態）；或是現實感遭到破壞（思覺失調症會有的現象）。

＊＊＊

大腦不僅能夠支持心理健康，也可能引發心理疾病。它還提供了我們在這世上學習並預測各種事物的能力，包含外在世界可能發生

＊ 不過話說回來，社會影響的也不單單只有心理健康而已：某些會影響其他器官系統（如肺臟或心臟）的疾病，可能也肇因於社會環境（如：污染、取得健康食物等條件上的不平等）。

＊ 譯註：俗稱躁鬱症。

的事（附近會不會有老虎？）和內在環境會產生的變化（我餓嗎？渴嗎？害怕嗎？）。對大腦來說，最突出、最重要、最值得關注的，就是**與預期不相符的事件**，因為這代表大腦必須更新它所認知的世界，因此需要學習。

大腦的預測與學習，通常都在不知不覺之間發生，並且與日常經歷的一切交織在一起。舉例來說，儘管你從沒被確切教導過相關知識，但可能一輩子都理所當然地認為，物體就是會因地心引力而直直往下落。以心理健康而言，我們在人生的過程中，也學習了許多會影響心情、情緒、思考模式的事物，例如預期自己在認識新朋友的時候，會有正面還是負面的感受；每天從事的活動，會帶來巨大還是微乎其微的愉悅感；對疼痛或其他身體訊號（與其他因素相較），是否特別敏感？這些種種的大腦預期，都會影響一個人的心理健康狀況。

幸福感、快樂、愉悅、歡樂的共通原則是，如果**某事件的結果比大腦預期的更好（但仍在大腦預期的範圍內），你就會產生正面情緒**。這也表示，期待好事發生對心理健康有所幫助。要是我們再把期待值降得比實際的好結果略低一點點，那就更有裨益了——獲得意外之喜的正面經驗，便可能增加幸福感（請見第三章）。

有時候在真實世界的經歷，確實可能比預期好上許多：與在遍地爛泥的婚禮慘況擦身而過所帶來的感受，就是意外之喜，而這種正面經驗，便能在當下為我們帶來巨大的幸福感。然而，多數情況下，這種在大腦預期之外的經驗並不那麼引人注目，但會在日常生活中反覆發生，且隨著時間不斷累積，影響著你我的心理健康。

透過大腦的學習歷程，不斷建立起對於事物的各種預期，而每一次的意料之外（無論是正面或負面），都將讓你試著用與今天些微不同的方式，來體驗明日世界。預測、意外發生、從中學習的整體過程，便是心理健康一大基礎要素，也是搞懂人類形成韌性的科學機制、釐清心理健康疾病的潛在風險，進而找出該從哪些層面發展治療方法與干預措施的關鍵所在。

每個大腦所認知的世界都是獨一無二的，源自個人的人生經驗及基因組成，所以**在心理健康上，沒有人人通用的法則**。每個大腦的神經化學反應也都不同（還有其他許多因素），所以有些你很討厭的事物，有人卻很喜歡。同理，也因為每個人的大腦構成都不一樣，所以某項提升心理健康的方法，很可能只對部分人有用。

因此，當讀到一篇文章寫著某種療法或飲食法，能夠提升心理健康、令人快樂時，我們充其量只能說那些方法對某一群人（有時甚至只是很小一部分的人）平均而言有正面影響。然而，像這樣把只對部分族群的平均成效拿出來大書特書，便很可能會掩蓋一項事實，即**某些療法對一部分人來說極為有效，也有可能會對另一部分的人造成巨大的負面影響**。

這也是為什麼在心理健康的層面上，對別人有用，對你卻不一定是好。不論是醫療手段、飲食調整、運動鍛鍊等這些可能提升心理健康的方法，在每個人身上都有著極為不同的影響，甚至可能會因為與個人身體的某些特質交互作用，而造成傷害。

正因為形成心理健康的背後，存在著複雜交錯的因素，所以神經科學領域正卯足了勁，努力快速發展出能評量各種影響的方法，希望能順利預測哪些治療方式會對哪些患者有效——但是，許多研究都還未能順利擴展至更大的規模。

• 為何需要了解心理健康？

了解造成心理健康危機的成因，以及尋求提升心理健康的方法，是我們這個時代數一數二的重要議題。心理健康疾病已是醫療負擔的首要肇因，其中，憂鬱症在全球已影響逾 2.5 億人口。世界經濟體系 2010 年在心理健康疾患相關議題上共花費 2.5 兆美元，到了 2030 年這個數字很可能翻倍，[8] 最重要的是，會對個人生活品質造成極大負面影響：約有 90% 自殺的人，都為心理疾病所苦。[9] 除此之外，我們現今面對的心理健康危機可說是全球性的：77% 的自殺人口來自中低收入國家。[10]

然而，自殺並非致死的唯一問題，甚至也不是最大肇因：據估計，罹患嚴重心理健康疾患的人（如思覺失調症、雙極性情感疾患、憂鬱症）會減少約 25 年的預期壽命，主要原因是**這些族群罹患心血管疾病的風險會因心理問題而上升**，[11] 這也彰顯了生理與心理交互影響、息息相關的緊密關係。

即便是在醫療保健資金充足的富裕國家，心理治療及抗憂鬱藥物等最佳療法，也只對 50% 的患者有效。而這種神秘現象，促使許多神經科學研究涉足心理健康領域，嘗試找出更有效的治療管道。

話說回來，心理疾病也只是心理健康的其中一個層面而已。對於那些有幸從未經歷堪稱人生劇變的人來說，努力維持良好心理健康狀態，對維持幸福感及生活品質的重要性，也同樣不可小覷。

就算將其他可能的長壽因子（如：生理與心理條件、年齡、性別、社會經濟地位）[12] 一起納入考量，我們依然發現，**單單是心情比較快樂這一點，就確實與壽命更長和生活更健康有正相關性**。其背後的成因目前還不確知，或許是因為經歷負面情緒，會對心血管、荷爾蒙、免疫系統造成影響；[13][14] 反之，經歷正面情緒，則能夠降低罹患中風、[15]心臟病的風險，[16]甚至減緩感冒症狀。[17]心情不好，與真正罹患心理疾病之間，確實還有很長一段距離，然而兩者帶來的感受，對身體與大腦的影響卻有所重疊。

想找出有關「大腦是如何構成人類心理健康」的資訊，或許得仰賴研究心理疾病患者的大腦，並且深入探討其究竟如何構築出幸福感、快樂，以及其他正面心理狀態。然而，我們的發現或許會令你大吃一驚：攝取糖分、喝啤酒、出門熬夜玩通宵，這些原先你以為有害的事物，都可能對心理健康有短期（甚至長期）的正面效果。

以上每一件「有害」的事，都代表著運用大腦支持心理健康各項系統發揮作用的無數種方式——舉例來說（我真的沒有誇大），和朋友一起看電視大笑所牽涉到的大腦系統，就和我們使用海洛因（heroin）所涉及的系統一樣（請見第一章）。

＊＊＊

本書不會叫你完全放棄有趣的事物（不管是糖還是線上遊戲）來讓自己感覺更好，我也不會要求你為了提升心理健康，一天做 3 次正念練習，或攝取益生菌——不是這樣的，這本書真正想要帶給讀者的，**是如何從神經科學的角度，了解心理健康的運作方式**。

我將帶領你綜觀心理健康的各個層面，從現代最早有關愉悅感的神經科學實驗開始，進而探索可能改善心理健康的全新藥物、治療方法，或各種與過去截然不同的干預措施。各章節將探討有關心理健康的種種科學，其中有些關聯性顯而易見（愉悅感的神經生物學），也有些乍看之下沒什麼關聯（支持人類動機的神經作用），但兩者同等重要。過程中，我們也將進一步探索人類大腦裡究竟是哪些特殊的化學物質（如多巴胺〔dopamine〕、血清素〔serotonin〕、類鴉片〔opioids〕）在影響心理健康。

除此之外，我們也將了解，雖然心理健康的構成源自大腦作用，但與身體的關係同樣十分密切，也互有影響。為此，我也會介紹人體生理與心理健康關聯性的最新研究，其中將提及腸胃與免疫系統在心理健康扮演的重要角色。透過人體與大腦的連結，我們或許就能了解正面的心理狀態（如：快樂）提升生理健康的機制，同時也能夠明白為何在透過運動鍛鍊等活動提升身體健康的同時，也能扭轉心理健康狀態。

我們將在本書探索人類追求心理健康的壯闊旅程，從發現抗憂鬱藥物，到使用迷幻蘑菇的現代實驗；從正念對大腦的效用，到睡眠或運動等生活方式的改變，再到超前衛的憂鬱症電刺激療法。

在走遍了人類為追求心理健康所拓展出錯綜複雜的條條道路後，我們將尋找其中的共通性，也就是鞏固人類心理健康，並且支持人們從心理疾病走出來的那些大腦網絡及作用。這些擁有相近功能的共通路徑，很可能會引領我們找出為每位患者量身打造的全新治療方式，而這正是心理健康神經科學的未來展望。

＊＊＊

走在人生漫漫長路上，你我都可能在某個階段經歷了精神與肉體上的痛苦。有些人會尋求某種治療方式紓解；然而，多數人卻只會在嘗試之後，對那些飽受讚譽的藥物或大受推崇的生活方式感到失望，畢竟我的蜜糖或許是你的毒藥，反之亦然。

但回過來說，實在有太多方法可以提升、保持或維護心理健康。你可以重新開始關注自己的睡眠，並且對用來治療更嚴重的心理疾患的精神藥物與心理治療敞開心胸，以更開放的眼光看待。

每一次找到改善心理疾病的全新療法，每一次發現另一種人類生活中能提升快樂的因子，說穿了，就算是在最佳情況下，這些也只對部分人有效（最理想的情況是對多數人都有效，但真的不可能對所有人奏效）。

要想了解其中的錯綜複雜之處，就必須經歷心理健康領域的**典範轉移**（paradigm shift），也就是擺脫過去將事物直接分成對心理健康「有用」或「沒用」的概念，轉而深入了解某些事物會影響大腦的哪些作用，因此可能幫助到哪些人。

我期許本書能夠成為引領你了解心理健康領域的指南，帶大家走過神經科學研究拓展出來的道路，進而更加認識自我的心理健康，並且少走一點冤枉路。

PART I

大腦如何構築心理健康

CHAPTER 01

演化而來的優勢

—疼痛引起的亢奮和憂鬱—

每個人對痛苦與愉悅的感受截然不同，你有可能處在非常愉悅、感受到慢性疼痛，或毫不疼痛的狀態中。我們可以透過心理疾病（包括憂鬱症與思覺失調症）的主要症狀，看出愉悅與心理健康的交互作用，也就是失樂（anhedonia）：患者對能令人感到愉悅的各種活動，失去興趣或愉悅感。

「令人感到愉悅的活動」，依個人主觀各有不同，且沒有好壞之分，包括吃美食、讀一本好書、產生高潮等等，再奇怪的事都有可能。要是失樂了，就會變得無感，感覺該事物失去價值、不再值得花力氣。能獲得的愉悅感不復以往，便可能導致心理健康惡化。

疼痛與心理健康也息息相關，但作用方式則不同。憂鬱症患者可能會因為感受疼痛的閾值較低，更常自陳覺得疼痛。[1]這兩者的關係是雙向的，有長期疼痛問題的患者（我就是其中之一），心理健康狀況不佳的風險更高，[2]**越常感到疼痛或不適，就越有可能導致心理健康惡化**。[3]

本章將深入探討，為什麼心理健康、愉悅和疼痛的關係如此密切？其中部分原因在於，慢性疼痛與心理健康疾患，會讓大腦產生同樣的變化。我也將帶你了解，大腦如何處理令人愉悅或不悅的事物，這與個人的喜惡又有什麼關聯。

人對某事的主觀感受，如愉悅、厭惡、痛苦，是影響心情、思緒、行為等牽動心理健康的重要因素，也會改變大腦學習的經驗（將在第三章進一步討論），進而影響我們選擇接觸或逃避哪些事物（請見第四章）。

心理健康狀況不佳，也會改變人的感覺，例如鈍化愉悅感、增強疼痛感。感受改變，很可能是心理健康惡化的警訊，因此，**負責處理疼痛與愉悅的大腦系統，是維持良好心理健康的主要途徑。**

• 疼痛讓你「自然 high 起來」

你曾在經歷了疼痛或害怕之後，突然有股矛盾的飄飄然湧上心頭嗎？這在生物學中被稱為緊張所致止痛（stress-induced analgesia）。某些非常危險（例如跳傘），或是相對日常（例如踢到腳趾頭）的事件發生後，人會產生暈乎乎的興奮感，而**這股突如其來的興奮感，能暫時減低對疼痛的敏感度**。

假設你正被掠食者追逐或被敵人攻擊，這時的唯一目標，就是生存。命懸一線時，要是感受到的疼痛程度一如往常，反而會妨礙求生，讓人相當困擾——此時的你，根本不該坐下來揉揉斷掉的腳踝，或瘀青的眼眶。

這就是緊張所致止痛機制存在的原因。演化層面上，具有這種機制的生物，在危機四伏、壓力無所不在的高張力環境中，更有機會活命，並將能力傳承給下一代。

緊張所致止痛的能力高低，可以藉由測量受試者在經歷壓力前後的疼痛閾值來量化。變化格外劇烈的人（或動物），對此機制更加敏感，[4]對他們來說，急性壓力，甚至會對心情有正面效益——危險能令其格外亢奮。

倘若你和我一樣，不是熱愛追求急性壓力的人，我們的緊張所致止痛機制，相較之下就溫和得多：你在踢到腳趾頭時，可能還是會感受到同樣的作用產生，只是你不會想一再重複這個動作。

1980 年代，科學家透過「冷熱水澡實驗」試圖測量緊張所致止痛機制。他們讓老鼠在不同溫度的水裡游泳一段時間後，將牠們從水中抓出來（然後用毛巾擦乾），並測量其疼痛反應。結果發現，在冷水中游泳一陣子（例如在 15 度的水中游上 3 分鐘）後，老鼠的疼痛反應下降了。多數人喜歡泡舒服的熱水澡，但你應該也聽說過，洗冷水澡或在冰水裡游泳能令人亢奮。要是你有勇氣忍受短暫的痛苦，或許也能獲得絕佳效果。

＊＊＊

緊張所致止痛機制，源於哺乳類動物大腦裡，能透過疼痛、壓力啟動的**內源性類鴉片系統**（endogenous opioid system），其釋放出的化學物質能壓抑疼痛感（服用過可待因〔codeine〕等類鴉片藥物的人應該能證明這一點），令人感到醺醺然。

在冰水中游泳這種短暫、溫和的壓力能減緩疼痛，是因為它能促進大腦釋放類鴉片化學物質[5]「腦內啡」（endorphins），其原文名稱取自 endogenous morphine，指內源性（源自體內）的嗎啡。鴉片（opium）或嗎啡（morphine）等藥物，會與大腦內的類鴉片受體掛鉤，模仿腦內啡的效果：抑制某些神經元活動，阻止大腦釋放其他化學物質，[6]接著改變類鴉片受體所在的腦區，並減緩（或阻擋）負責疼痛訊號的腦區與脊髓間的溝通。[7]

適度的壓力，能使大腦釋放腦內啡，讓你我「自然 high 起來」，產生飄飄然、放鬆、暈陶陶的愉悅感，進而降低對疼痛的敏銳度。假如你前往匈牙利的布達佩斯旅遊，不妨試試三溫暖，親自感受冷熱水澡的實驗；但如果你不想嘗試在刺骨冰水中游泳的感覺，那也無妨。對人類來說，能促使大腦釋放類鴉片物質的壓力其實十分多元，連歷史上不常見的情境（例如從飛機上跳下來），似乎也都能減緩急性疼痛，並且（對某些人來說）產生愉悅感。

有一項實驗便證明了，跳傘可以降低人對疼痛的敏銳度，且其中機制和老鼠泡冷水澡時一樣：[8]讓受試者在跳傘前使用阻擋類鴉片物質傳導的藥物，測量出的疼痛敏銳度，高於使用安慰劑的對照組。這表示此現象確實與內源性類鴉片系統有關，不過這項實驗規模較小，且是在受試者著陸後才進行測量（畢竟人在半空中能做的事有限，而且即便是對這些勇敢無畏的科學家來說，在空中測量受試者的疼痛反應，還是有點太誇張了）。

對老鼠來說，也存在著許多能產生緊張所致止痛的事物，疼痛本身就是其一：科學家短暫電擊老鼠後進行檢驗，發現電擊導致的疼痛感，會促使牠們的大腦釋放類鴉片物質來減痛，[9]以一定速度旋轉老鼠也能達到同樣效果。[10]（但拜託各位千萬千萬不要用家裡的寵物做實驗！）

不管是游泳時的水溫或跳傘，各種壓力源的共通點在於，**它們都是溫和且暫時性的**。*老鼠被旋轉得太快（假設這樣會比轉得慢產生更多不適感），就無法引發大腦釋放類鴉片物質，[11]而你們大概都知道這是為什麼：暫時抑制疼痛是實用的生物機制，能為你放緩死神到來的腳步，或促使你在遭受掠食者攻擊時，得以負傷逃離危險；**然而，要是長期、極端的壓力也能夠抑制疼痛，我們逃離壓力情境或疼痛來源的意願，就會降低。**

疼痛對生物來說是實用且重要的訊號，有些罕見遺傳性疾病的患者，便會因為對它不夠敏感，而無法躲避嚴重的身體傷害，例如燒傷、骨折、咬斷舌頭等。疼痛與壓力或許令人不適，但在脫離危險情境之前，它們也有讓你暫時感到愉悅、舒適的特殊能力，而這一切都是為了生存。

你或許會想，緊張所致止痛究竟和心理健康有什麼關係？我們每天經歷的愉快與痛苦、喜歡與不喜歡，構築了幸福感，也影響著當下和長期的心理狀態。人在面對不適及痛苦的反應上有很大的差異，最好的例子，莫過於對心理健康有極端負面影響的慢性疼痛。

• 慢性疼痛造成的傷害

長期疼痛，可能會產生與緊張所致止痛相反的效應：你的大腦與神經系統，會對疼痛愈來愈敏感，這就是**痛覺過敏**（hyperalgesia），與能夠使疼痛消失的緊張所致止痛正好相反。[12]

痛覺過敏，通常會在受到外傷或其他生理傷害後出現。受損組織的局部變化，造成我們對疼痛、碰觸或某些動作高度敏感，時時警戒，努力保護身體，避免受到更多傷害。這在短期內是十分有效的生理機制，然而對長期慢性疼痛的案例來說，痛覺過敏存續的時間比傷口復原期要來得長——已經沒有保護身體的迫切需求了，卻彷彿還在受傷般，感受到極大的疼痛。

科學家認為，這種現象是與身體覺察、注意力、情緒有關的腦區改變所導致。[13] 這些腦區會將訊號送到大腦中的感知區域，並藉由脊髓傳遞至全身，導致人體產生源自於大腦的疼痛感。這表示，即便當下身體已沒有疼痛感（如骨折已完全癒合），大腦仍會傳送出疼痛訊號，令你感受到痛。

深受慢性疼痛所苦的人，罹患心理健康疾病的可能性較高。世界衛生組織（WHO）的一項大型研究發現，疼痛超過六個月的人，產生焦慮或憂鬱疾患的機率會增加 4 倍。在我看來，這兩者之間的緊密關係，可以從兩種角度來解釋：其一（最顯而易見的原因），疼痛令人不舒服、不愉快，並且會破壞生活，如此痛苦的體驗，自然會導致心理健康狀態惡化。

16 年前的一場意外，讓我的腳因為骨關節炎，產生了間歇性的慢性疼痛。有相同經驗的人，應該都知道反覆無常的痛感會帶來的壓力。疼痛的力量非常強大，能夠左右意志、讓你無處可逃，因此，它會導致個人心理健康狀態惡化也就不令人意外了。

不過，兩者之間並非只有單向的關係。放眼各國，[14] 我們可以發現，慢性疼痛與心理健康之間，存在著雙向因果關聯：**有慢性疼痛的人更可能得到憂鬱症，憂鬱症患者也更容易產生慢性疼痛。**[15] 這又是為什麼呢？

---

* 某些長時間的壓力也會產生止痛機制，例如長時間遭到電擊，或是在非常低的水溫中游泳好一段時間，但這顯然不是類鴉片系統作用，而是另一種與抑制疼痛有關的大腦化學系統所導致。

＊＊＊

憂鬱症患者更容易產生慢性疼痛的原因，可能是憂鬱症的易感性，也會導致對慢性疼痛的易感性；或罹患憂鬱症，會改變大腦應對疼痛的方式。兩種假設都有相應證據能證實。

慢性疼痛與憂鬱症的生物機制，存在許多共同特徵，透過大腦的解剖構造可以觀察到：慢性疼痛患者與心理健康疾患患者，大腦受到干擾的區域，有相當程度的重疊。[16] 除此之外，也有說法指出，導致慢性疼痛的生理過程加劇（如：發炎）與心理健康疾患之間，存在著因果關係。[17]

我們能藉此觀察出慢性疼痛的特點。我與慢性疼痛打交道很久了，過程中我發現，能從患者角度出發的醫生都會強調，慢性疼痛並非「他們想出來的」，而是真實的。但我從身兼科學家與患者的經驗看來，這不全然是事實。

神經科學家發現，慢性疼痛與心理健康疾患相似之處，比短期疼痛還多。若因外傷或其他身體損傷而產生短時間的疼痛，負責接收疼痛訊號的痛覺受體就會啟動，將訊號透過神經傳送至脊髓，再經由脊髓繼續往上傳送至大腦痛覺迴路。你可以把這想成「由下而上」的痛覺路徑，也就是將人體疼痛訊號傳到大腦。慢慢地，痛覺受體會對疼痛更加敏感（或習以為常），並增加（或減緩）反應。[18]

然而，疼痛被傳送到大腦後，你我感覺到的，其實已經不是直接從痛覺受體接收到的訊號。**除此之外，還產生了更廣泛的情緒與認知經驗：令人不安、分神，引人關注的感受，也成了疼痛的一部分。**

從這個角度來看，慢性疼痛可能源自痛覺，也可能有完全不同的肇因，亦即大腦的認知歷程。

這個概念也許很難理解，因為我們確實可以在疼痛時指出痛的位置，也能描述原因或舒緩方法，所以那好像不太可能來自其他地方。然而，疼痛會被飢餓、性慾、壓力、分心、過去的經驗及基因等因素影響，[19][20]你體驗到的疼痛其實源自大腦，透過預期、預測等無意識的過程傳送至身體，而有時候其作用實在太過強大，就算痛覺受體已經停止傳送訊號到感知系統，我們卻依然感到疼痛。

處於慢性疼痛的狀況時，大腦對疼痛程度的預期，也會放大其嚴重性。[21]要是大腦將之解讀為潛在威脅，就會增強痛覺感知，[22]甚至連過去的相關經驗，都可能開始引發疼痛感，以此過度概括地回應並非疼痛的感受。[23]這就是大腦會成為導致或維持慢性疼痛的原因：就算沒有來自痛覺受體的訊號，我們依然會感到疼痛——**疼痛真的可能是「想出來的」**。

***

不過，事情還是有光明面的。疼痛因為與心理健康疾患相似的大腦作用而持續存在，也代表慢性疼痛患者其實不一定需要止痛藥：**或許我們可以透過改變大腦對疼痛的預期，來治療慢性疼痛**。

幾年前，我意外體會到這一點。當時，我的矯正外科醫生在我的舊傷處注射類固醇，希望藉此減輕疼痛感、延後手術的時間（否則我就得做腳部關節置換手術了）。他透過磁振造影診斷出我患有骨關節炎，且相對嚴重，而類固醇能夠降低發炎反應，對某些患者有很好的止痛效果。

我接受了類固醇注射，顯然我是幸運兒之一，它真的為我止住了疼痛，但後來我才發現，我的幸運不僅於此。一般來說，類固醇注射會在六個月左右失效；我卻已經有八年未曾再經歷注射之前的劇痛了。雖然大多數的日子，我仍會感受到痛楚，但已經不像過去那麼劇烈，所以不需要動手術。我不確定醫生會怎麼評論此事，但我有自己的一套推論。

類固醇注射確實暫時減緩了因腳部發炎所造成的「由下而上」的疼痛感，不過這能對我的疼痛有長期效果，必然是因為大腦有所改變。這也表示，雖然我感受到的劇烈痛楚，確實有一部分是因發炎所致，卻也有很大一部分，是受到大腦左右。多年疼痛，可能已經使我的大腦習慣監控疼痛、預期疼痛的產生，因此加強了痛覺。

我很少提起自己慢性疼痛的經驗，畢竟故事只是故事，不是數據。慢性疼痛對許多人來說不是能輕易解決的問題，類固醇注射也無法阻止骨關節炎引起的軟骨組織損壞（無論成果多好皆然），所以我很有可能還是得接受手術。但，我的故事顯示了即便有看得見的外在成因，疼痛仍有很大一部分源自於大腦；以及局部、短期的治療方式，也可能產生超乎預期的效果。對其他人來說，就算沒有肉眼可見的外在成因，大腦造成的強烈痛楚，也可能跟肉體受到傷害一樣真實。

倘若大腦學會了預期、畏懼疼痛，且在威脅程度極低的情況下，依然探測出受到傷害的可能性，就可能會創造或增強疼痛感。不過，大腦同時也像安慰劑一樣，能療癒疼痛（大家對安慰劑似乎都有不良印象，但它其實是好東西，我們將在第五章深入探討）。

總而言之，即便你認為自己的慢性疼痛絕非大腦的產物，它仍有可能是「想出來」的。甚至有些科學家會進一步認為「疼痛全都是想出來的」，因為所有疼痛都會受到較高層級的大腦狀態（如：專注或分心）改變或影響。

然而，**就算疼痛真的都是「想出來的」，也絲毫不減損其真實**。疼痛或憂鬱，和受傷與發炎一樣，是真真切切的生理反應。

• 愉悅感從哪裡來？

到目前為止，我只提到了少數能引發愉悅感的事物，如溫和的壓力與跳傘等，不過大家應該也想到了一些更常見的愉悅感來源。

我不建議各位為了追求短暫的良好感覺，而將自己置身於溫和的疼痛感之中，幸好，能夠刺激類鴉片物質（以及其他愉悅相關神經化學物質）的，不是只有痛苦或壓力而已。生活中還有其他事物能刺激大腦釋放類鴉片物質，或令其他化學物質產生變化，例如食物、性、運動、社交與歡笑等。

和緊張所致止痛機制一樣，令人愉悅的事物減痛的效果也相當出色。這些化學物質會產生微小的變化，引發大腦與脊髓之間大量的訊號傳遞，例如老鼠能透過性行為引發止痛效果（無論性別）。[24] 有科學研究發現，人類身上也有相同效應：江湖上「性愛可以緩解偏頭痛」的傳言由來已久，而大型問卷調查結果也支持了這項論點。對 60% 左右的偏頭痛患者來說，性愛真的能減痛——但我在這裡也要提醒各位，對於叢發性頭痛（cluster headache）的患者來說，性行為更有可能加劇、而非緩解頭痛。[25] 所以，要是不太確定自己頭痛的原因，最好不要輕易冒險。

＊＊＊

愉悅究竟從大腦的何處來，又為何能夠緩解疼痛呢？我們可以透過實驗來回答這個問題。把動物、人類當作研究對象，或用電腦模擬過程；直接觀察事物的運作方式，或介入運作過程之後，再觀察會發生什麼事。實驗最棘手的地方，是要辨別產生愉悅反應的，究竟是哪些腦區——**要確保這些腦區確實參與其中，而不只是連帶產生反應而已**。科學家到底是怎麼辦到的？

首先，你得搞清楚如何測量大腦正在做什麼。想知道大腦細胞是否正在放電，就得打開實驗對象的頭骨，用極小的電極來測量；然而，在健康人體上進行這項實驗不合乎倫理，因此可能得先從老鼠著手，在牠們進行某些愉悅行為的當下記錄腦部活動，然後與從事不那麼愉悅的行為時的結果比較。

然而，這麼做卻會帶來第二項難題：怎麼知道老鼠是否感到愉悅？我們可以量測老鼠努力意願的高低，例如讓牠們按按鈕、跑向酬賞等等，但就像第四章將探討的議題一樣，老鼠（以及人類）可能會為了不一定能夠帶來愉悅感的事物行動。

另一種做法，則是觀察臉部表情。早從達爾文開始，科學家就已提出，許多動物（包含人類、靈長類、老鼠）都能表現出「喜歡」的表情。[26][27]只要把糖水放到老鼠（或小嬰兒）的舌尖，就可以觀察到這樣的表情出現——他們會開始以某種節奏伸出舌頭（也就是舔嘴唇）。這時，可以透過許多方式來量化老鼠的愉悅程度，例如計算舔嘴唇的次數、觀察哪個腦區的電極在舔嘴唇時會接收到電流等等。這樣一來，就能找出老鼠愉悅感的基準了！

不過，這種方法仍有幾項重大缺陷。要是愉悅並非導致老鼠舔嘴唇的唯一因素呢？要是只有跟食物相關的愉悅感，才會令老鼠舔嘴唇呢？只是因為老鼠伸出舌頭，就直接解讀牠們感到愉悅的問題在於，我們無法直接向老鼠確認牠們是否喜歡嚐到的味道。

在此，我們陷入了情緒神經科學家麗莎．費德曼．巴瑞特（Lisa Feldman Barrett）所提出的「**心理推論偏誤**」（mental inference fallacy）：因為動物無法準確向人類表達心中所想，所以人類將某種經驗（愉悅感）投射到某項可觀察的指標（伸出舌頭）行為，完全就只是猜測與估算。

讀到這裡，你也不得不承認，除非能確知動物的感受，否則科學家無法進行實驗，因為前提是我們能測量出動物是否真的感到快樂、悲傷、厭惡、憤怒、愉悅。從這方面來看，把實驗對象從動物換成人類，真的是放自己一馬的好方法——你可以直接問他們是否愉悅，再來只要誠心祈禱他們說的是實話就好（我決定自己的實驗都要以人類為研究對象後，生活真的輕鬆不少）。

就算下定決心要測量人類的愉悅感，但新的阻礙仍接踵而至。以人類為實驗對象，就不能像動物那樣，輕鬆地測量出每個大腦細胞的放電了（除非是特殊情況，例如在大腦手術時記錄）。也因為這樣，我們才會採用各種大腦影像技術，實際記錄大腦的放電活動，或測量各種近似大腦活動的現象。

早期的大腦影像實驗，運用的是名為「正子斷層造影」（positron emission tomography，PET）的大腦成像技術，它能夠呈現出大腦的代謝活動，而這與神經活動大致相符。想做正子斷層造影，我們得先為受試者注射放射性示蹤劑（radioactive tracer），注射後，有較高代謝活動的區域就會呈現高放射性，得以被辨認。記錄下來，並以此為基礎重新建構影像後，就可以大致呈現出大腦中有哪些神經元在活動。

到了今日，想測量更為精確的大腦活動時，科學家會使用一種更加新穎的技術：功能性磁振造影（functional magnetic resonance imaging，fMRI）。大家應該在媒體上看過功能性磁振造影的影像，看起來就像在磁振造影的影像上，散落了不同的色塊。在新聞上讀到某些腦區與某些功能有關的論述時，通常都是多次測量單位受試者（例如讓受試者躺在機器裡，觀看一系列類似影像）後，先平均其受試結果，再與多位受試者（以統計目的而言，受試者愈多愈好）的結果平均，得出結論。

功能性磁振造影是透過測量大腦裡的含氧血流，來大致得出神經活動的樣貌。它產出的影像解析度比正子斷層造影高，某些情況下，造影的區域甚至僅有 1 立方毫米大。然而，因為血氧濃度上升、下降的速度非常慢，而且測量尺度以秒為單位，但神經放電的速度快上非常多，所以這種技術無法跟上大腦活動的實際速度。

雖然在時間與空間上仍不夠精準，但我們仍能藉此觀察出腦部大致的神經活動。功能性磁振造影（以及其他大腦成像）技術上的挑戰，需要所有神經科學家與物理學家密切合作，透過物理學家發現各種可以調整、優化磁場的方法，來生產最出色的大腦成像。

不諱言，就算克服了重重技術障礙，功能性磁振造影依然存在難以突破的限制：它無法直接測量腦細胞產生的化學刺激與放電，解析度也不足以捕捉到單一腦細胞釋放的訊號。1 立方毫米的解析度，雖然已經很不錯了，但這麼小的空間中，可能就容納了 100 萬個神經元。所以，最具說服力的還是**輻合證據**（convergent evidence）：以人類為研究對象的實驗結果，與動物實驗吻合。

＊＊＊

再回來看愉悅感的實驗。要是以找出產生愉悅的腦區為目標，我們需要做兩種實驗，才能夠得到輻合證據：其中一項能精準量測出老鼠的大腦活動，但不見得能知道老鼠是否愉悅；另一項只能量測出人類大腦活動的大致樣態，不過可以確定受試者主觀上確實感到愉悅。

現在我們得決定，什麼東西保證能令受試者感到愉悅。其中一種很常見的選項，就是直接往嘴裡注入巧克力奶昔（不過我們得先確保受試者喜歡巧克力才行。派對上某些人也會用這種方式喝酒，但那可不是做科學實驗的好環境）。將液體直接注入受試者嘴裡，還有另一項對磁振造影來說獨有的好處：受試者既不用咀嚼也不用移動。要是你希望磁振造影成像清晰且高品質，躺在機器裡的人就必須要維持靜止不動（所以我們不會在受試者大嚼甜甜圈時掃描他們的大腦，因為結果勢必模糊不清）。

決定好愉悅要素以後，就要觀察受試者在體驗時，大腦出現了什麼變化。安排他們進入磁振造影機器進行掃描後，你就得開始分析所有大腦成像（這會花上很久的時間，不像我們在電視上常看到的那樣，邊掃描就邊看得出結果）。啊哈！你發現所有受試者在喝奶昔時，某個腦區都會變得活躍，這時你認為自己找到了答案，那一定就是大腦裡負責掌管愉悅的腦區。

不久後，你在跟其他科學界的朋友出去喝一杯時，提到了自己超酷的最新發現——掌管愉悅的腦區。巧的是，你的朋友最近也才剛針對一群中風病患進行實驗，而他們大腦損壞的區域，正好就是你在巧克力奶昔實驗中，認定的愉悅腦區。根據你的實驗結果，這個腦區要是壞了，就會導致當事人無法感受愉悅，於是你請朋友在實驗中測試這一點，結果受試者在測量時的表現完全正常。你發現的那個腦區活動，雖然與受試者喝下巧克力奶昔後所產生的反應一致，卻並非產生愉悅感的關鍵：失去這個腦區，並不會使愉悅感消失。

會出現這樣的結果，是因為一項典型的統計誤差。許多熱愛統計學且對此誤差相當熟悉的人一旦注意到時，想必會忍不住對你大喊：「**相關不蘊含因果！**」（但他們也許沒那麼活潑。）這句話的意思是，**兩件事一起發生，不代表它們之間存在因果關係**——你在讀到某腦區或化學物質會「導致」某種感受或行為的文章時，一定要將這點銘記在心。除非他們真的直接操弄了那個腦區或化學物質，例如運用藥物、腦部刺激或其他手段來引發特定經驗，而非單靠大腦影像判斷，否則不能輕易斷言其中的關係。

這也是為什麼科學家應該多次實驗，並將動物（更容易做因果推論）和人類（更容易確定受試者的感受）都納入實驗對象：這樣我們才能確定，究竟是哪個腦區或化學物質，帶來了愉悅、痛苦，或其他感受。

當然，這不是大腦影像獨有的問題。本書將提到許多從人類身上觀察到，看似有力、值得信賴的相關性，或是在動物身上找出的、極具說服力的因果證據（腸道菌群則是兩者兼具）；但它們卻不盡然真的跟人類的心理健康存在因果關係。

所以，倘若你某天在新聞上看到一篇報導，宣稱吃巧克力能夠改變大腦並治療憂鬱症，一定要試著搞清楚：吃巧克力跟降低憂鬱程度之間，真的有因果關係嗎？還是比較快樂的人，剛好就會吃比較多巧克力？要是它們之間真的有因果關係，一定要吃巧克力才有效果嗎？還是任何甜食都有用？又是什麼令巧克力有這樣的效果——味道，還是某種重要成分？

許多科學家都做過前面提到的巧克力奶昔實驗，並發現人在嚐到令人愉悅的味道時，多個腦區都會產生反應，例如眼睛正後方的眼窩額葉皮質（orbitofrontal cortex）的神經元會仔細追蹤我們對某食物所感受到的愉悅程度，其活動與愉悅感密不可分。

不過，也不僅限於吃到美味的食物時才會產生愉悅感。許多人會因為聽到特定樂句，而擁有同樣美妙的感受。20 年前，安妮・布魯德（Anne Blood）與羅伯特・札托雷（Robert Zatorre）在受試者聆聽音樂時，為他們做正子斷層造影，藉此測量受試者的大腦活動。因為每個人對音樂的喜好不同，兩位科學家便讓受試者自行選擇音樂（假如使用同樣的音樂，可能有些人會陶醉其中，有些人則一聽到這旋律就想吐，如此一來，整個實驗就毀了）。

他們測量了所有受試者的心律、呼吸、大腦活動，讓他們自陳聆聽音樂時的「放鬆」程度。結果，受試者放鬆程度增加的同時，眼窩額葉皮質的活動升高了，其他會因食物、性愛、藥物及各種令人愉悅的事物活躍起來的腦區，也有同樣的反應——[28]這些腦區都會追蹤受試者因為對音樂的主觀感受而產生的愉悅感。

正如各位所想，就算眼窩額葉皮質的活動與愉悅感密切相關，也不代表它就是產生愉悅感的腦區。我們無法藉此斷定這點，因為眼窩額葉皮質受損的患者依然會感到愉悅，不過他們的相關決策與情緒表達確實會改變。[29][30]

＊＊＊

大腦裡有許多微小且分散的區域，名為「**快樂熱點**」（hedonic hotspots），它們的活動確實就與產生愉悅感有直接關聯性。熱點這個名稱源於地理學，指散布於地球各地，岩漿溫度最高、且可能會出現火山的地區；至於快樂熱點，則是愉悅感產生的所在。許多小小的快樂熱點，如星羅棋布，散落在人類大腦各處。[31]

科學家在嚙齒類動物的特定腦區精準注射藥物，測量其類愉悅反應（如舔嘴唇）後，首次發現了能產生愉悅感的腦區，也就是快樂熱點。透過這項實驗，他們找出了「客觀且精準的快樂熱點分布圖」，於是便可以（甚至已經）[32]在人類實驗中，運用功能性磁振造影與其他技術來驗證。

儘管快樂熱點既微小又分散，卻能夠共同運作、構築出大腦的愉悅網絡。專門研究愉悅感的知名神經科學家摩頓．克林格爾巴克（Morten Kringelbach）以及肯特．貝里奇（Kent Berridge）便寫道，快樂熱點「就像由許多島嶼組成的一列群島」。

這些熱點以散落的島嶼之姿存在，確實有其好處。分散在不同位置，愉悅來源便能分別與各個腦區互動，在五花八門的大腦作用裡扮演多種角色。快樂熱點受到直接刺激時，就會增強感官，帶來愉悅感。

儘管我們也可以透過藥物（如嗎啡或大麻）影響快樂熱點，但它多數時候都是自然而然地被大笑、性愛、音樂等體驗所刺激，而產生作用。快樂熱點就是我們大腦裡的愉悅地圖，其機制指引了一條道路，讓我們能按圖索驥地找出愉悅在心理健康中扮演的角色。

• 大腦中通往愉悅的路徑

快樂熱點讓我們知道，大腦中有許多通往愉悅的路徑，畢竟愉悅感就來自各腦區構成的巨大網絡。例如老鼠大腦依核（nucleus accumbens）裡 1 立方毫米大小的區域，是一個小小的熱點，如果在這裡注射能刺激類鴉片受體的藥物，牠們對糖水展現出的愉悅反應，就會是先前的 4 倍。[33] 倘若陷入心理推論偏誤，就會把這種現象解讀為「該區域是產生愉悅感的腦區」；不過，我們現在有輻合證據了：鴉片、海洛因、可待因（codeine）等同樣能刺激類鴉片受體的藥物，也確實可以激起人類某種程度的愉悅感。*

類鴉片物質不是唯一能令快樂熱點產生愉悅感的化學物質。名為內源性大麻素（endocannabinoid）的大腦化學物質，也能做到同一件事。顧名思義，內源性大麻素是與植物性大麻素（cannabinoids）有關的物質，其中一種是藥用大麻的主要成分。將內源性大麻素注射到這個快樂熱點裡，能使動物對甜味的類愉悅反應急遽增加，[34] 而且與許多人從大麻中獲得的愉悅感類似。我們發現，兩種截然不同的化學物質，竟能在同一腦區激起接近的愉悅感。*

---

* 不過，並非所有科學家都認同類鴉片藥物能在健康人體激起愉悅感的說法：減緩疼痛確實能令人感到愉悅，但幾乎所有類鴉片物質都具有不那麼令人開心的副作用，如噁心、頭暈。
* 順帶一提，在老鼠的這個熱點注射內源性大麻素以後，牠們的食量加倍了。使用過植物性大麻，且曾因此體會過其帶來的「飢餓感」的人，應該相當熟悉此一現象。

前文讀來就像科幻小說的情節。各位應該都理解，我沒有打算把類鴉片物質或大麻塑造成快樂的秘訣吧？至少對大多數人來說並非如此。但，這些現象能讓我們了解，大腦裡有許多通往愉悅的路徑，而生活中也有像藥物一樣，能刺激大腦釋放類鴉片物質或大麻素的事物存在（社交帶來的歡笑就是其中之一，我們稍後會在本章詳述）。這些知識，有助於我們緩解疼痛、深入了解大腦的愉悅系統。

醫學界已將類鴉片物質應用於止痛上很久了。大多數服用過類鴉片藥物（包括可待因、維柯汀〔Vicodin〕、羥考酮〔oxycodone〕等）的人，應該都能證實，它們能增加對疼痛的耐受度；也有許多人表示，它們可以帶來主觀的愉悅感（可能是因減緩了不適、煩躁不安），這些在臨床治療中都是相當實用的效果。然而，就算經醫生開立，類鴉片藥物依然具有相當的危險性，可能導致某些患者依賴或濫用。

在處方類鴉片藥物相當普遍的美國，2021 年就有 80,816 人死於用藥過量；[35] 海洛因濫用者當中，則有 80% 的人，是從處方藥開啟成癮的第一步。此現象十分複雜難解，因為處方類鴉片藥物在臨床的疼痛管理上扮演了關鍵角色，不過只要聽從醫生的謹慎管控，大多數人都能確保使用安全。*

類鴉片藥物成癮的問題，也顯示出疼痛與心理健康之間的緊密關聯性。其效用並不只是從外在麻痺疼痛感而已，使用過的人多數會表示，它能減輕心中的痛苦，淡化或消弭絕望感。

不過，現在大家也知道了，靠類鴉片藥物消除疼痛——不管是生理上還是心理上的——有機會帶來長期的負面效應。正經歷困難或心理狀態脆弱時，類鴉片藥物的緩解作用可能會更加顯著，因此帶來更多危險——畢竟，能用藥物逃避痛苦，實在是令人難以抵抗的誘惑。

這也顯示出其他替代方式的重要性，例如研發具止痛效果，卻不會導致成癮或濫用的新藥物（如今已經能在市面上看到很多）。另外，我們也能利用各種心理治療，來改變負責處理疼痛感知的高層次大腦作用（包含預期與學習功能），扭轉對疼痛的看法與行為（本書稍後會提到）。除此之外，在短期的治療方式（如注射類固醇）上稍作改變，或許也能對疼痛抑制系統產生重大影響。

＊＊＊

大腦釋放的天然類鴉片物質，同樣能抑制疼痛。雖然它們在有關愉悅的大腦活動中扮演的角色實在太不起眼、容易被忽略，不過，若這樣想就錯了。有一種簡單的方式可以刺激大腦釋放天然類鴉片物質——和朋友共度歡笑時光。

芬蘭的神經科學家勞里・努門瑪（Lauri Nummenmaa）和他當時的博士生珊卓拉・曼尼恩（Sandra Manninen）透過一項可愛的實驗發現了這一點：他們運用正子斷層造影，測量健康人類受試者的天然類鴉片物質釋放量，[36]而在做掃描之前，受試者會先與好友一起看喜劇影片。

＊ 英國也有類鴉片藥物氾濫的問題，只是不像美國那麼普遍。美國讀者應該會很意外，在患者進行了手術（如拔智齒等）後，英國醫生通常只會開立非處方止痛藥，但美國醫生會開立相當大量的維柯汀。

結果，在觀賞影片30分鐘之後，他們的多個腦區都釋放出了天然類鴉片物質，本人也回報自己感覺更加平靜、快樂。[37]其中最引人矚目的發現，是受試者在一定時間內發笑的次數，與他們透過類鴉片物質獲得的愉悅感有關：一個人的額葉皮質（frontal cortex）（也包括眼窩額葉皮質）中，類鴉片物質受體越多，笑的次數就越多。

由此可見，大腦的構造，與你對愉悅的體驗有直接關聯性。而社交所帶來的歡笑，與類鴉片藥物牽動的是相同的系統，表示這些藥物，其實只是沾了天然類鴉片物質的光——**這套大腦系統，原本是為了因應歡笑等能夠釋放天然類鴉片物質的行為而生**。

除此之外，**社交歡笑和類鴉片藥物一樣，有止痛效果**。上述實驗也發現，和朋友一起觀賞喜劇影片，大腦釋放內源性類鴉片物質後，能使疼痛閾值升高，增加受試者忍受「坐空椅」*的時間，抵禦不適感——與類鴉片藥物不同的是，至少據我所知，跟朋友一起觀賞喜劇沒什麼壞處。要注意的是，並非所有類型的電視節目，都有這種神奇的鎮痛效果：與喜劇相較，受試者與朋友一起看完戲劇以後，坐空椅所感受到的疼痛程度比較高。

當然，它對疼痛的影響力，確實比類鴉片藥物要來得小；但這個研究卻也明確呈現了社交帶來的歡笑，的確能夠刺激類鴉片物質釋放，有緩解疼痛的效果——這實在令人印象深刻。

為何大腦的愉悅系統，對看似日常的「社交歡笑」如此敏感，甚至能抑制難以忽略的疼痛感？努門瑪認為，**類鴉片物質對大腦來說，就像安全訊號，能幫助我們平靜心緒、放鬆心神，促進社會凝聚力**。

＊＊＊

社交歡笑在演化理論中，也扮演了重要的角色。它能夠促進群體聯繫與團結，而群體凝聚力在演化上有極大優勢，對許多物種來說都是必要的生存條件，所以人類的大腦才會透過強大的愉悅系統，使其發揮效用。

其他物種的社交理毛（social grooming）行為，也能促進族群凝聚力，而且背後受到同樣的系統支持：能改變猴子體內類鴉片物質濃度的藥物，也會改變牠們的社交理毛行為。[38]根據這套理論，社交歡笑就是理毛的延伸，同樣能透過促進大腦釋放類鴉片物質，增加社會凝聚力，為個體帶來愉悅與鎮痛的效果。

而且，歡笑有一項社交理毛沒有的優勢：它不必仰賴一對一的肢體接觸，因此比社交理毛更有渲染力，也能在更大的群體中發揮作用。此外，歡笑還具有傳染性，有時候光是聽到別人的笑聲，便令我們忍俊不禁。這種傳染性，能同時刺激群眾的大腦釋放類鴉片物質，規模遠超社交理毛行為。

我有三位朋友正好是研究笑的專家（專精於這門學問可真不錯）：來自倫敦的神經科學家索菲・斯科特（Sophie Scott）、卡洛琳・麥蓋廷根（Carolyn McGettigan）、娜汀・勒凡（Nadine Lavan），他們想要找出究竟是什麼令人類歡笑，於是以大腦與笑的關係為研究目標，攜手進行了多項實驗。

他們提出的理論是，**笑除了有促進社會團結的功能，還能調節人在負面情緒下的感受**。[39]除了當下的情緒之外，它也能為社會帶來長期的正面影響，讓我們維持健康、長久的關係。

---

* 腳以正確角度彎曲、背靠牆壁，直到雙腿痠痛到支撐不住為止。假如你覺得聽起來不難，試試看就知道了。

一般而言，伴侶起爭執（這對多數人來說，都是極大的壓力）時，雙方的身體都會明顯表現出壓力訊號，例如心跳加速、冒汗、血壓升高等。不過，有一項關於婚姻衝突的研究指出，每對伴侶起爭執時，壓力訊號上升的幅度各有不同，而上升幅度沒那麼高的幸運佳偶，正是在討論的過程中笑得最多的。[40]

笑減輕壓力的效果，也不限於緊張的情境。伴侶在溝通時，越常表達正面情緒，對於婚姻的滿意度也越高。藉由笑降低壓力，對於擁有長期伴侶的人來說，是幸福感的關鍵，因為婚姻滿意度與人生滿意度息息相關。[41]

社交歡笑的功能與愉悅感密不可分。它不僅能令人感覺良好，還能減緩痛苦，甚至能促進社會連結、提升整體生活品質。

• 人各有所好*

世上確實有幾乎所有人都喜歡的事物（如：歡笑、性愛等），但能激發每個人愉悅感的事卻獨一無二。就像大家雖然都需要滿足同樣的基本需求——免受寒冷與飢餓之苦、繁衍後代、社會連結——但我們實現這些需求的方式卻各有不同。這是因為每個人的大腦，都不會完全一樣：喜惡不同，也反映了大腦釋放天然類鴉片物質、內源性大麻素及其他化學物質的細節差異。

以食物這種常見的愉悅感來源為例。從動物實驗來看，個體對食物的喜好，取決於它是否能刺激大腦釋放天然類鴉片物質。[42] 不過，這種喜惡雖然是生物傾向，卻並非與生俱來。

和所有大腦生理學現象一樣，你會因為一塊蛋糕釋放多少類鴉片物質，其實同時受到基因組成、你過去對蛋糕的經驗，以及其他經驗影響。**環境和過去經歷的一切，會跟基因交互作用，形塑你的大腦對各種情境的反應。**

蛋糕幾乎人人都愛，因為這種高脂肪、高糖分的食物，能夠迅速、輕易地提供能量，同時促進內源性類鴉片物質釋放。而來自脂肪和糖分的類鴉片物質，甚至可以抵銷「飽足感」這種自然驅力——[43]這就是為什麼就算你已經飽到不行，只要面前出現了一塊看起來十分美味的蛋糕（剛好你又喜歡吃蛋糕），胃口就會奇蹟般地恢復。

要是類鴉片物質的釋放遭到影響，這種現象就會消失：一項實驗中，老鼠釋放天然類鴉片物質的路徑被科學家阻斷，結果牠們吃飽以後，就算看見了好吃的甜點（鮮奶油），也依然不感興趣。[44]我們的大腦中，同樣有一幅由基因與過去經驗共同編寫的食物好惡圖譜，隨著每一次新的體驗發生，不斷地被修正。

＊＊＊

大腦在不喜歡的事物上，也有類似的圖譜。正如本章一開始提到的「快樂熱點」，大腦也存在著「快樂冷點」——若這些區域開始活躍，便會抑制愉悅感。冷點與熱點常常比鄰而居，例如其中一個冷點，便在前面提到的類鴉片物質和內源性大麻素熱點的旁邊。假如我們在老鼠的快樂冷點注射類鴉片物質，牠的喜好反應便會遭到抑制：與在熱點注射同樣物質時完全相反。

我們的喜惡，與大腦中的熱／冷點的活躍程度高度相關。劍橋大

＊ 譯註：此為一句拉丁文格言“De gustibus non est disputandum”，字面直譯為「若談到品味，則無從爭論」。

學的神經科學家安迪·凱爾德（Andy Calder）幾十年前曾任職於我現今的研究單位，*當時他讓人類受試者看著巧克力蛋糕、冰淇淋聖代和各種美味食物的圖片，並觀察他們的大腦掃描成像。

他發現，與觀看平淡的食物相比，看著美食時，人腦中和老鼠腹側蒼白球（ventral pallidum）裡的熱點對應的部分，會更加活躍。最有趣的是，受試者對美食的喜好程度越高，熱點的活躍程度也越強。此區域的活動與主觀愉悅感有關，同時表現出某種食物對於個體的酬賞程度高低。[45]

跟老鼠一樣，人類大腦熱點的旁邊，也緊鄰著與主觀不悅感有關的冷點。當受試者觀看噁心、腐敗的食物照片時，腹側蒼白球熱點前方的冷點，便活動了起來，且一個人對腐敗食物的厭惡程度越高，該冷點就越活躍。[46]

熱／冷點與愉悅感之間，甚至還有因果關係，**有些人的喜好會在受了腦傷以後劇烈改變**。一項研究顯示，有位 34 歲的患者因中風導致腹側蒼白球熱點損傷，他因此徹底失去了許多愉悅感的來源，並罹患重度憂鬱症。不過，另一項意外好處也伴隨而來。該患者在中風之前，有酒精及藥物成癮問題；然而在大腦受損以後，他對酒精和藥物的渴望便徹底消失。本人也神奇地表示，他「再也無法從喝酒中獲得愉悅感了」。[47]

＊＊＊

大腦的生物特性，受到個人經驗與基因組成影響，導致每個人的喜惡存在巨大差異。你喜歡某種別人都不喜歡的東西，或不喜歡人人都愛的事物，是因為**你大腦中的熱／冷點活動模式，是這世界上獨一無二的存在**。

舉例來說，我不喜歡美乃滋，但我太太（還有許多人）都很喜歡。就算沒有用成像儀器掃描，各位應該還是想像得出我大腦裡的冷點（例如腹側蒼白球裡的那些）會在吃美乃滋時活動；而喜愛美乃滋的人，則可能是熱點活躍起來。你我大腦的熱／冷點，正是展現個人獨特品味的圖譜。

愉悅與不悅——不管這些感受的來源有多獨特——對於社會和個人而言，都是非常實用的感受（就像社交歡笑一樣）。其中最重要的用途，大概就是支撐並維持心理健康了。就像突如其來的劇痛不僅可以在短時間內幫助我們存活，也能讓我們明白未來應該避開哪些事物一樣，愉悅教會我們，**那些形成短暫美好感受的事物，也能為人生的滿足感，帶來長遠且廣泛的影響**。

• 心理健康的享樂論

向外尋求、體驗愉悅的能力，是維持心理健康的關鍵，但這不代表我們該一直沉浸在愉悅感裡——時時置身快感之中，並非理想狀態（而且也不太可能辦到）。不過，稍微朝享樂主義靠攏，確實有好處。

---

* 可惜的是，凱爾德在我加入該研究單位之前就去世了，因此我無緣認識他。不過我一直覺得自己好像真的認識他一樣，因為凱爾德正好是我太太的博士指導教授，而且他說過許多科學家金句，直到今天我們仍常把這些話掛在嘴邊。

為了追求短期愉悅感而產生的動力，能為心理健康帶來長期的正面影響。在平淡的生活中，越常感到愉悅的人，能獲得更高的幸福感；很少感到愉悅的族群，對人生的整體滿意度則較低。[48]

等等！我聽到質疑的聲音了：這樣不就陷入相關不蘊含因果的陷阱了嗎？嗯，沒錯。愉悅與幸福感之間的相關性，很可能只是那種老掉牙的論述——是越幸福的人越能享受各種事物，而不是越享受生活越能帶來幸福感。

不過，有輻合證據可以支持後者的解釋。可以產生短期愉悅感的事物，也能讓我們提高人生滿意度，例如社交歡笑。雖然也有可能是笑透過類鴉片系統發揮鎮痛作用，令人快樂並降低壓力反應。當然，我們也能從反方向來解釋它們的關係：越快樂的人越常笑。

總之，最大的可能性，是**幸福與愉悅能無限地循環交互作用**，進而產生更多幸福與愉悅。如果你能置身於這樣的正面循環之中，實在是一大幸事。

反之，有許多人經歷過會減少愉悅感的憂鬱症（和其他心理健康疾患）。在正面循環之外，也存在「幸福感越少就笑得越少」的負面循環：不常笑，大腦就不太會釋放類鴉片物質，導致幸福感較低。

「缺乏愉悅感可能導致心理健康狀態不佳」的論點證據，有部分來自失樂的臨床症狀。傳統概念上，失樂代表個體無法感到愉悅；現今的定義，則囊括對以往能產生愉悅感的活動失去興趣。

以下幾個問題，常用於評估失樂的問卷：[49]

請圈出最符合你個人狀態的描述：

1. 我能自從事的活動中，獲得與過去一樣的滿足感。
2. 我不像過去那麼享受從事的活動了。
3. 我從任何事物都無法感受到真正的滿足感
4. 我對所有事物都感到不滿或無聊。

如果圈選第 1 項，就可以判斷你沒有失樂；要是圈選了第 3 或第 4 項，則代表你可能出現些許症狀了。許多心理健康疾患都會造成失樂，它是憂鬱症的兩種主要症狀之一（另一種是心情低落），也是思覺失調症的核心病徵，屬於「負性症狀」（negative symptoms）的其中一項要素，會導致患者對情緒的感受減少、社交退縮。

其他心理疾患（如：成癮問題或飲食疾患）的患者，對愉悅的感受也常有改變，不僅如此，失樂還會預示或加速多種心理健康疾患的發生，被認為**可能是導致心理健康惡化的風險因素**，例如在成癮問題上，失樂的程度越高，就越有可能導致復發。[50]

如果你發現自己對愉悅的感受有所改變（例如對事物的愉悅感或興趣，從中等程度變成很少），可能就代表你已置身於心理健康疾患的風險之中。在物質濫用的情況下，則可能導致你從娛樂性用藥，進展為濫用藥物。[51]

有些人甚至認為，失樂在心理健康中，是跨越特定臨床診斷結果的關鍵因素。也就是說，對曾令你感到愉悅的活動失去興趣，是整體上（而非因特定疾病）更容易讓人心理狀態不佳的要素之一，因為**失樂會降低我們面對各種（生物性或社會性）壓力來源的韌性**。

我們預期、表現愉悅，以及從中學習的能力，或許就是保護我們免受心理疾患之苦的關鍵，而失樂則是心理健康惡化的警訊。

愉悅維持人類心理健康的一大途徑，來自它對大腦學習與動機的影響。例如我們會透過學習，得知周遭事物與愉悅感之間的關聯性，而這會深深影響你我的動機，決定我們願意把心力花費在哪些事情上（將在第三章與第四章深入探討）。

相關實驗中，科學家制約了老鼠，讓牠們學習穿上特製夾克與性快感之間的連結（我想像中的是那種超顯眼的工程背心，但老實說我不知道它長什麼樣子）。結果，這個制約實在非常有效，後來牠們（我是指老鼠，不是那些科學家）若是沒穿著特製夾克，就會產生「嚴重的交配障礙」。[52]這世上竟然會有老鼠的性愛夾克存在！各位或許對科學家有諸多批評，但千萬別再說他們都很無聊了。

• 關注愉悅感

很多人都說，想保持良好的心理健康，就得過著某種樸實、艱苦，且看起來不怎麼愉快的養生生活：運動、不喝酒，可能還要服藥或做心理治療（我們會在後續章節討論）。

這些方式無疑對某一部分的人有效。但，愉悅既然是心理健康的核心要素，就代表逼自己養生並非唯一途徑——**對某些尚未罹患心理健康疾患的人來說，重新聚焦在珍視愉悅感上，就是維持心理健康的好方法**。

順帶一提，或許連某些看似為自我懲罰的養生法，也是透過愉悅感來維持心理健康。例如大家都知道運動能夠激起暫時的快感（跑者愉悅〔runner's high〕），並且提升忍受疼痛的程度，而其中部分原因是類鴉片物質所致。但短時間、高強度的運動才有這種效果；長時間、低強度的勞動則無[53]（有點像前文提及的冷水澡，同樣是恰到好處的刺激，因此可以引發止痛作用）。

我們會在後續章節進一步探討大腦預期、學習、產生動機尋求愉悅感的機制，這對心理健康非常重要——甚至比愉悅感本身還重要。對大多數患有慢性心理健康疾病的人來說，「增加愉悅感」並不是合理的建議，因為支持他們感受愉悅的大腦作用，或許都已遭到破壞。**顯然，維持愉悅系統運作，比將其從故障狀態修復，要來得容易許多。**

＊＊＊

關注愉悅感看似是件小事，實則不然。就像慢性疼痛與糟糕的心理健康一樣，愉悅感與良好的心理健康也有同樣的大腦迴路；可惜這些迴路當中，沒有一條直通快感的捷徑。類鴉片物質或許是其中一種能讓你稍微愉悅的事物，不過這顯然很有風險。你得承擔它造成的戒斷症狀，還會對其產生強烈渴望。各位也別忘了，天然與藥用類鴉片物質和大麻素，對大腦各處的受體，都會產生作用。

除了快樂熱點之外，大部分的腦區都不只專責處理愉悅感。這些「愉悅腦區」形成的網絡，同時要處理酬賞、痛苦、飢餓、飽足感等形形色色的感受，與心理、生理健康的各層面都有所關連——**愉悅對大腦來說，並非獨立存在的事物**。前文雖然提及了特定化學物質及腦區產生愉悅感的緣由，但這也只是其生物機制的皮毛而已，某個腦區可能同時掌管初級酬賞（如：食物或性），以及藝術和社交引發的愉悅感。即便是各快樂熱點之間，也不會有單一共通的路徑：一個熱點，只會因為專屬它的神經化學物質組合，在極準確的位置作用，才會產生愉悅感。想形成愉悅感，必須要各種因素都完美到位才行。*

個人的喜好獨一無二，但構成喜好的生物機制卻人人皆同。其中，有個機制不可或缺：**人的愉悅或痛苦，都是因應當下情況以及預期未來而生**。

也就是說，你對自己心理健康狀態的感知，遠遠不止於此刻是否享受某種經歷帶來的感受。舉例來說，你現在或許很喜歡某件事物，但也知道自己很快就會因此精疲力竭，所以終究還是會認定那個事物並不令你快樂。

要進行這種反思，你得具備評估自我狀態，以及預期某種體驗會令你產生什麼感受的能力。最終，你對它的感受究竟是愉悅、痛苦還是其他，全然得視經驗當下的情境而定。其中一項最重要的影響情境，便是你的內在，也就是身體狀態：**人體是感受的核心，你對一項事物的喜好，會因身體恆定的需求而被調控**。

你一定有在肚子空空時吃過東西吧，那時每一口食物都如此美味。但你有沒有在沒那麼餓的時候吃同樣的東西，卻發現在肚子餓時覺得無比美味的那些食物，此時嚐起來不過爾爾的經驗？這就是因為大腦解讀愉悅的方式，會受人體狀態與恆定需求影響。

老鼠與人類寶寶，都會依其生理需求來調整愉悅的表情：飢餓感會增強，飽足感則反之。[54]而大多數人應該也都會覺得，同樣的食物在飽足時，實在沒有肚子空空時來得好吃。

連類鴉片系統都會受身體控制。實驗用鼠在被科學家剝奪了睡眠中的快速眼動期（rapid eye movement，REM）以後，就無法像先前一樣，阻擋在冰水中游泳時所感受到的痛苦了：想睡覺，會抑制類鴉片系統對壓力的反應。令人訝異的是，類鴉片藥物也有同樣的現象，要是睡眠缺乏快速眼動期，嗎啡就無法有效阻擋痛苦。[55]

這也表示，人類大腦體會愉悅感以及緩解痛苦的能力，與身體狀態高度相關。下一章中，我們將探討人類對身體狀態的感受從何而來、為何會與某些情緒重疊，又究竟如何影響我們的心理健康。

＊ 這也反映了各位讀到此處時，或許已經發現的大腦特性：各個腦區都有許多任務在身。某個腦區在某個時刻扮演的角色，會受到許多因素的影響，包括當下有哪些腦區在活動、透過哪些化學物質發出訊號、其神經元以哪種模式放電等。

CHAPTER 02

身體會說話

—大腦和身體的交互作用—

2018年1月，《牛津英語詞典》（Oxford English Dictionary）收錄了「餓極生怒」（hangry）一詞，意指因飢餓而暴躁易怒。餓極生怒大概是身體－情緒混合詞中數一數二流行的了；不過身體狀態會影響情緒的概念，在心理學以及神經科學領域卻是屢見不鮮。

飢餓、口渴、發炎等生理現象，對我們的思維、情緒與行為有強大影響力。因為人體各部位，包括心、肺、腸道、免疫系統、血管、膀胱等，都在持續朝大腦傳送資訊流，與之溝通。科學家也發現，即便身體只出現細微的改變，都有可能對心理健康造成劇烈影響，許多心理健康疾患，也是因為大腦以外的生理作用（包括免疫系統）遭到干擾或破壞而產生。

一項2022年的研究，追蹤了受試者一整天的變化，發現他們在最飢餓的時候，怒意也最劇烈（飢餓也會使人更加暴躁，不過「餓極生躁」〔hirritability〕唸起來就沒那麼順口了）。[1] 人為什麼會「餓極生怒」呢？其中一種廣為人知的說法，是人體血糖降低時釋放出的化學物質導致。更準確地說，血液中的葡萄糖含量降低時，人體就會釋放壓力荷爾蒙，促使我們盡快進食。

此論述進一步解釋，因為人體中的壓力荷爾蒙種類有限，在不同情境下，也可能釋放同樣的荷爾蒙。而因飢餓釋放的荷爾蒙，正好和生氣、煩躁的荷爾蒙有些重疊，所以人才會在飢餓時，誤以為自己正在生氣。這時，只要吃點東西就能降低壓力荷爾蒙的分泌，減輕你誤以為自己餓極生怒的狀況。

這套說法確實有部分為真：生理與心理壓力，會導致類似的反應。但這並不能完全解答我的疑惑——它假設人類大腦只會被動接收訊號，乖乖遵從身體釋放出的化學物質，隨之產生飢餓、生氣等感受。但是，儘管大腦確實會聽從身體的訊號，卻絕不是只被動接收，也不會這麼容易被搞混，而會主動解讀、預測、調節資訊。

除此之外，它也把化學物質的重疊之處視為單純的巧合，認為「餓極生怒」的現象，只是因為人在飢餓與生氣時，剛好會釋放同樣的化學物質。但根據稍後將進一步解釋的內容，我認為這種重疊並非巧合，背後應該有更深層的意義。如同第一章所提到的，愉悅與緩解疼痛擁有共通的迴路，其實是大腦的重要功能。

有些人對「餓極生怒」的現象有不同的解讀，認為這是大腦亟需能量所致。根據這套說法，當大腦的能量用完時，壓抑情緒的能力也會隨之下降。壓抑強烈的情緒確實會消耗能量，所以其假設是我們在肚子餓之前，已有某種程度的焦躁情緒存在，而飢餓只是使你失去控制力的最後一根稻草。

雖然這個解釋也有可能，我卻依然認為這不是此現象的全貌。不管何時，我們通常都有好幾種埋藏在心底的情緒；但倘若飢餓真的會使我們失去控制，那為什麼幾乎沒聽過有人在肚子餓時感到害怕、驚訝、厭惡？我認為這套說法，忽略了「餓極生怒」的「怒」所代表的意義。

想了解「餓極生怒」從何而來，首先要搞清楚，情緒到底從何產生？它與身體狀態緊密交織、交互影響，理解兩者之間的關聯，也能讓我們掌握心理健康的關鍵。

• 傾聽內心

一個世紀以來，許多科學家都曾假設，人的身體狀況會影響情緒：心跳加速令你對危險更加警覺；胃的翻攪使你反感；心怦怦跳讓你以為自己戀愛了。這個論述，如今也被學界廣泛地接受。

不過，人體不會直接產生情緒，大腦在其中扮演了重要的角色，負責解讀身體狀態。**我們感受到的情緒，確實受身體訊號影響；但大腦的解讀，才是建構它的關鍵**。這跟滿足基本需求的動力十分類似：真正讓你感覺餓、渴、痛的並不是身體，而是大腦的解讀。

這種觀點代表情緒會受到以下兩者影響：

- 身體狀態（你對身體器官與生理系統的感知）
- 大腦狀態（你預期會有什麼感覺，以及如何解讀各種感受）

透過這兩點，我們能知道，大腦會同時處理兩種情境：內在情境（身體），以及外在情境（所見、所聞等感知）。為了判斷情緒，它會將這兩者結合，估算出生理反應受到激發的原因（我心跳加速，究竟是因為感到害怕，還是因為用跑的上樓梯？）。有時，還會把發生的現象，解讀為複數情緒所致。

＊＊＊

談到情境對情緒的重要性，1960 年代，科學家為健康受試者注射維他命——至少他們是這麼說的——的實驗，就是個相當知名的案例。[2]

負責實驗的科學家宣稱，這是為了測試維他命對視力的影響（這不管從科學或倫理的角度上來看，都充滿爭議），不過在 1960 年代的心理學界，科學家通常會騙人。他們為受試者注射的不是維他命補充劑，而是腎上腺素——它會令人呼吸急促、心跳加速、血壓升高、臉紅或心悸。人會在感到壓力等情境時自然產生腎上腺素，但它也可以直接被注射到人體裡——總之，腎上腺素不是維他命。

有部分受試者被告知可能產生的副作用，另一部分則被告知注射不會造成任何副作用。實驗人員的假設是，如果受試者覺得自己的身體出現各種無法說明的生理症狀（如：心跳加快、臉紅），可能就會試圖以其他因素（如：情緒）來解釋這個情況。

注射後，實驗人員將受試者帶到等待區，與另一個人一起等「維他命」發揮作用。不過，另一個人其實是「暗樁」，也就是實驗人員的同夥。他們會在事前指示暗樁假裝亢奮或生氣，如果要假裝亢奮，暗樁就會開始摺紙飛機、做彈弓，甚至搖呼拉圈；如果要假裝生氣，實驗人員就會拿一份問卷給暗樁和受試者填寫，內容一開始平凡無害，但很快就會開始出現相當汙辱人的問題（例如：「除了你爸爸以外，你媽媽跟幾個男人外遇？」），寫到最後，暗樁會表現得很生氣，而真正的受試者則會目睹這一切。

科學家感興趣、想觀察的，其實是腎上腺素以及身邊人的情緒，究竟對受試者有什麼影響。實驗人員會偷偷觀察受試者，為他們表現出來的亢奮或生氣行為評分，到了尾聲，受試者則得回答一連串問題，其中大部分都與實驗無關，為的是掩蓋真正的目的。不過也有一些關鍵性的問題，要問出受試者生氣或開心的程度。

實驗人員發現，若是受試者沒有被告知副作用，情緒便會受到暗樁的行為影響。他們不知道自己會有生理反應，所以一旦感覺到腎上腺素的作用，就會開始尋找其他可能的解釋，而暗樁展現的行為，便讓受試者把副作用歸因在情緒上。在並未預期是藥物導致他們心跳加速或臉紅的狀況下，受試者會在暗樁表現得很亢奮（或憤怒）時，也感受到一樣的情緒，並出現相應舉動。反之，若事前已被告知副作用的受試者，則可以把心跳加速、臉紅等生理反應，歸咎於無關情緒的因素。也因為預知了症狀可能的來源，這些受試者情緒受暗樁行為影響的程度明顯較小。

當時，科學家進一步解讀實驗結果，認為人會根據大腦分析的原因來詮釋生理反應——也就是說，**我們會為身體狀態找理由**。要是在某種生理反應出現時，情緒是最有可能的原因，我們就會將其解讀為情緒的表現。

這項實驗也讓我們發現，人用來解讀特定生理狀態的情緒並不固定（不過各位再往下看，就會讀到這種說法的侷限性）。人的身體反應與情緒，不是一對一的關係，[3] 至少某些狀況下是具可塑性的，且會受情境影響。

＊＊＊

儘管某些研究有類似發現，[4] 但後續研究卻顯示出，這個結果並非全然都是事實。許多實驗想要複製原始實驗中的成果（尤其是腎上腺素的正面〔亢奮〕影響），卻屢屢失敗。[5] 早期的心理學實驗經常出現這種現象，當然，這可能有很多因素，但其中一項最重要的原因，就是受試者太少，因此研究成果很容易比現實更加強烈，甚至明顯站不住腳。

一項後續研究顯示，注射腎上腺素並沒有使觀賞恐怖片的受試者，比未觀賞者更恐懼——假如原始實驗結果呈現的是真實現象，腎上腺素應該會在受試者認為情緒是生理狀態最有可能的解釋時，增強其恐懼感才對。[6]

除此之外，從上述及其他實驗中，我們還可以發現，不管實驗人員想要引發的是什麼情緒，人通常都會先從負面角度來詮釋不知從何而來的生理狀態。[7] 這與原始實驗提出的論述截然不同：人體受到的激發，並不如科學家原先所想的那麼具可塑性。

不過，原始實驗依然有部分大原則為真。**儘管並非完全可塑，但人體發出的生理訊號，確實強烈地影響我們如何解讀情緒**。在實驗中，科學家直接影響解讀（如：安排暗樁、讓受試者看電影等）卻不一定會成功的原因，可能是因為**人還是傾向遵從長期建立的「規則」，來分析自身的生理狀態**。我們將在下一章節深入探討這一點。

這些規則的影響力，會超越短暫出現的因素。你可能會從經歷中歸納出，腎上腺素引發的生理感受通常（但不總是）由負面因素引起，而這些既有資訊會覆蓋當下情境裡的正面訊息。也就是說，暗樁雖然表現得很亢奮、開心，卻不足以影響你累積的人生經驗。

除此之外，生理狀態受激發的程度和解讀方式也因人而異，[8] 有些人更容易在一開始就理解（或誤解）受激發的原因。因為激發是多種現象構成的，所以大家可能會對此有各自的體驗或心得。[9]

因此，儘管科學家操弄我們感受情緒的能力，不像原始實驗所表現的那麼簡單而強大，但是依然有許多證據支持著這項大原則（人對身體狀態的主觀體驗與解讀會影響情緒），於是它至今仍是情緒科學界中相當流行的理論。[10]

說回餓極生怒。還有另一種說法認為，這是因為特定人體狀態（飢餓）正好也可以用某種情緒（焦躁或生氣）來解釋；然而，你會不會這樣解釋，其實受到許多因素影響，像這種生理感受有多強烈、是否還有其他可能性（如：已經好幾個小時沒有進食）等等。

假如你在沒有其他合理解釋的情況下感到強烈的飢餓，就會參照那時的情況，來判斷該把它歸因於何種情緒。當下的心態與環境，會影響大腦如何判斷身體的感受。同理，心跳加快會依此被歸咎為生病或焦慮；而飢餓也可能被誤以為是生氣所致，因為它們剛好有類似的生理特徵。

＊＊＊

最後也得提到，血糖、荷爾蒙與情緒之間的連結，並非只是巧合。不管是肚子餓、生氣，還是其他感受，大腦其實都是在用類似的方式運算，試著猜出生理狀態背後的緣由，只是它有時也會猜錯。

為何大腦得估算生理狀態的來由？為什麼不直接探測身體發生了什麼事？因為對它來說，估算才是最佳策略，而這背後也有幾個原因。其中之一，是因為**許多生理狀態，本身就充滿了不確定性**——甚至可說是一片嘈雜。大腦為了從噪音中提取正確訊號，必須利用過往經驗來推斷當下的生理狀態到底由何而起。

請想像你的胃突然有異樣感。胃部肌肉收縮讓你很不舒服，而這有好幾種可能的原因：肚子餓、想吐、緊張等等。此時，大腦搞清楚你當下到底是什麼感受，並促使你做出適當應對（吃東西、嘔吐、離開壓力源）的唯一方式，就是根據過往經驗以及環境提供的訊息，來猜測生理反應的緣由。

這是一個無意識的過程。我們都知道終點在哪，但路上卻充滿不確定（我猜我可能生病了？），只能藉由情境中千變萬化的線索，構築出最有可能的解釋（我以前想吐是什麼感覺？我這段時間有進食嗎？我是不是正準備要做什麼令人害怕的事？）。結合這兩者來猜測，對大腦來說已是最聰明的選擇，畢竟很多來自身體的訊號都十分相似，代表的意義卻可能包羅萬象。

不過，猜測畢竟是猜測，大腦的解讀不盡完美，也很容易受到左右。許多影響因素都會欺騙大腦，讓它把情緒解讀成生理狀態，反之亦然。

因此，我們將在本章探討各種可能導致大腦誤解身體狀態的因素，例如改變對身體的關注焦點、預期哪個部位會有什麼感受、過去經歷過的生理狀態。這也與第一章的慢性疼痛有所關聯：情緒的劇烈負面變化，可能使慢性疼痛惡化——在意外發生的數個月以後，創傷後壓力症候群（post-traumatic stress disorder）會讓慢性疼痛變得更加難熬。[11]另一方面，改變對身體的預期（如：進行心理治療後），也可能扭轉疼痛的感受，[12]而這一切都是拜大腦不夠精準的解讀所賜。

• 腸道、免疫系統、微生物群落

1960 年代，知名的腎上腺素實驗曾風靡一時。時至 21 世紀，有關人體影響情緒的理論，又被重新推上了科學界的風口浪尖。就像許多再次流行起來的事物一樣，這套理論的面貌也有所改變——大家轉而開始關注**內感覺**（interoception）的概念（這個詞彙其實早在 1906 年就已出現）。

內感覺指的是我們對生理狀況的感知，[13] 也就是說，人對身體狀態的解讀，都會先經過內感覺的過濾、篩選。它是由人體所發出的訊號（傳送到大腦），以及大腦的過往經驗結合而成，再依照不同情境來預期身體的感受。

內感覺包含了對內在狀態的有意識感知（如：飢餓或口渴），以及人體器官（如：心臟或肺臟）在無意識下受到的影響，這區別了它與**外感覺**（exteroception），也就是透過聽或看來感受外在世界狀態，或是負責感知四肢與空間關係的前庭系統。不過，這並非絕對——科學界依然為它們的定義爭論不休。*

除此之外，我們也會討論內感覺訊號的其他潛在來源，包括免疫系統以及腸道微生物群落（microbiome），有些科學家認為這兩者對於心理健康至關重要。其中，有許多極具影響力的內感覺實驗，都與傾聽心聲有關——就是字面上的意思。心跳和情緒有著緊密的關聯，人體內微小的受體，會在每次心跳時，將時間點和頻率的訊息傳送至大腦；心跳之間的空檔，則不會發出訊號。即便只是一次心臟跳動，也蘊含了人體要傳送到大腦的重要訊息。

神經科學家莎拉・加芬克爾（Sarah Garfinkel）和胡戈・克里奇利（Hugo Critchley）發現，在受試者心跳（心臟收縮，此時血液會被加壓，送往身體各處）的那一刻，若正好有恐懼表情的圖像在螢幕上閃現，受試者辨識該表情為恐懼的能力，會比在心跳之間（心臟舒張，此時心臟肌肉會放鬆，並再次充血）看到圖片更好。[14] 不僅如此，在心跳的那一刻看到恐懼的表情時，受試者除了更能辨識之外，也會產生更強烈的恐懼感。也就是說，**心跳能控制感知情緒的「開關」**。

這個能力也反映在大腦上。腦中負責處理情感與重要事件等訊號的杏仁核（amygdala），在恐懼表情與心跳一同出現時的活動，比起心跳之間時要來得劇烈。[15] 這就表示，**人體對大腦的影響，也與器官作用的時機密切相關**。可是，為什麼大腦會在心臟跳動的那一刻，改變處理情緒的方式呢？

遇見危險的事物時，想必會希望自己能盡可能探測它的威脅性吧。面對威脅時心跳加速，表示同樣的時間內會有更多次心跳，這可以強化我們探測並回應威脅的生理反應。正因如此，大腦會一直傾聽（同時學習與解讀）來自心臟的訊號，幫助你我在危機四伏的環境中生存。

＊＊＊

其他器官也會影響情緒，其中某些作用格外出人意表。不久之前，我的同事兼好友艾德溫・德麥傑（Edwin Dalmaijer）對「厭惡」有

＊ 這種爭論十分有趣，科學界試圖為身體內外畫出一條清楚的分界線，例如我們臉部的感覺就是外感覺，來自肺臟的感受則是內感覺。你可能會以為，現在科學家總該分清楚人體的內外了吧，但會這樣想，就是因為你沒有花大把時間試圖釐清（我舉個例子）你的鼻孔到底該算是「體內」還是「體外」。

了非常酷的新發現。他讓受試者用電腦螢幕觀看一連串噁心與不噁心的圖片，同時追蹤受試者的視線移動，*結果發現，無論讓他們看了多久、因為一直盯著同一個螢幕而感到多無聊，受試者的視線依然會躲開噁心的圖片。[16]

這結果令人大感意外，畢竟讓受試者看恐怖圖片的實驗可沒出現這種現象。剛開始他們確實會避開視線，但隨著時間拉長，多數人都慢慢習慣了，於是不再閃避，轉而直視恐怖圖片。

習慣原本恐懼的事物，是暴露治療法（exposure therapy）的基礎，這種心理治療方式對焦慮症、畏懼症、恐慌症等相當有效。假設有位害怕蜘蛛的患者要進行暴露治療法，他便必須一步步面對愈來愈大隻的蜘蛛，然後慢慢挑戰靠近牠。一段時間後，大多數患者對蜘蛛的恐懼都會減輕至能夠觸碰，甚至徒手抓起的程度。

令人不解的是，暴露治療法對具病理性極端厭惡情緒的患者，卻沒有效果——這些人會無所不用其極地躲避憎厭的事物（可能是創傷造成），且無論暴露在情境下多久，他們的厭惡感依然不減。這跟德麥傑的實驗結果一樣。

幾年前，我一直在思索其中關竅。我猜測，厭惡感不會因習慣消退（不管是在實驗或心理治療中）的其中一個原因，或許是因為它的生理作用系統不同——**恐懼受心臟影響，厭惡的訊號則來自胃**。和心臟一樣，胃也會靠收縮與放鬆來一點點移動消化道中的食物。看到噁心的東西，或想吐的時候，它就會改變節奏，而這通常是無意識的反應。

我實在很想知道，這究竟是不是暴露治療法對厭惡感沒用的關鍵——胃也許就是導致我們閃躲厭惡感的主因。於是，德麥傑和我決定驗證這個假設。我們運用了可以將胃部收縮調整回正常節奏的藥物（此藥名為多潘立酮〔domperidone〕，通常用來止吐），在不同的日子分別請受試者服用止吐藥或安慰劑，接著讓他們觀看令人厭惡的圖片，並測量其視線移動。而且，不管是實驗人員還是受試者，都不知道服用的到底是止吐藥還是安慰劑。

結果，我們發現受試者的明顯改變：服用止吐劑的受試者，在觀看令人厭惡的圖片時，視線閃躲減少了；服用安慰劑的受試者則否。使受試者的胃恢復到不會噁心、想吐的狀態，他們就能慢慢習慣令人厭惡的圖片。[17]

這項研究結果顯示，胃是令我們閃避噁心事物的其中一項原因，也很可能就是人類難以習慣厭惡感的緣故。我希望自己能在未來能驗證止吐藥能否提升暴露治療法對病理性厭惡患者的療效；而出乎你我意料之外的是，胃很有可能就是提升心理健康的另一種途徑。

＊＊＊

胃和心臟都是明確且相對局部的生理訊號來源，但有些生理狀態的影響會遍及全身，因此導致更廣泛的生理與心理症狀。其中最典型的例子，就是免疫系統了。

你是否曾經因感冒而憂鬱、提不起勁、煩躁易怒？這可不只是「男人流感」（man flu）*而已，感染與病毒確實會使我們的大腦、行為與心理健康產生變化。研究測量人體血液裡的發炎反應指標*後，發現**情緒低落與身體炎症加劇有關**。

＊ 唉，畢竟不是所有實驗都像把巧克力奶昔直接灌進嘴裡那麼有趣。
＊ 此為口語說法，指的是那些犯了點小感冒就小題大作、需要他人呵護備至的人，並不僅限於男性。我太太可以證明，某些女性（例如我本人）也是超級惱人的「男人流感」患者。

一項大型人口研究（共16,952位義大利人）發現，憂鬱症患者及心理健康狀態普遍低落的族群，血液中的發炎反應指標較高；[18]反過來說，心理健康狀態佳，則與發炎反應指標低有關。[19]有些人可能會質疑，這會不會是因為心理狀態不佳的人，身體也常有問題？這個說法倒也合理，不過我們可以運用統計學來驗證這一點，例如將人的生理數據納入統計模型，並觀察發炎反應與心理健康之間的相關性。假如將此數據納入統計模型後，相關性消失了，就說明兩者的關聯其實取決於個案的生理健康狀況。但，統計模型納入生理健康狀況後，並未實際影響發炎反應與心理健康的關聯性，因此原先的結論確實存在。[20]

不過，身體狀況並非衡量生理健康的唯一指標。該研究的作者，也曾在測試發炎反應與心理健康的關聯時，將可能使心理健康狀況惡化、加劇發炎反應的生活方式（如：抽菸、少運動、身體質量指數高）納入統計模型中，而納入數據後，心理健康與慢性發炎的關聯性便消失了——這些生活方式，確實可以用來解釋心理健康狀態較差與慢性發炎反應較高之間的關聯性。在這裡，我也想提醒：將生活方式納入統計模型以後，某些發炎反應指標（如：不同免疫細胞的比例）依然會和心理健康狀態掛鉤，所以這種影響或許僅限於一般慢性炎症。[21]

此研究突顯出，**生活方式確實與心理健康狀態不佳有密切關係**。其他多項研究也提出了相關解釋，包含這可能是因為我們能夠透過改變與發炎反應有關的生活方式（如：開始採取某種飲食方式，或多運動）來消弭或避免心理健康降低，而這些方法真的或多或少有效（請見第十章），但我並不認為這就是最完整的論點。

綜觀各項研究，憂鬱症與抽菸之間有著非常高的正相關性；[22]但就我所知，目前沒有任何證據顯示抽菸會導致憂鬱症，或停止抽菸能夠治癒憂鬱症。反之，另一種方向的解讀比較合理：**患者是因為受憂鬱症所苦，才更容易做出各種可能增強發炎反應的行為（如：抽菸），更少從事能夠降低發炎反應的活動（如：運動），而不是這些行動讓他們罹患憂鬱症**。也就是說，生活方式是憂鬱症患者發炎反應普遍較為劇烈的部分原因。

除此之外，心理健康狀態不佳和易致炎症的生活方式之間，也可能存在共同的危險因子。舉例來說，生活壓力或基因遺傳易感性，會提升某些人心理健康狀態不佳的機率，也會增加他們抽菸、較少運動、飲食較不健康的可能性。這幾種解釋角度都很重要，卻時常受到忽略。

簡而言之，發炎反應加劇確實與心理健康狀態不佳有關，但我們依然無法確定生活方式能多大程度地導致、療癒或扭轉發炎反應，也不確定生活方式與心理健康之間真正的關係。假如世上只有上述的研究形式，我們就無法確定發炎反應是否真的會導致心理健康惡化了——幸好科學界還有其他研究形式。

＊＊＊

大型人口研究能呈現出有趣的關聯性，卻不能告訴我們該關聯性存在的原因（因為相關不蘊含因果），這正是為什麼我們需要在實驗室進行研究。

＊ 指血液中的蛋白質和其他數值，在人體感染、受傷、生病時升高的現象。

多項以人類與其他動物為對象的神經科學實驗，都試圖解答這個疑問：**發炎現象加劇，是否會導致憂鬱症？而答案似乎是——有時候會**。

在這些實驗中，研究人員會為健康的人類或動物投藥或注射疫苗，以加劇發炎反應。施打疫苗後，受試者血液中的發炎因子會增加一小段時間。多個實驗都顯示了，發炎反應暫時升高會導致憂鬱症狀（如情緒低落），[23 24]且此時產生變化的腦區，與因憂鬱症改變的腦區十分相似。[25]

你或許也在經歷某些醫療手段時，親自感受過此現象。一部分（但絕非全部）的人在注射流感疫苗後，會暫時性地情緒低落，此現象便與發炎反應有關。[26]肝炎患者接受可能大幅加劇發炎反應的治療時，則會受到更大的影響：有 40% 的患者在三個月的治療後重度憂鬱症發作。[27]總而言之，種種證據顯示，發炎反應升高，真的可能導致心理健康狀態不佳，而這或許就是某些人罹患心理疾病的部分原因。

在發炎反應與生病的變化當中，到底什麼才是改變情緒的關鍵呢？跟先前提過的心臟與胃一樣，免疫系統也會影響大腦。**發炎反應加劇，會導致某些大腦認知轉變，這些變化不僅與憂鬱症有關，也可能改變情緒與酬賞的運作機制及神經迴路**。在某項實驗中，受試者注射傷寒疫苗後，對懲罰的敏感性變得比對酬賞更高，而其大腦中負責處理獎勵（腹側紋狀體〔ventral striatum〕）與內感覺（腦島〔insula〕）的腦區，也反映了此變化。[28]這和憂鬱症發作時，人會變得對懲罰及內感覺更敏感的現象十分類似，我們將在下一章進一步探討。

所以，當你下次因為感冒而情緒低落的時候就知道，自己並不只是因為鼻塞或咳嗽的不舒服而心情不好，而是感冒導致負責內感覺與酬賞機制的大腦迴路出現變化，扭轉了你的情緒感受、降低了幸福感，讓你覺得加倍不適。

＊＊＊

我想已有足夠證據證明，發炎反應確實會讓心理健康惡化。不過，若進一步觀察便會發現，不是所有人（或所有實驗）都呈現此結果。如果發炎反應真的會導致憂鬱症，為何這並非舉世皆然？

那是因為除此之外，還有其他種種影響因素存在，包括了個體大腦的差異，以及免疫系統廣泛多變的生物特性，導致了每個人在相同的生理條件下，產生不一樣的反應。

前文把「發炎因子」講得像是一種非高即低的單一數值，但其實它有多項測量指標，例如各種白血球，及其製造的免疫訊號分子的數量。儘管這些發炎因子經常同時出現，但它們對心理健康的作用卻可能截然不同，彼此間的因果關係也大相逕庭。兩位憂鬱症患者的發炎反應加劇，或許肇因於同一種機制，但炎症類型卻可能不同：發炎類型即使有所重疊，其生物特性也有機率完全不一樣。

劍橋大學神經科學家及精神病學家瑪麗－艾倫．莉諾爾（Mary-Ellen Lynall）與艾德．布莫爾（Ed Bullmore）近期的研究結果支持了此論點。他們發現憂鬱症有各種子群，其中某些類型與免疫系統活躍度上升有關（「發炎型」憂鬱症），某些類型則無此現象（「非發炎型」憂鬱症）。在「發炎型」憂鬱症的子群當中，甚至還有子－子群：每位憂鬱症患者的發炎因子類型都不相同。[29]

或許「發炎會導致憂鬱症」這看似直白的論述，比我們原先想像的還要複雜：**發炎反應可能會導致一些人罹患憂鬱症，但每人患病的免疫路徑大不相同**。

以免疫系統為方向，或許就是治療心理健康疾患，或提升心理健康的全新途徑；不過，我們得先謹慎地找出正確目標，為每位患者量身打造治療方式。

＊＊＊

每當我再度向朋友談到「身體對心理健康有多重要」的老話題時，對方免不了會提及另一個有關話題：「那，微生物群落呢？」

老實說，我自己也很想知道這個問題的答案。目前有令人目不暇給的大量科學文獻，都在談論人類腸道裡的數兆微生物（又稱為腸道微生物群落）與生理／心理健康之間的關係；[30]至於微生物群落能夠與大腦溝通、影響人類行為，且許多因素（包括基因、壓力、飲食、感染、藥物等）都會改變其組成，則已廣為人知。[31]

此一議題讓人興奮且深深為它著迷，至少對我來說是這樣的。然而，唯一的問題是，在這令人心癢難耐的研究領域裡，那些確實呈現因果關係的可靠研究，大多都以囓齒類動物為實驗對象。

如果有那麼一天，我真的很樂意向大家介紹透過腸道提升心理健康的方法；然而，有力、可信的研究卻尚未問世。在那天到來以前，先讓我來說明，如今人類對於微生物群落與心理健康間的關係，已有了什麼認識。

首先，為什麼腸道中的細菌組成會影響行為、思緒及心情呢？

腸道微生物會製造在血液中流動的訊號分子，來對大腦「說話」；也能產生化學物質，透過免疫系統與大腦溝通。而研究微生物群落的科學家提出的理論是，**訊號分子會負責將腸道的狀態傳遞給大腦，這些資訊則會影響人類的心理健康**。

我們在剛出生或青春期時，大腦會對來自微生物群落的訊號特別敏感。哺乳類動物還在母體子宮內時，身上並沒有微生物群落，而自然產的寶寶，會在出生時獲得第一批微生物；[32]透過剖腹產出生的寶寶，則會獲得另外一批。也就是說，剖腹產與自然產，會使胎兒身上的微生物群落有所差異。[33]不過，這又有什麼大不了？

對於實驗用鼠來說，這確實是件大事。和人類一樣，經由剖腹產出生的實驗用鼠，也會擁有不一樣的腸道微生物群落，[34]而這會深深影響牠們的社交行為，例如增加類焦慮表現。[35]不過，只要從出生時便開始透過膳食營養補充劑來刺激特定菌株生長，即可順利扭轉。[36]因為老鼠是會食糞的動物，所以可以讓剖腹產出生與自然產出生的老鼠同居一室，來降低前者的類焦慮行為——也就是說，透過吃彼此的糞便，老鼠的微生物可以在對方體內傳遞，藉此補充剖腹產出生的老鼠不足的微生物群落。這聽起來很噁，但其實很酷。

就算是自然產出生，也不保證能發展出最好的微生物群落。舉例來說，接觸到有抗菌效果的抗生素，也會導致微生物群落的組成改變。[37]一般而言，停止抗生素療程後的幾週內，人體內的微生物群落就會恢復到正常狀態；但也有些研究指出，抗生素的效果可能長達數個月。[38]

我們發現，動物的發育期，或許就是牠們體內微生物群落格外脆弱的時期。給青春期的老鼠三週的抗生素，會導致牠們的微生物群落出現長期改變，且增強類焦慮行為；[39]成年老鼠身上則沒有這種現象。只要停止抗生素療程，牠們的微生物群落就會恢復正常。

因此，至少對老鼠來說，發育期可能是關鍵——這段時間的腸道，對環境中的細菌組成格外敏感，而微生物群落若在此時改變，便可能會對行為與心理健康造成長期影響。

不過，用動物做研究時，可以控制牠們的環境、食物，甚至是每隻老鼠的基因組成；然而，要是實驗對象是人類，就無法了。這表示，雖然我們能在老鼠身上得出這個結論，卻不代表在人類身上也能；即便真的可以，也無法用最有力的方式驗證。

＊＊＊

科學家認為，人類早期的微生物群落發展，對多種生理疾病都有極大影響，例如克隆氏症（Crohn's disease）和牛奶過敏；[40]但在心理健康上則不然。經由剖腹產出生的人，罹患憂鬱症或精神病的風險並沒有更高[41]（雖然他們罹患自閉症與注意力缺失／過動疾患〔attention deficit hyperactivity disorder〕的比例確實較大，但這也可能有不同成因，如母體存在基因風險）。[42]

與老鼠的抗生素研究最接近的人類研究，是在孩童的發育期對他們施用抗生素。和老鼠一樣，人類童年時期使用某些抗生素，會導致微生物群落組成的長期變化，[43]出現氣喘和其他健康問題的比例較高，[44]罹患焦慮症及其他情緒疾患的風險也會增加。[45]

但，要是研究中少了隨機分配部分受試者使用抗生素，其他孩童則使用安慰劑的步驟（而且理想中，這得在微生物群落受到控制的環境下進行），我們就無法確知這樣的變化是否真為抗生素導致。

也許還有其他因素，例如基因或環境，同時增加了他們使用某些抗生素的機率和產生心理健康問題的風險，讓使用抗生素的孩童，正好心理健康狀態較差。

總之，無論成因為何，微生物群落很可能真的與心理健康有關。一項以佛拉蒙人*為調查對象的大型人口研究便顯示，糞桿菌屬（Faecalibacterium）與糞球菌屬（Coprococcus）這兩種細菌，與高生活品質有關。[46]他們發現，憂鬱症患者的體內有某兩種細菌（其中一種就屬於糞球菌屬）特別少，而實驗時已將使用抗憂鬱藥物的可能性納入考量，因為服藥有時會影響人體的微生物群落，導致錯誤結論。

假如以上論述代表「提升人體內的微生物群落多樣性，就能有較佳的心理健康狀態」，那我們究竟可以怎麼做呢？這時，飲食方式與膳食營養補充劑（如：益生菌與益生元〔prebiotics〕）就登場了：確實有它們能改善腸道微生物群落的因果證據，且毋需食糞。

益生元是能餵養腸道菌群的營養物質；益生菌則是活的微生物，能促進微生物群落的多樣性。目前已有許多結果顯示，它們對重建、恢復微生物群落健康有助益；也有一些人體研究指出，它們能改變人類的大腦、[47]身體、[48]行為，[49]甚至在某些案例中，還有降低荷爾蒙壓力反應、提升正面情緒行為的效果。[50]假如能以更大的規模複製此成果，就表示改善腸道微生物群落，或許確實可以提升心理健康。

* 譯註：亦可譯為佛蘭德人、佛萊明人，為比利時兩大民族之一，屬日耳曼分支。

然而，在面對這令人興奮的研究領域時，我也不免要提出一點質疑，畢竟我們仍不知道為何補充膳食營養劑能提升心理健康。

增加人體發炎反應的實驗，對心理健康的相關措施有著深遠影響：就目前所知，暫時改變人體腸道微生物群落（如：使用抗生素），並不會導致心理健康顯著惡化。我們需要找到更多證據，以證明兩者間存在直接關係。

另一種解釋，則是腸道微生物群落會改變其他影響心理健康的因素，例如「沒有消化問題」或許就能提升心理健康。腸道負責傳遞有關生理健康的重要訊號（包括發炎因子），而整體健康狀態會改變內感覺與其他相關功能，間接影響心理健康。腸道微生物群落或許不單獨構成恢復心理狀態的關鍵，但就像其他身體系統一樣，這是生理健康的重要訊號，有助於提升大腦的整體幸福感。

你或許會好奇，能維持或增加微生物群落多樣性的飲食方式，有沒有辦法提升心理狀態？服用含有特定益生菌的膳食營養補充劑有用嗎？我們將在第十章探討「生活方式」如何影響心理健康，深入了解改變飲食等干預措施（包括「精神益生菌」〔psychobiotic〕，也就是可能可以提升情緒的益生菌或益生元），屆時將回過頭來討論以上議題。

• 大腦對身體的影響

本章所關注的焦點，是身體（以及大腦透過內感覺對身體的解讀）對心理狀態的影響，也就是人體－腦軸線。這兩者之間有雙向關係，大腦亦會傳送訊號到身體系統，改變人體。

你的心理健康對身體也有直接影響，尤其是腸道。早在 1820 年代，名為艾力克斯·聖馬丁（Alexis St. Martin）的患者便已證明。聖馬丁是法裔加拿大人，在 1822 年因為意外被槍擊中胃部，開始接受外科醫生威廉·博蒙特（William Beaumont）的治療。這場意外讓聖馬丁承受了不少可怕的後遺症，其中之一，是胃壁多了一個開口：他的消化系統，留下了一個可以實際與外界相通的孔洞。

即便多次嘗試，聖馬丁胃壁的孔洞依然無法癒合，於是在長時間療養後，他回頭找博蒙特為他醫治，然而，博蒙特卻藉此機會，以聖馬丁的消化系統做了一連串實驗。

博蒙特會將食物綁上繩子，從胃壁的孔洞放進聖馬丁的胃裡，觀察消化系統的運作方式。最後，他提出的結論令人印象深刻——聖馬丁的情緒會影響消化能力，例如暴躁易怒時，食物分解的速度就會比平常慢得多：[51 52] **他的心理狀態真的會直接影響生理反應**。

＊＊＊

心理狀態對人體的影響有時顯而易見，有時相對隱晦。焦慮時，身體許多系統都會改變：心跳加速、掌心冒汗、噁心想吐、想上小號……這是大腦控制人體的最佳證明，只是我們司空見慣，導致難以察覺。

當然，大腦也會以其他較不明顯且出乎意料的方式影響人體：你可能沒注意過自身心理狀態對消化的影響，畢竟我們的胃不像聖馬丁那樣，有個直接的對外窗。

因為傷病導致的各種症狀，同樣會經由內感覺系統過濾；然而，因為生理症狀是一種主觀感受，所以大腦傳送給身體的訊號，還有一項不同凡響的特質：**這可能會在我們的意識或控制之外，創造出生理症狀**。

醫學界十分熱衷於歸類，所以這些難以被畫分的症狀，實在令人頭痛。我們可以清楚判斷，外在造成的行動不便（如：骨折）顯然是生理疾患；而大腦產生的疾患，則分為兩大類：「神經性」與「精神性」。具明確結構性問題的疾病（如：腦瘤或中風），就是神經性大腦疾患；沒有明確結構性問題的，則為精神性大腦疾患（如：憂鬱症或大多數精神病，都與大腦結構損傷無關）。

然而，生理與心理的邊界十分模糊，許多現今被歸類為神經疾患的疾病（像是癲癇），從前都曾被視作精神疾病。本章談論生理變化如何影響心理狀態，若放在疾病的框架下檢視，界線會變得更加曖昧。腦傷、感染、失智（這些都是大腦結構性問題）也可能導致憂鬱症、精神病及其他心理疾病，我們將其稱為「器質性」精神疾患。[53] 即便是典型精神疾患（沒有肉眼可見的結構性損傷），也會導致大腦功能產生複雜的變化，我們將在下一章進一步探討。

從科學的角度來看，生理與心理健康之間的模糊界線十分耐人尋味；但對患者來說，曖昧的分界會帶來問題，進而影響現實生活。其中一個例子，便是那些罹患了功能性神經疾患（functional neurological disorder）這種起因於腦－體紊亂的患者。*

很多人都說，功能性神經疾患就是那種很普遍，卻不常聽說的疾病。神經科中，大約有 16% 的患者有功能性神經疾患，[54] 罹患相關症狀的比例更高。我是在大學畢業後，進入倫敦一間神經精神科診所觀摩，才聽說這種病症的存在，也是在那兒，我認識了總是溫柔待人，因腰部以下癱瘓而得坐輪椅的羅伯特（Robert）。

十年來，羅伯特深受胃部劇痛以及排尿疼痛所苦，分別在腸胃科與泌尿科接受治療。過去兩年出現的癱瘓症狀，讓他找上神經科醫師協助。一連串痛苦難耐的病症，讓他不得不辭了工作、搬去跟女兒同住，也使他六十幾歲的時光，全部花費在各種醫學檢查上。

醫院組成跨科的醫療團隊照顧羅伯特，因此他的檢查結果十分龐雜。經過許多深入的身體檢查以後，神經科醫師發現，以常規檢查的結果來說，羅伯特根本沒有癱瘓，然而，不管多努力嘗試，他依然動彈不得。腸胃科醫師則表示，羅伯特的胃一切正常，但他卻依然頻繁地劇烈胃痛，甚至一度得做手術。泌尿科醫師也找不出羅伯特排尿疼痛的原因，不過還是幫他放了導尿管以緩解痛楚。

初步檢查時，功能性神經疾患很容易與神經疾患或其他疾病搞混，因為患者的感官或動作會產生變化，如：虛弱、癱瘓、顫抖、抽搐發作或失明等。然而，神經科醫師評估後，發現患者的臨床體徵與檢驗結果都與神經性的病因不相符——這不代表醫師無法從影像或檢驗結果中看出病徵，而是指**患者表現出來的症狀，不可能是結構性損傷所造成**。

一般來說，若患者有病徵，神經檢查結果卻都正常，醫師就可能將之診斷為功能性神經疾患（這就是「排除診斷」〔diagnosis of exclusion〕）。但，功能性神經疾患其實可以（也應該）透過謹慎

* 此處的「功能性」一詞是為了與其他「結構性」神經疾患做出區分，而稱為「神經疾患」，因為此疾病除卻某些特徵以外，與其他神經疾患看來十分相似。

的臨床評估來診斷，[55]例如檢查某些反射型態，並根據患者失能的原因，判斷該反射型態是否應存在。倘若病症因功能性神經疾患引發，反射型態就會與結構性損傷的患者不同。

＊＊＊

我們得先破除一個常見的誤解——這種病不是裝出來的。對患者來說，罹患功能性神經疾患，與因神經性疾病而變得虛弱、癱瘓、顫抖、抽搐發作或失明，並沒有什麼不同。

有些人可能會想，身體的功能性問題是能假裝出來的症狀，或至少比那些「嚴格意義上」的疾病容易治癒。然而，這種疾病對人體造成的傷害，其實和結構性神經疾病不相上下。

功能性神經疾患患者的大腦活動，和假裝有同樣症狀的人並不相同，[56]而且嚴重性絕對不亞於其他疾病。認為這種疾病不足掛齒的預設立場，就和認為憂鬱症患者應該好好振作一樣，對患者來說是令人憤怒的侮辱。

雖然與大腦變化有關的精神疾病，也可以被視為功能性疾患，但這不代表它一定是心理健康問題所致。[57][58]其中一個罹患功能性神經疾患的風險因素，是受傷的經驗：37% 的功能性神經疾患患者，曾因車禍、跌倒、運動而受傷。[59]這樣看來，它與慢性疼痛存在許多共通點，同樣**可能由大腦功能上的改變引發，而身體受傷也常是肇因**。

有位患者曾告訴我，真正確診功能性神經疾患無比困難：「你最後就會在精神科與神經科之間像顆皮球被踢來踢去，兩邊的醫生都不想接這個病人，而且也都不知道如何把你治好。」當然，現實不一定總是如此。還是有許多極為出色的醫師，或像物理治療師這樣的專家，不僅懷抱熱忱，也有成功治療的實績。但我們也確實可以從這個說法，看出患者的艱難處境。

有些醫生喜歡把功能性神經疾患描述成大腦的「軟體」出了問題，然而，它引發的症狀，卻可能遠超過「軟體問題」的範疇——正因為它可能導致人體嚴重失能，才成了大腦能大幅改變生理狀態的最佳佐證。

說回大腦影響人體的現象。你在開口約某人約會之前雙手冒汗、演講前覺得噁心想吐、大考早晨尿意頻頻，其實都是功能性症狀。你的手不是因為氣溫過高冒汗，胃並沒有不舒服，膀胱也不是真的尿液滿脹，然而身體卻確實出現了上述感受，這都是神經系統的軟體產生改變所致。幸運的是，這些都只是暫時的，而且你知道原因（焦慮）。但，要是症狀不會消退，你也不知道它從何而來，大腦或許就會把它歸咎成生理變化，例如身體失能或疾病。

＊＊＊

到底是什麼造成了功能性症狀？科學界尚未有明確定論，但我可以告訴你部分科學家的想法。

就跟飢餓或憤怒感一樣，所有生理症狀都源自「人體狀態」及「大腦狀態」。從受傷、生病復原一段時間以後，大腦會對平常感覺不到的訊號更敏感，藉此避免危險再次降臨。這可能導致它無意識地預期生理症狀出現，有時甚至強烈到足以產生預期的症狀。

這個現象可能源自身體的局部問題（如：腳踝骨折），或整體的變化。倘若大腦在你的急性發炎痊癒以後，變得對免疫系統超級敏感——這是一種適應現象，目的是監控病症、幫助復原——就有可能會因為來自身體的微弱訊號，而開始預測、增強，甚至製造發炎症狀。*

過去的經驗，以及當下罹患的疾病，都可能使大腦開始監控並預期生理症狀產生。除此之外，功能性疾患在傳統神經疾患（如：多發性硬化症〔multiple sclerosis〕[60]或癲癇[61]）的患者身上，也並不少見——高達 20% 功能性抽搐發作的患者，同時患有癲癇；而癲癇患者當中，則有約 12% 曾經功能性抽搐發作（可在發作期間測量大腦的放電活動來區分兩者）。[62]這就表示，除了結構的損傷以外，許多傳統神經疾患的患者，也經歷過「大腦對身體的預期和解讀改變」所導致的症狀。這兩種病症的感受同樣真實，其中差異只在大腦作用。

大腦需要統整、解讀來自身體的大量感受。大多時候，藉由預期增強或壓抑某些感知，是十分實用且有助於適應的方式；但有時，卻也會成為嚴重失能的根源。

＊＊＊

每一次你問自己：「餓嗎？睏嗎？痛嗎？」時，都是在評估當下大腦呈現的生理狀況，但對問題的回答，也就是你的感覺，其實並非真正的身體狀態。

感受會受到主觀影響，包括對身體變化的敏感度，以及辨認變化

來源的能力。將生理狀態解讀（或誤讀）為情緒的程度會隨每人不同，也就是說，不是所有人都會「餓極生怒」，只是有些人傾向於將身體的訊號（如：飢餓）歸咎於情緒。

但大家身邊應該也都有難過時靠吃來宣洩的人。這是誤把情緒感受視為身體狀態，與「餓極生怒」正好相反。我甚至認為，這兩個族群並非互斥：有些人的內在可能就是比較「嘈雜」、容易重疊，所以能依不同情境，將當下感受解讀為生理或情緒狀態。

心理健康疾患患者，會改變對生理狀況的感知（內感覺），[63]大腦呈現身體訊號的方式也不同，[64]這甚至可能源自於生理變化。舉例來說，關節過度活動（彈性過大）或對姿勢改變高度敏感，都與罹患心理健康疾病的機率增加高度相關——恐慌症患者中，有關節過度活動問題的人，佔比高達一般人的 16 倍。[65]

醫學研究專家潔西卡．埃克爾斯（Jessica Eccles）深入研究了這個問題。她認為，每人結締組織的差異（影響關節活動度的關鍵），會導致身體產生不同反應，進而影響我們的內感覺，[66]而此變化可能來自杏仁核等腦區的解剖變異，[67]導致有某些生理感受的人，更容易產生心理健康問題。由此可知，**身體訊號的差異，以及大腦解讀身體訊號的不同，可能會獨立或交互影響我們如何評估自身心理健康狀態**。

從我的角度來看，生理疾病和心理疾病其實常有掛鉤：兩者皆可能引發生理症狀（如：疲倦、疼痛、胃口或性欲改變），也都可能是身體（如：免疫系統）變化，或大腦與身體的雙向關係出了問題而導致。

＊ 人體在感染後釋出的發炎訊號也會改變，而且周圍神經與大腦的變動，都可能導致我們感覺症狀產生。

所以，大家會開始透過各種抗發炎藥物、飲食調整、運動鍛鍊等方式，改變「內在世界」，追求健康與安適。然而，正如每個人的喜惡、渴望都不相同，各自身體與大腦之間的關係，也都獨一無二。這獨特的迴路差異，會導致截然不同的結果：對某人來說有神奇效果的療法，或許會令另一個人面臨極大的危險——我們稍後會深入談論。

大腦的預期會扭轉疼痛、愉悅的感受，甚至改變生理狀態，但這並非與生俱來，是藉由經歷、學習各種體驗而生。它不斷地觀察、更新，週而復始地循環，反覆校正預期，幫助我們解讀充滿曖昧與不確定的世界，藉此最大化生存機率。下一章，我們將深入大腦的學習過程，探討多巴胺（dopamine）究竟是如何奠定人類了解世界的基礎。

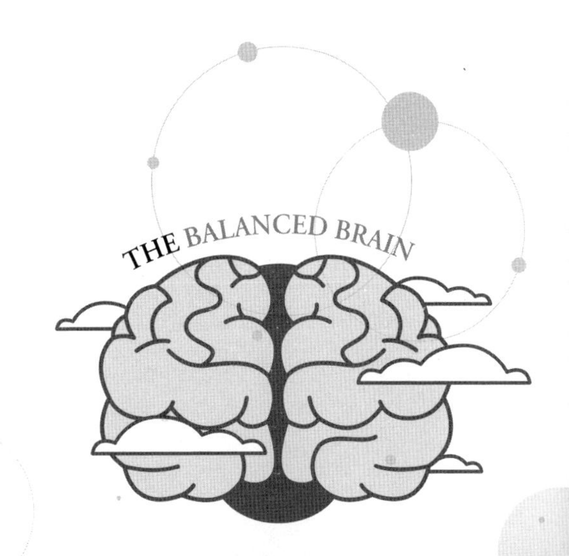
THE BALANCED BRAIN

CHAPTER 03

預測快樂

—驚喜、驚嚇、多巴胺—

我們的大腦會學習各種事物，其中最重要的，就是生存方法。獲得有助生存的事物時（如：食物、金錢，或是抽象的酬賞，如愉悅感），大腦會迅速學習在未來重複此體驗的方式，包括得透過哪些情況及行動才可獲得酬賞。反之，經歷與酬賞相反的感受時（如：疼痛、飢餓、遭到排擠），大腦也會學習如何避開這些事物。這個學習機制，便是維持心理健康的關鍵。

因此你可以想像，第一章提到的慢性疼痛，很可能就是源自於這種有助生存的機制。假如你受傷了，痛覺受體就會在你做出特定動作時，將疼痛訊號透過脊髓傳送至大腦，讓它學會哪些行為會引起疼痛，哪些行為則能夠避免。

為了盡可能降低感到疼痛的機率，大腦會預期可能導致疼痛的行為，最終，即便你的傷已經好了，它依然會在痛覺受體並未傳送任何訊號的情況下，引發經由學習而產生的疼痛感，這便是大腦形成慢性疼痛的方式。類似的過程，也適用於焦慮感的產生：大腦學會應該避免哪些行為的同時，也會預期（或過度預期）做這些行為可能帶來的負面心理影響。

我們為了維持幸福感而尋求的長期抽象酬賞（如：人生伴侶，或是避免有關居住的不安全感）相較之下複雜得多，但也都得仰賴這套原先用來幫助人類生存（如：取得食物、避開掠食者）的學習系統。深入了解大腦究竟是如何學習世上萬物的好壞，很可能就是引領我們找到提升心理健康方法的線索；而這個領域的科學研究，也正逐漸發現各種更好、更新的療法。

至於我想分享的故事，則要從幾十年前，一項以猴子為實驗對象的研究說起——它徹底改變了我們對大腦學習過程的認知。

• 預測誤差

大腦是如何學習這世界上的萬事萬物呢？許多腦區與化學物質都參與其中，其中一種生物訊號格外重要：預測誤差（prediction error）。大腦的預測出錯時，此訊號便會出現，指示大腦趕緊學習、更新預測，為下次做好準備。

每個人都會歷經預測錯誤。假設你已經連續好幾個月都在最愛的咖啡店買咖啡，啜飲之前，你一定會很清楚預期這口咖啡喝下去會是什麼滋味。要是某一天，這口咖啡比平常更好喝，你便會覺得驚喜——這就是「正面預測誤差」。此時，你的大腦會收到正面預測誤差訊號，並據此更新對下次獲得的酬賞高低的預測，也就是你對這家咖啡美味程度的期待。

除此之外，還有另一種可能性。倘若某天，你的咖啡喝起來比平常難喝，這次你感受到的就是「負面預測誤差」了。這會降低你下次喝咖啡時預期得到的酬賞，有了這個經驗以後，你可能會對這家店的品質心生警惕，而換買另一間店；或乾脆不再買咖啡；甚至把這件事擴大，從此認定咖啡就是完全無法預期的東西！

從這個例子可以知道，**對驚喜、意外的體驗，以及你從中學習到的經驗，便是大腦產生預期的基礎，而這些預期很可能會改變你的行為**。

雖然是個平凡無奇的事例，但各種事物都可以用品質更好或更差的咖啡來比喻，而你我的直覺與偏好，皆由預測誤差學習而來。我們會由正面預測誤差，學習該去哪裡獲得食物、安全感、社會支持，以及其他有利生存的事物；也會藉由負面預測誤差，學會該避開哪些。舉例來說，疼痛或疾病會引發新的預測誤差，告訴你不適的緣由，並幫助你在未來正確預測、避開來源。

人與人之間的微妙差異，便來自從誤差經驗中，重新學習、形塑預期的程度。有些人可能對正面預測誤差比較敏銳，有些人則相反。經過多年累積之後，這些微小的差距，就會影響你預期結果的方向，同時建立對世界的整體認知。

＊＊＊

酬賞預測與多巴胺化學系統的關係格外緊密。你或許曾聽說過，某些人會把多巴胺稱為愉悅化學物質，但這敘述其實並不精準——讀過第一章就知道，被稱為「愉悅化學物質」的，八成是內源性類鴉片物質。

儘管用「產生愉悅感」來描述多巴胺扮演的角色不夠準確，但它也確實在與心理健康相關的各種大腦機制中，發揮了關鍵性的效用，只是方式不同而已。其中一種途徑，便是學習世上萬物好壞的能力（我們將在後續章節討論其他途徑）。

1990 年代末，科學家沃佛朗．舒茨（Wolfram Schultz）、李德．蒙塔格（Read Montague）、特里．謝澤諾斯基（Terry Sejnowski）及彼得．達揚（Peter Dayan）攜手合作，發現了多巴胺在大腦學習扮演的核心角色。他們在實驗中不時給猴子幾滴果汁作為酬賞，同時記錄猴子富含多巴胺的腦區的細胞活動。

科學家還用了個巧妙的手段：他們在每一次滴果汁給猴子喝之前，都會先以閃光預告，而閃光出現與果汁滴出的時間經過了精準安排，因此猴子最終被制約成「一看到閃光，就預期會喝到果汁」。這是大家都知道的古典制約（classical conditioning），又稱巴夫洛夫制約（Pavlovian conditioning），因伊凡．巴夫洛夫（Ivan Pavlovco）制約他的狗，使其一聽到鈴聲就會期待食物出現而流口水得名。

實驗一開始，猴子偶爾得到幾滴果汁酬賞（正面預測誤差）時，多巴胺神經細胞會變得比平常活躍。但，當他們持續經歷看到閃光就有果汁喝的體驗後，科學家發現，多巴胺神經細胞放電的時間點改變了。

一開始，細胞會在猴子意外得到果汁酬賞時放電；隨著時間流逝，果汁的出現已不令猴子那麼驚喜，因此，多巴胺細胞也停止在牠們嚐到果汁時放電了。猴子大腦此時已能完全預測酬賞的出現，因此無法產生正面預測誤差。

不過，這沒有使多巴胺神經細胞徹底停擺，只是改變了放電時機。猴子的大腦慢慢學習到，果汁會在閃光之後滴出，多巴胺神經細胞因此轉而在閃光出現時放電。此時，閃光成了預測酬賞出現的標記，猴子只要一看到閃光，就知道有果汁喝了。

一開始，多巴胺放電代表驚喜酬賞（意料之外的果汁）現身；一旦酬賞已變成可預期的事物，便轉而代表酬賞預測標記即將出現。**多巴胺神經細胞傳遞的訊息，是對酬賞的期待（閃光），而不是酬賞本身**。這代表，多巴胺這種大腦的生物學習訊號，確實「學會了」閃光與果汁之間的關聯性。

我們可以透過多巴胺神經細胞的行為，看出大腦的預期從何而來。即便我們已學會了某些可預測的關聯性，還是可能發生意外——預期會有正面結果的事，反而令你失望，就像你造訪最愛的咖啡店，卻嚐到了難喝的咖啡一樣。

科學家也在前述研究中實驗了相同事件：讓猴子成功喝到許多次果汁以後，再使牠們遭遇看見閃光卻沒有果汁喝的負面意外經驗。根據紀錄，多巴胺神經細胞的活動，在果汁本應滴出的時間點下降了。它發出了負面預測誤差的訊號，表示預期外的失望出現——**負面的失望和正面的驚喜一樣，會透過降低多巴胺神經細胞放電，向大腦傳遞新的學習訊號**。隨著時間推移，這會蓋過原來的正面連結，教會猴子別再看到閃光就期待果汁出現。人類也是這樣忘卻了正面聯想：那家我們不再頻繁造訪的咖啡店。

大腦透過預測誤差學習萬事萬物。出人意表的好和始料未及的壞，都會由多巴胺神經細胞解讀，據此增強或降低活動程度。如果出現了比預期要來得好的事物，多巴胺神經細胞就會增強放電，釋放預測誤差訊號。經過學習以後，則會轉而在預期該事件即將發生，也就是酬賞預測標記出現時放電。

＊＊＊

「預測誤差」這個詞彙其實借自工程領域，因為多巴胺神經細胞的學習能力，令科學家聯想到強化學習演算法（reinforcement learning algorithm）。這是一種人工智慧，只要事前指示它哪些是正確的動作、哪些不是，它就可以學習並執行。強化學習演算法，與為特定情況編程的演算法有所不同，會因應回饋而做出調整。

此演算法之所以會用這種方式「學習」，是因為它的程式編碼下達了一個指令：盡可能減少預測誤差，也就是預測與實際情況之間的差異。一開始演算法做的是隨機選擇，在每次選擇以後都會計算預測誤差，不斷據此調整下一步行動。到後來，預測會與發生的事近乎完美吻合，因為它找出了在此環境中產生最小誤差的行動方式。因為具備這樣的能力，該演算法可以學習序列、遊戲、決策，還有其他複雜行為。

假如你覺得這聽起來有點不可思議，就好像這演算法可以學習、執行大量與人類相似的行為，甚至能做得比人類更好——你想得確實沒錯。

有些科學家認為，大腦也做得到同樣的優化學習。神經科學家卡爾．佛里斯頓（Karl Friston）指稱，廣義來說，這就是大腦的功能——透過長時間調整預測或行動，降低預測誤差或意外出現——多巴胺神經細胞顯然就是這樣運作的。

原來的科學團隊，在運用強化學習演算法後，就能精準預測猴子的多巴胺神經細胞，何時會因應果汁出現（或沒出現），而增強（或降低）放電反應。團隊其中一位科學家蒙塔格，多年後在訪談中提到：「我們馬上就得到很酷的說法，能解釋多巴胺神經細胞的放電變化，還有大腦如何根據訊號進行決策。」[1]

幾年後，約翰．歐多提（John O'Doherty）、彼得．達揚、卡爾．佛里斯頓、胡戈．克里奇利、瑞．多蘭（Ray Dolan）則運用功能性磁振造影，於人類大腦中發現了同樣的效應：學習前，大腦會在意外酬賞（果汁）出現的當下，產生預測誤差訊號；學習後，則變成在酬賞預測標記出現時產生，因為受試者已經知道，只要標記出現，就可以期待喝到果汁。[2] 和猴子一樣，我們的大腦會根據環境的訊息，調整多巴胺神經細胞的活動，預測下一刻可能發生什麼事。

人類對酬賞十分敏銳，當發生的事比預期更好（即便只好上一點點），大腦就會透過學習預測誤差來吸取經驗，並修正行為。我們得仰賴對食物、水源、配偶等各種資源的精準預測才能生存，所以這些預測訊號，可說是我們大腦最重要的功能——不過，要是你遇到另一群神經科學家，他們可能會馬上反駁，大腦最重要的功能應該是感知、維持呼吸、移動、睡眠，或其他事——總之，不管什麼說法都不可盡信。

儘管如此，預測誤差確實是我們賴以維生的關鍵，如今有許多科學家也認為，是**預測誤差構築出了人類的情緒狀態**。

• 預測心理健康

酬賞預測誤差（reward prediction errors）的目的是幫助人類生存，學習分辨能保命或會傷害自身的事。然而，要是你大腦的多巴胺系統失靈，導致產生的酬賞預測誤差太小，生存本能就會出現問題，擾亂你對世界的期待，而失去參與酬賞活動的動機、胃口，甚至求生欲望。

這不是預測誤差被破壞的唯一可能性。你可能會在感受普通程度的酬賞預測誤差的同時，也體驗到極端的負面預測誤差，因此過度學習壞的經驗。

我們無法確知多巴胺系統（及其他參與學習過程的化學物質）為何會失靈？背後緣由可能是基因變異、負面壓力經驗帶來的影響，或疾病等生物變化，不過，這通常結合了多種因素。

無論如何，通往心理健康狀態惡化的共同路徑，或許是大腦對正面事件反應過低，無法學習哪些事能帶來好結果；同時對負面事件過度反應，對懲罰性後果的回應太快又太劇烈。

＊＊＊

2014 年，神經科學家羅博．魯特萊奇（Robb Rutledge）探討了預測誤差在情緒中扮演的角色。魯特萊奇對此有套假設，他想知道，人在體驗正面預測誤差（如：意外嚐到果汁。在他的實驗中，則是獲得一小筆錢）時，是否會短暫提升快樂的程度。

因為要測量猴子有多快樂實在太困難，魯特萊奇選擇以人類為實驗對象，讓受試者獲得小筆金錢。你可能猜想，受試者會像預測果汁出現的猴子一樣，隨著時間過去，漸漸預期自己能獲得金錢，而得到的錢越多，他們就越開心——然而，實驗結果並非如此。

得到 1 英鎊和得到 5 英鎊，哪個比較令人快樂？從預測誤差的角度來看，這**取決於你本來的期待**。假如你期待的是 5 英鎊，那 1 英鎊或許會讓你失望；要是本來沒有期待拿到錢，1 英鎊則會成為意外之喜。實驗中，受試者們表示，在獲得的錢比預測多時最開心。[3]快樂程度會隨正面預測誤差增加，即便他們實際獲得的金額沒有變多，只是避免了潛在損失也一樣。魯特萊奇透過智慧型手機應用程式，以遍佈全球的18,000位受試者進行的實驗，也得出相同結果。

除此之外，他的另一個實驗室研究發現，某種能提升多巴胺濃度的藥物，也會增加受試者獲得小小酬賞後產生的愉悅感，驗證了正面預測誤差與快樂的關聯，確實來自多巴胺。[4]我們的幸福感，隨著體驗超出預期的程度而增減；而暫時的不快感，則源於實際經歷比預期糟糕。

也許幸福不僅與做出能帶來正面結果的決策有關，還得要你願意嘗試預期之外的事物，因為**只要敢於冒險，就能夠帶來美好且令人驚喜的預測誤差**。

感受驚喜、預期某行動能帶來正面結果、隨著周遭變化更新預測，經歷誤差、不斷學習，會構築出我們每分每秒的心理健康狀態，且背後的生物原理大多與多巴胺系統有關。同一套過程，也能用來解釋心理狀態為何變得積極、普通，或導致你罹患心理健康疾患，如憂鬱症。

• 情緒與心情

小小的預測誤差，不大可能對心情帶來永久性的改變（儘管這樣可能會很棒）。而且，與快樂程度的瞬間變化相比，一個人的心情更難實際測量。我們都明白「心情好」或「心情差」是什麼意思；但以大腦的角度來看，心情到底是什麼呢？

心情（mood）與情緒（emotion）之間，有一項重要的分別。你可能會在一天當中的不同時刻，分別感受到惱火、開心、難過等情緒；但整體來說，當天的心情仍然是正面的——**心情是更長期，也更有影響力的狀態**。

即使兩者不同，它們之間卻相互聯繫著。心情會渲染我們每一刻的經驗、影響情緒，若是心情好，就能降低各種小打擊帶來的挫敗感；壞心情的影響，則剛好相反。

擁有正面的心理健康狀態，不代表完全沒有負面情緒。感受到負面情緒，是十分健康且正常的。對我來說，心理健康其實意味著**人有負面情緒，但也一定能回到正面的心理狀態**，就像體內恆定一樣，它是種平衡，能夠回應負面預測誤差、糟糕的情緒，以及其他壓力因子，同時不讓這些事物概括為對世界的負面期待，而正面心情正是其中一種表現形式。

人的心情具有牽引力。負面心情（尤其是憂鬱症常見的極端負面心情）一旦出現，暫時的良好感受就可能馬上因此大打折扣。

和我一起進行博士後培訓的提姆．達格利什（Tim Dalgleish）是位臨床心理學家及科學家，他認為心情可以透過穩定且會自我強化的系統：**偏好狀態**（attractor state）來解釋。如果你處於負面偏好狀態，不管暫時出現了哪些不同的感覺，最終還是會被吸引回負面的心情中；相反地，要是處於正面偏好狀態，就更能從周遭發生的好事中吸取經驗。

每個人都具備自我強化心情的能力。假如你處於正面偏好狀態時，湊巧又有意外之喜發生（如：升遷或得獎），這些事就會格外令人愉快，能讓你已十分積極的心情變得更好——不過這也代表，一旦陷入負面心情，就會更難擺脫。以憂鬱症為例，患者可能會覺得，儘管生活中還是存在能令人暫時感到快樂的事物，自己卻還是一直被拉回低落的狀態。在這種情況下，要是他們獲得升遷，立刻聯想到的，可能會是未來必須負擔更多工作，或擔心自己能否勝任，正面情緒因此大打折扣，或成為僅限於某種情境的感受；而負面事件和情緒卻持續火上澆油，不斷延續並合理化低落的心情。

＊＊＊

因為學習機制，我們得以在世上趨吉避凶。然而，憂鬱症患者的這套機制，則可能與別人有著根本上的不同。其中一項差異，與第一章討論過的失樂有關。

目前還沒有證據顯示，罹患憂鬱症會導致對愉悅的感受減弱；反之，對事物失去興趣的影響更大。[5]許多實驗結果呈現，憂鬱症患者對酬賞的價值認定及期待感，似乎受到了破壞、削弱。[6]

讀到這裡，你可能會認為，要是一個人對於酬賞的期待變小，便可能會因為預測誤差加大，導致結果更加正面（確實有部分數據顯示出此現象，[7]但並非所有結果皆如此）；[8]不過，這些研究也顯示，**即便預測誤差增加，憂鬱症患者一天內所感受到的正面事件卻更少**。[9]或許酬賞預測誤差在罹患憂鬱症後，就是會變得很少發生。

除此之外，**憂鬱症患者對酬賞的追求也會降低**。就算酬賞體驗類似，患者卻會在不知不覺間，不再追求最具價值的結果。或許對他們來說，預測誤差依然存在，卻已無法驅動後續回應的行為。

預測誤差的影響力，可能是因為大腦裡其他更高層級的「規則」（如：「好結果一點也不可靠」）而降低了，因此它對學習行為的驅動力，便不如以往。許多實驗中，憂鬱症患者都無法輕易地領略、追求那些能帶來正面結果的事物，[10]因此，科學家認為「酬賞價值降低」以及「酬賞學習能力遭破壞」這兩件事必然會交互作用，產生長期的低落心情。

「判斷價值」與「學習」對酬賞經驗有循環效應：追求酬賞的動機降低，導致正面經驗減少；而酬賞學習作用遭到破壞，又會導致剩下為數不多的正面經驗，不太能影響（甚至毫不影響）人對未來酬賞的期待。動機改變，亦會導致行為變化，因為大腦從正面經驗學習的比例下降（甚至歸零），低落的心情便會被增強並維持。

也許你會說，這些人本來就心情不好了，對酬賞的期待不復以往，就只是連鎖反應而已。但，就算只是有憂鬱傾向（而非罹患憂鬱症）的人，這套判斷酬賞價值，並從中學習經驗、產生期待的過程，也同樣已受到破壞：**大腦呈現的酬賞減少，懲罰卻增加了**。[11]這代表，對酬賞的價值判斷改變，不太可能只是心情低落造成的影響，而或許是一種由大腦驅動的，提升憂鬱症機率的特徵。

酬賞判斷的轉變，並非學習系統導致憂鬱症的唯一因素——患者對負面事件與懲罰的體驗，也會隨之增強。在最知名的一項實驗當中，實驗人員讓憂鬱症患者玩一種名為「倫敦塔」的遊戲，此遊戲必須按指示將不同顏色的色盤按照範例排列，通常被用來評估神經症狀患者的腦損程度。

憂鬱症患者與腦傷患者不一樣的地方是，他們的計畫力不見得比較差，但只要事情出錯，這項能力便會下滑。被研究人員指出失誤之後，憂鬱症患者的遊戲表現會隨之下降——[12]他們對失敗，有「災難性的反應」。[13]

＊＊＊

就像學習酬賞預測誤差的能力鈍化，會使正面預期降低一樣；負面或懲罰預測誤差的影響力如果提升，就會讓我們更容易學習與預期不好的結果。這未必是件好事，因為負面結果並非必然，也不該成為改變行為的拉力。

想像一下，如果你遭遇了飛機失事——雖然機率極低，但這可怕的負面事件總是有可能發生——從此以後，你還會願意搭飛機嗎？與車子相比，飛機是安全許多的交通方式，但在遇到意外後，你可能就不會這樣認為了。因為飛機失事造成的負面預測誤差實在太過巨大，會強化你對此結果的學習，進而改變行為。

生活中的負面事件，若造成了預測之上的誤差，也可能會導致你過度學習。朋友臨時取消約定，或許會讓你好一陣子不約那位朋友出去；某次考試成績不好，也可能會導致你直接認定自己沒有唸書的天份。

這些面對失敗時的災難性反應，很可能源自某幾個對懲罰格外敏感的腦區，它們的神經元釋放訊號的模式，正好與對酬賞極為敏銳的多巴胺神經細胞相反。其中一個腦區名為「韁核」（habenula），大小只有豌豆的一半，但小歸小，它對我們的生活卻有著關鍵性的影響。

一旦我們體驗到比預期糟糕的事，韁核中的細胞放電便會增加，以此顯示發生了懲罰預測誤差。[14]與多巴胺神經細胞不同，韁核裡的腦細胞學習預測的是懲罰性的結果，[15]因此，一旦周遭出現能預期懲罰發生的標記，它就會放電。

懲罰預測訊號與酬賞預測訊號的出現，正好呈負相關性：韁核放電時，會抑制多巴胺細胞放電，[16]讓我們學習避開可能發生的懲罰性結果。

約翰・羅瑟（Jon Roiser）在我加入他位於倫敦大學學院實驗室的數年前，就已開始研究韁核。當時，他想探究憂鬱症患者韁核裡的神經元，是否因為過度放電，而釋放太多潛在懲罰的訊號。倘若假設為真，這種神經元異常活躍的現象，很可能就是憂鬱症患者「對失敗有災難性反應」的真正肇因——這增強了患者對負面結果的預期，而影響大腦的酬賞中樞，導致個人對酬賞的追求或敏感度降低。多項動物實驗的結果，也證實此想法確實有理：具類憂鬱行為的老鼠，大腦韁核釋出的懲罰訊號較高。[17]

為了進一步驗證，羅瑟與博士後研究人員瑞貝卡・勞森（Rebecca Lawson）攜手合作，測量憂鬱症患者韁核腦細胞的活動；然而，他們卻很快面臨到挑戰。正如之前提過，在不進行腦部手術的情況下，測量大腦活動產生位置的最佳選擇，就是功能性磁振造影，但韁核實在太小了，小到磁振造影的儀器無法感測。因此，羅瑟與勞森與物理學家團隊合作設計出特殊的功能性磁振造影，藉以捕捉韁核裡的大腦活動。

與此同時，他們也招募了多位受試者，其中一部分的人患有憂鬱症，其他則無。在進行功能性磁振造影的同時，受試者眼前會閃現不同圖片，只要某些特定圖片出現，便預示他們將受到電擊（跟猴子只要看到閃光就會預期喝到果汁的實驗一樣）。

他們發現，憂鬱症患者韁核裡的懲罰預測訊號確實不同於常態，但這種異常，卻恰好推翻了原本的假設：**憂鬱症患者韁核發出的懲罰預測訊號比較少**。[18] 對患有憂鬱症的受試者來說，將受到電擊的預期，跟酬賞出現的預期反應一樣——看見預告將受到電擊的圖片，會抑制憂鬱症受試者大腦韁核的活動，而不是科學家原本以為的增加（沒有憂鬱症的受試者才是這樣）。

我們目前還不知道，為什麼憂鬱症患者的韁核，在預測懲罰將出現時，反而會不那麼活躍、釋出較少訊號？雖然看似違反直覺，但**懲罰訊號太少，可能會導致憂鬱症患者的預測能力受到破壞，無法順利學會避免懲罰**。不過，這也不代表負面結果對憂鬱症患者造成的不愉快比較少：這可能會以不同方式影響他們的行為。從懲罰中習得經驗，甚至可能是一種適應行為，在會遭遇無數負面事件的生活中，這是相當實用的能力。*

許多因素都會影響大腦對酬賞與懲罰的敏銳程度，而這或許就是你我是否容易罹患心理疾病的關鍵。舉例來說，成長過程中的壓力經驗，有可能會改變大腦處理正／負面結果的方式，讓某些人變得更容易罹患憂鬱症。這不只是負面事件的影響受到放大所致，更重要的是會**改變大腦從負面事件中學習經驗，並形塑（或不形塑）期待的方式**。

＊＊＊

大腦學習系統的變化，除了影響罹患心理健康疾患的可能性以外，也同時賦予了我們**韌性**（resilience）。多數人都具有足夠的韌性，即便遭逢了困難或創傷，也不會就此產生心理健康疾病。

許多事物都能夠增強韌性，要是一個人能更傾向學習正面結果，藉由微小的好事掌控並增進心情，同時從負面事件中吸取經驗，調整、適應，並適時躲避其發生，就能免於陷入憂鬱症的境地。

從酬賞與懲罰汲取經驗的方式每人不同，是這些差異造就了某些人比較容易罹患憂鬱症，而其他人卻能保持韌性，即便他們之間有著類似的經歷、體會過差不多的困頓、具有相去不遠的家族史。

如果多巴胺是大腦學習機制中必要的存在，學習又是心情與幸福感的基礎，你或許會推斷，我們可以透過操弄多巴胺系統來提升韌性——簡而言之，確實沒錯。**大腦裡的多巴胺濃度如果驟然增加，確實可以令人感覺良好**。舉例來說，直接注射安非他命（amphetamines）可以提升多巴胺濃度，人會因此產生狂喜、亢奮的感受，程度則與多巴胺釋放的多寡成正比。

安非他命對所有人來說，都有迅速提升多巴胺濃度的效用，其中某些人的大腦釋放出的量，會比其他人更多。使用安非他命後，多巴胺濃度提升的程度越高，感受到的亢奮與狂喜就越強烈。[19]

然而，心情是長時間的整體心理狀態，這股猛烈卻也短暫的亢奮感，並不是真的改善了你的心情。**藥物的效用始終會退去，你的感覺則會比用藥之前還糟糕**。除此之外，藥物對多巴胺的影響，還可能引發強烈的依賴性，令人深陷於惡性循環之中，導致成癮風險（我們將在下一章討論）。

有趣的是，「心情低落」也是導致成癮問題的關鍵因素之一：[20]一個著名的理論便指出，成癮者起初只是想透過藥物讓自己感覺好一點，但在成癮之後，動機就不再僅止於此，而是為了減輕沒有用藥時產生的負面心情。

＊ 這項實驗的研究主題雖不浪漫，卻出現了一項正面預測誤差——我和妻子瑞貝卡便是在進行此研究時認識了彼此，她如今就在劍橋大學主掌神經科學實驗室。

＊＊＊

與能影響整個大腦的藥物不同，每個人的生理條件差異，會導致你我在面臨壓力時展現出脆弱或韌性，這種差別源於大腦的學習機制產生的各種細微變化（視腦區或情況不同，變化會更大或更小）。科學家能夠極精確地測量或增加動物大腦釋放的多巴胺，因此，我們可以用動物來證明這種錯綜複雜的關係。

其中有一系列以老鼠為對象的研究，發現遭遇社交挫敗（social defeat）壓力（這是常見的憂鬱症動物實驗模式）的老鼠，其多巴胺神經細胞確實出現過度放電的現象。

多巴胺神經細胞過度放電，是**興奮性電流**（excitatory current）上升所致。這個機制通常用來穩定多巴胺神經細胞的活動，一旦興奮性電流上升，就可能導致多巴胺神經細胞的活動失調，進而過度放電。[21]

接著，科學家開始觀察在社交挫敗壓力下仍展現出韌性的老鼠大腦。他們原本預期興奮性電流會下降，令多巴胺神經細胞放電恢復至一般狀態；然而，出乎意料之外的是，展現韌性的實驗小鼠，即使產生了較大的興奮性電流，多巴胺神經細胞放電卻依然正常——細胞確實有異常現象，但不知為何，放電卻一如以往。

他們猜想，也許興奮性電流升高，確實造成了某程度的不穩定；但一旦電流高到某個臨界點，便會引發某種調節體內恆定的作用，因此維持了多巴胺神經細胞的正常活動。

為了驗證此假說，科學家立刻為有類憂鬱行為的老鼠注射能提升興奮性電流的藥物（也是知名的用於雙極性情感疾患的情緒穩定藥物，拉莫三嗪〔lamotrigine〕）。正如他們所料，藥效確實違反直覺：興奮性電流提升後，多巴胺神經細胞的放電卻依然正常，而且實驗小鼠的類憂鬱行為也同時消失了。[22]

可惜的是，我們無法如此精準地改變人類特定腦區或迴路的化學反應，目前還不能在人身上複製一樣的介入措施（不過，在我們討論此議題的時候，已經有科學家在進行相關研究了）。但，這些動物實驗讓我們了解，想改善造成憂鬱症的大腦病理變化，確實有很多條路可走：有些方法可以逆轉壓力造成的變化（如：降低不穩定的多巴胺神經細胞放電，藉此減少類憂鬱行為）；[23]有些方法則能讓大腦自然發揮韌性，透過追求體內恆定的天性達到平衡。

重要的是，儘管上述研究表現出大腦的學習系統確實存在個體差異，但各項研究的結果卻都不盡相同，不一定能被複製，有時甚至彼此衝突。其中一個原因，或許是學習系統遭到破壞，進而導致憂鬱症的途徑，本來就很多種。每次，當我提到某兩個族群間的差異時（如：憂鬱症患者與非憂鬱症患者），這些數據充其量都只是統計上的平均值——但又有誰能代表平均值？很大概率不是你我。即便侷限於特定群體（如：憂鬱症患者），個案的行為與大腦也都存在巨大差異。

假如我說某群體的大腦有某些特質，這套說法也只會適用於其中一部分的人，即便真的符合這些敘述，每人吻合的程度也一定各有不同：某個人的酬賞預測已徹底失靈；另一個人的稍微變弱；另一個人則完全沒有改變。因此，**當我們提及平均值，就要做好或多或少有誤差的心理準備**。

＊＊＊

也不是只有神經科學研究領域存在這種現象：患者的臨床表現，也有程度差異。一般而言，比較悲傷、不容易期待正面結果出現、胃口改變、難以專注等等，都是可以用來診斷憂鬱症的症狀。只要符合其中一部分，就可以判定患者罹患了憂鬱症。

有些患者的胃口和過去差不多，睡眠狀況卻不太一樣；有些人心情沒什麼變化，卻明顯對事物失去興趣……光是這些臨床症狀的組合，就高達 227 種（但其中確實有某些組合比較普遍）。[24] 兩個具有完全不同症狀組合的患者，也可能都符合憂鬱症的診斷。

大多數的心理疾病都有這種特性，這也是為什麼我們無法一個蘿蔔一個坑地治療患者。有太多致病原因與臨床症狀，要找到通用的療法實在難如登天，因此才要有——必須要有——各式各樣的解決方案。

長久以來，醫學界都知道心理健康疾患有這種特質，但我們卻一直期望能透過各種研究，找出共通的單一解答——如果真的有某種治療方式可以通用於萬千成因呢——可惜的是，這條路走不通。

我不認為真的有適用於每個人的萬靈藥，就連某些（平均來說）通用的治療手段，都可能對某些患者沒有效果。**因此，我們需要更深入了解各種大腦作用會對應出現什麼症狀，並且具備精準聚焦於特定目標，以心理治療、藥物或其他途徑解決問題的能力**。我們得確實辨認壓力源，努力為每一位心理健康疾病患者，挖掘出專屬的解答。

任誰都可能遭遇大大小小的不順心，而且我也不想當一個完全不會失敗的人。既然無法避免糟糕的事發生，就得提升對負面事件的反應能力，才能保護、改善心理健康（第八章會進一步探討心理治療可能有什麼幫助）。

所以，我們絕不能就此停下腳步。科學家應該繼續努力找出大腦維持心理健康的各種功能差異，其中有些或許是分辨心理疾病患者與非患者的關鍵；另外一些則可能是同疾病患者之間的個體差別。

在進一步討論心理治療方式之前，我想先帶你了解另一項構成心理健康的因素。它相對不起眼，在各種公開討論當中很少被提及；國際上與幸福感有關的問卷調查，並未將它納入測量範圍；各種提升心理健康的手機應用程式，也沒有將它當作關注焦點。但，對我來說，這個因素卻是不可或缺的存在，甚至或許就是因為它如此必要，才會被大眾忽略。

CHAPTER 04

我「想」活下去

——動機與驅力建構幸福感——

提到心理狀態良好的定義，大多數人想到的，應該都是我們討論過的各種短期正面感受，如愉悅（短暫的快感）以及對生活的滿意度（長期的充實滿足感），或是兩者兼具。

社會學家通常會用自陳量表（self-report scales）來測量個人對生活的滿意度（如：「從 1 到 5 分評分，你現在有多快樂？」「你對生活的滿意程度為何？」），這種測量方式有很多優點，且受到大量研究採用；然而主觀的測量結果，也存在不容忽視的限制。

對每個人來說，「快樂」（或是「幸福」、「愉悅」）的定義可能有所不同。**即便我們對生活的滿意度或短期正面感受程度一樣，也可能因為對詞彙的定義差距，導致填寫同一份問卷時答案不同**。而且，自陳量表也可能遺漏某些對心理健康不可或缺的要素。因此，在我們之前提及的實驗中，神經科學家都會嘗試量化決策與學習的行為，以取得數據，而非仰賴受試者隨心所欲的主觀自陳。

提到快樂和幸福，通常會聯想到愉悅與滿足。但，將行為量化後，我們就能看出這個定義忽略了什麼因素。許多神經科學家都認為，「動機」或「驅力」是心理健康的另一關鍵，我們在第三章中曾以「追求酬賞」來描述這個概念，也就是尋求正面結果的各種行動（在現實中會更複雜，因為這還會涉及是否該花力氣爭取酬賞或躲避懲罰的價值權衡）。了解酬賞的行為機制，確實十分重要；但也該探討在背後促使我們追求酬賞的欲望和驅力。

＊＊＊

我們很難透過自陳量表來觀察驅力，因為問卷上大部分都是這種問題：「你現在感覺有多快樂？」然而，得先有驅力，才能進一步追求快樂、發展良好的心理健康。亞里斯多德認為，快樂最重要的面向是「為了快樂而快樂，不為其他」，但我們做的每一個選擇（追求想要的、避開不想要的）背後都需要動機，也是因為動機，我們才擁有尋找、重複正面經驗的能力。假如沒有足夠的動機，我們經歷的正面事件就會變少，甚至難以企及幸福感。

因此，驅力是構築心理健康的必要基礎，把它視為衡量條件之一也有好處。它是動物行動的共通原則：我們會為了可能發生的正面結果（如：獲得食物），而選擇接近某些事物；也會因為有機率產生的負面體驗（如：疼痛），而選擇躲避。

而且，與自陳量表相比，選擇測量驅力還有一大優勢：它有「客觀且可被量化」的特質。我們可以測量出一個人為了達到某結果願意付出多少努力，而且能更輕易地比較測量結果。

更重要的是，對無法填問卷自我評分的動物來說，驅力也是構成幸福感的要素。只要有測量結果，我們就不必再猜測人類與動物到底有沒有相同的感受，可以透過同樣的行為，推論兩者之間勢必存在類似的心智活動。這在科學研究上也有所助益：過去，我們只能說動物有「類愉悅」或「類憂鬱」的行為，但只要測量驅力，就不會再受到心理推論偏誤影響。

＊＊＊

雖然驅力是心理健康的要素之一，但要是把它當成幸福、快樂、愉悅感的替代品，問題就大了。

最近，有一位公眾人物（不是科學家）舉行公開演講，那時我正好也在。可惜他事前沒有先了解這次的聽眾組成，因為演講內容包含了某些大腦的神奇知識。他說：「神經科學家已經可以靠電流控制大腦的快樂開關了！」然而對我和在場的其他聽眾（一群神經科學家）來說，這可真是個大新聞啊。

這種事其實很常見。神經科學領域如今實在太受歡迎了，許多根本不是專家的人，都能信手拈來某些動物或小型研究，並深入解釋實驗結果——有時候甚至講得比進行實驗的科學家還要深奧。五花八門的職稱，通通加上了「神經」（neuro）一詞：神經科學顧問、神經語言規劃治療法……與大腦有關的模糊論述實在太有魅力，導致許多人根據某些站不住腳的實驗來提出似是而非的論點，結果還真的有人信。所以我想提醒各位讀者，看到「神經」這個前綴詞時，請務必對可能出現的「神經狗屁」提高警覺。

要是我能肯定那位演講者說的就好了。只要你繼續讀下去就會發現，許多研究都曾嘗試用電流刺激大腦，來改變實驗對象的行為或心理狀態（包括心情），並取得了不少有利的證據，以證明對某些人來說，電刺激確實能治療部分心理健康疾患（如：憂鬱症或成癮問題）。但就我所知，目前我們尚未在大腦中發現任何近似於「快樂開關」的東西，當然也無法靠電流來控制它了。

我並未深入探究他說的快樂開關到底是什麼（他很快就將焦點轉回演講主題了，其實跟神經科學沒什麼關係），但忍不住回想起歷史上的一些實驗，這很可能就是他論述的來源。當初進行實驗的科學家們，或許是距離「靠扳動按鈕來控制大腦快樂開關」最近的人了，不過這已經是半世紀以前的事，而研究結果也確實為現代神經科學的誕生推了一把。

那些實驗對象的快樂感，到底是不是真的提升了呢？老實說，背後的真實故事有點複雜，而且（話先說在前頭）還有點黑暗。

＊＊＊

你或許聽說過「**神經可塑性**」（neuroplasticity），指大腦會根據經驗來改變或適應。這概念確實存在，不過經常被某些神經狗屁誤用。1954 年，被公認為史上首屈一指的神經科學家唐納·赫布（Donald Hebb）時任加拿大麥基爾大學（McGill University）心理學系主任，他正是發現神經可塑性的人：若是 A 神經元放電後，B 神經元也立刻放電，兩個神經元之間的連結便會愈來愈強。經過一段時間，我們就可以刺激 A 神經元來使 B 神經元放電，因為 B 神經元已經「學會」了它與 A 神經元的相關性。學生們靠一句朗朗上口的話牢記此作用：「一起放電的腦神經，就連在一起。」（Neurons that fire together, wire together.）今日，神經科學家們以「赫布可塑性」（Hebbian plasticity）來稱呼腦細胞適應與改變的能力。*

到了 1950 年代，赫布漸漸成為科學界的名流，還寫了《行為的組織（暫譯）》（The Organization of Behavior）這本極具影響力的書，

＊ 擁有以自己命名的神經變化現象，就跟醫生擁有以自己命名的疾病有點像，你的科學發現會變得比你本人還要出名。

討論大腦功能可以如何用來解釋人類的行為。書中的內容，在今日看來，似乎是理所當然的事實（尤其是在你讀過本書第一章至第三章之後）；但在幾十年前，這些論點可都非常有爭議性。

當時，神經科學是剛剛萌芽的全新學門——現在規模最大的神經科學家組織「美國神經科學學會」（Society for Neuroscience）直到 1969 年才正式創立—— 1950 年代的科學界，有些生物學家專注於研究腦細胞及它們傳遞的電化學訊號；通常遠在大學另一頭的心理學家，則專門研究人類行為。這兩個領域在赫布的時代碰撞、結合，發現許多現代神經科學的原則，也替今日以大腦為本的心理健康理論奠基。

有位名為詹姆斯・奧爾茲（James Olds）的社會心理學家，在拜讀了赫布的著作以後，[1] 大受他以大腦神經解釋人類行為的理論啟發，立刻爭取了研究員職位並搬到加拿大，準備接受赫布的培訓。抵達蒙特婁後，奧爾茲認識了剛讀完博士的年輕神經生理學家彼得・米爾納（Peter Milner），*[2] 他們因此成了一對古怪的組合。

和過去的多數心理學家一樣，奧爾茲從未受過神經科學訓練，但他卻針對大腦運作，想出了一套相當極端的理論，大部分結合了他的直覺推測，以及對赫布著作的大膽詮釋。後來，米爾納對奧爾茲的評語是：「未來在生理心理學界，不會有任何人能像他這樣，對大腦功能提出如此大膽且不合理的假設。」[3]

儘管奧爾茲確實魯莽輕率，但科學界的巨大突破，通常都是由出乎意料的組合帶來的。這位心理學家基於對大腦功能的一知半解而提出了大膽的理論，與經過高度科學訓練，且生性謹慎的神經生理學家，攜手揭開了衝擊神經科學領域的重大發現。

＊＊＊

奧爾茲擔任研究員時，米爾納教會他如何在老鼠的大腦深處植入電刺激器。這會將微小電流傳送到特定腦區，促使該處的神經元放電，使科學家能測試在不同腦區受到刺激時，老鼠的行為分別出現了哪些改變。此研究的目標，是找出生存的基本條件：動物如何學會該重複或避免哪些行為？他們想試著找出，推動我們追求酬賞的驅力，究竟從大腦何處而來。

將電極植入老鼠腦內的每個步驟，都得非常小心、嚴謹，而奧爾茲雖然學得很快，在手術上卻不是那麼一絲不苟。在某次實驗中，事情便出了錯：在他毫不知情的情況下，電極滑動到比原定位置更深一點的中隔區（septal area），而非他們原本計畫觀察的腦區（米爾納後來推測，電極會滑動，是因為奧爾茲沒有好好等待用來固定的牙料用黏合劑乾透）。[4] 直到很久之後（老實說，是關於研究成果的新聞報導發布後），奧爾茲和米爾納才察覺到，電極植入了錯誤的位置。不過，要是忽略這項技術錯誤不提，他們確實發現了能靠控制電極引導老鼠走過實驗室的桌面。

奧爾茲與米爾納會在老鼠按計畫方向前進時增強電流，藉此控制老鼠的行為。他們預期，如果老鼠享受腦部電刺激，應該就會重複能引發電流的行為（跨越桌子），避免做無法引發電流的事。這個發現令兩人激動不已，因此他們提出假設：老鼠一定是在尋求電刺激帶來的感官體驗。

＊ 米爾納在1989年的《神經科學與生物行為評論（暫譯）》（Neuroscience & Biobehavioral Reviews）有對此提出論述，我描述的許多細節也都源自於這本書。內容相當精采，值得一讀。

米爾納想，要證明老鼠是在刻意尋求電刺激，就得確認牠們是否會出於自由意志啟動電極。因此，他們打造了一種特殊的盒子，在這盒子裡的老鼠能搖搖晃晃地靠後腳站立，藉前肢碰觸操縱桿來釋放電流。

老鼠通常不喜歡踮腳尖，不過重點就在這裡。試想，你可能會願意為了拿到層架頂部的餅乾努力踮腳，但要是你知道那邊除了放很久的小麥餅乾以外什麼都沒有，也許就不會想白費力氣了。

儘管這個姿勢並不舒服，老鼠卻依然願意為了碰觸操縱桿踮腳。這表示一開始的直覺判斷沒錯，而且事實上，結果比預期的還要成功——他們發現，老鼠為了獲得電刺激，會不斷碰觸操縱桿。無論電刺激到底造成了什麼影響，我們都可以得知，老鼠喜歡這種感覺，喜歡到願意花費大把力氣反覆艱難的動作。於是，奧爾茲與米爾納決定，該是向媒體宣佈這個大消息的時候了。

各大報紙紛紛刊登了研究結果，內容都類似：**科學家發現大腦裡的「愉悅中心」**。奧爾茲與米爾納便是從此時開始，花費了數年時間，探討這股看似帶來了愉悅感的刺激究竟是什麼。他們認為，電刺激跟食物或性一樣，是一種操作增強物（operant reinforcer），也就是足以令動物產生動機、費力爭取的事物。

然而在實驗的一開始，他們就發現了，電刺激引致的行為，似乎與食物或性帶來的刺激不太一樣。其一，老鼠竟然連續數日都在一小時內壓觸操縱桿數千次，只為了獲得一點點刺激。牠們似乎無法饜足，還會因此精疲力竭地倒下；也願意為了碰操縱桿，走過會讓牠們被電擊的籠子；甚至寧願餓死，也不願放棄電刺激——

這些老鼠感覺到了什麼？牠們喜歡嗎？受到刺激時，牠們究竟是否快樂？

誰也不知道。

＊＊＊

就如本書一直強調的，老鼠的研究結果不一定適用於人類。然而，多項實驗都顯示了，就算將對象換成金魚、天竺鼠、瓶鼻海豚、貓、狗、山羊、猴子，也會出現一樣的行為模式。[5] 當初進行實驗的期間，也自然有許多神經科學家開始想知道，奧爾茲與米爾納的成果，是否能複製到人類身上。

回到現在。假如我同事在動物實驗室裡發現了這個結果，於是打電話給我，想知道刺激人腦的相同位置是否會有一樣的效果，接下來會發生這些事：我們得先寫一份冗長的申請文件，說明要進行的實驗合乎科學倫理，接著由同事、系所主任及至少一位來自獨立研究倫理委員會的專家進行審查。流程或許會花上數月，計畫也可能以遭拒告終（我想像中的內容大概是：「諾德博士，我們很遺憾通知您……」後面則應該會接「實際的死亡風險」）。如此繁瑣龐雜的書面文件往來，得以確保我們不會受科學發現的可能性所惑，盲目地追求令人讚嘆的研究成果，而將人類的健康安全拋諸腦後。

但，要是這發生在1950年代，接到這通電話的人就不會受到官僚主義阻礙了。原始實驗的幾年後，美國的精神科醫師羅伯特・加爾布萊斯・希思（Robert Galbraith Heath）提出，他在多項人體研究中取得了相似的成果，而他的實驗對象大多是弱勢者，包括腦部疾病患者或罪犯。

在希思的實驗裡，受試者動手術在腦中植入電極後，會拿到一個按鈕，讓他們跟老鼠一樣，可以按照自由意志引發電刺激。一份初期研究報告寫道：「（這些研究）最主要的動機是為了治療。」

說實在的，多數科學家的研究動機，都是為了尋找能幫助患者的各種方法，我想希思和他的研究夥伴也不例外；但他們大多也難以抵擋石破天驚成果的誘惑——掌握新知識的可能性真的太誘人了。取得科學新知和研究生涯的發展，給予了科學家足夠動機，去尋找人類大腦的愉悅中心。[6]

他們旋即宣布這項重大發現，自此展開一連串以弱勢者為對象的實驗性神經外科手術，從腦部相當於中隔區的深層結構開始，逐漸擴展到更廣泛的腦區（有些患者的腦中被植入了數十個電極）。經過科學家觀察，電刺激會引發「顯然是愉悅的主觀體驗」。[7]

然而，這些「主觀愉悅經驗」卻略顯不合時宜。希思在報告中寫道：「無論他們的情緒狀態基準，和當時的討論主題是什麼，患者腦部受到刺激時，總是會提到與性有關的話題，且通常會露出大大的笑容。」[8]（他沒有進一步說明細節）。另一項研究報告則指出，有位患者每分鐘大約會按 40 次左右按鈕：「有趣的是，受試者已七個小時未進食，但就算面前出現了一大盤美味的食物，也未能中斷他的行為。」這現象確實很「有趣」。

讀到這裡，你或許開始擔憂希思的研究走向了，但先別著急——還有更糟的。在這些研究中，有兩位患者的研究報告最常被提及，他們的遭遇稱得上在神經科學與精神病學史上，最駭人聽聞、令人難過的事件。

這些內容都記述在希思題為《人類愉悅感與大腦活動（暫譯）》（Pleasure and brain activity in man）的研究論文裡，[10]其中一位患者的代號為 B-19，他因為持有大麻而遭到看押。

在受監禁期間，希思刺激了 B-19 的大腦中隔區，想透過這種實驗性療法扭轉他的同性戀性向，[11]他因此被迫在接受治療時，與一名女性發生了性行為。後來，研究團隊宣稱他們成功「治療」了患者 B-19：[12]他就這麼成為異性戀了。事實上，B-19 對腦部電刺激的依賴，導致他在實驗期間按了上千次按鈕，甚至在研究人員要把電極從他大腦取出時，還懇求對方讓他再受一次電刺激就好。

另外一起案例的受試者，則因椎間盤突出，飽受嚴重下背慢性疼痛所苦。[13][14]多年來，她嘗試過服用抗憂鬱藥物、接受針灸、低週波電刺激（transcutaneous nerve stimulation）、心理治療，也進行多次脊椎手術，卻始終無法減緩慢性疼痛。然而，在丘腦（thalamus）被植入電極以後（在此位置植入電極，於當時是開創性、實驗性的研究），她有長達數個月的時間，都覺得疼痛被緩解——雖然這只是暫時的，最後慢性疼痛依然恢復到原本的嚴重程度。

不過，受試者的家人也回報了腦部電刺激造成的怪異副作用。疼痛確實減緩了，但就跟 B-19 一樣，她開始不由自主地一直按按鈕，次數甚至多到她用來調整電流強度的手指慢性潰瘍；[15]也因為只顧著刺激腦部，而變得幾乎什麼事都不想做，甚至忽略了衛生。

我們實在很難解讀這種打破了所有科學倫理界線的研究。這根本不可能在現今發生，即便是當時，也有許多科學家表示擔憂。[16]對現代（以及那時部分）讀者而言，這些實驗在倫理道德上有太多隱患，但千萬不要因此忽略它在科學層面上該受質疑的地方。

彼時，許多人（不管是專業人士還是普羅大眾）都沉浸在發現了人類大腦愉悅中心的興奮裡，因此未對這些實驗的瑕疵提出質疑。但，活在現下的我們該好好想想：希思的發現真如其所言嗎？

＊＊＊

希思認為，患者 B-19 感受到的就是愉悅。他的描述如下：「受試者對他人和環境的態度比起過去正面許多。與受試者進行的對話大致都是愉快的話題。」[17] 但究竟有什麼客觀證據，能證明他們感受到的真的是愉悅？

這些研究雖然以人類為實驗對象，患者的感受卻出自希思的詮釋——這可不是分析數據的最佳方式。想讓結果更禁得起檢驗，就應該讓每位實驗對象自評喜歡腦部電刺激的程度，但希思的實驗並非如此。患者體會到愉悅感的證據，與老鼠實驗的結果一樣，不夠值得信賴。

在這兩種實驗裡，中隔區受到刺激確實讓實驗對象的行為劇烈變化，而某些情況下，刺激該腦區的驅力，甚至會比追求食物或維持個人衛生的驅力更強大；然而，**我們難以區辨，受試者在大腦受到刺激時產生的，究竟是什麼感受**；也無法確知，刺激老鼠大腦的中隔區時，牠們選擇踮腳尖壓觸操縱桿，是否代表享受電流帶來的感覺？要是我們直接下定論，就形成了心理推論偏誤。進行人類實驗的希思，或許也落入了此陷阱——他觀察到患者 B-19 除了腦部電刺激以外什麼也不想要，就直接推斷他們感受到的是愉悅感。

我認為，無論是患者還是老鼠，感受到的大概都不是愉悅感。不只是我，許多科學家也同意這個觀點，並針對此議題發表了很多文章。[18] 極具影響力的神經科學家肯特・貝里奇（第一章研究快樂熱點的專家）如此評論希思的研究：「要是想從這些說法中找出有關愉悅感的明確證詞，那你可能得失望了……我們並不清楚，這些患者是否曾經直言刺激為他們帶來了愉悅感。我沒看到有任何人因為狂喜發出呼喊，也沒有人脫口說出：『哦，感覺真好！』」[19]

既然沒人確知老鼠和患者在實驗中的感受到底是什麼，你當然還是可以持有自己的意見。但我以及像貝里奇那樣的神經科學家都認為，實驗提供的證據更能證明，刺激這些腦區，引發了長久以來受到忽略的一項心理健康要素：**動機，或者說是驅力。在缺乏主觀愉悅感時，驅力看起來很可能與快樂十分類似。**

刺激老鼠的中隔區，可以令牠們忍受（至少覺得值得忍受）有電流通過的籠子；刺激人類的同個腦區，則使平常無法接受的事（飢餓、與對自己不具吸引力的對象發生性行為），變成願意付出的代價。不管是費力氣壓操縱桿、按按鈕，還是忽略食物的存在，受試者甘願忍受種種不適，表示他們真的非常想獲得刺激。

想要與否，是其中一種判斷事物價值的方式；然而，即使老鼠與人類都非常渴望電刺激，卻沒有任何證據能明確顯示他們「喜歡」。

這些研究的許多地方都令人感到不適，連我也不願意親身嘗試。**「想要」與「喜歡」的不同正是關鍵所在**，即便兩者都是心理健康的必要條件，但它們確實十分迥異，是透過截然不同的腦迴路與化學物質構成。

儘管驅力對成就幸福來說是必要的存在，它卻無法直接產生愉悅感；不過，必須仰賴驅力，才能獲得讓我們快樂的一切——這兩者息息相關。

＊＊＊

在大腦中植入電極帶來的刺激，並非人類渴望的唯一事物。我們的大腦迴路，天生就有很多「想要」——水、食物、性，還有最重要的生存。這些以探索大腦愉悅中心為目標的早期實驗，沒能找出它的位置，而是發現了對生存有關鍵作用的腦區。

我還在牛津大學就讀時，曾於老舊又散發著霉味的演講廳上過摩頓．克林格爾巴克（第一章有提到他）的課，課堂中，他提到了奧爾茲與米爾納的實驗。在系上這麼多年，不太可能沒注意到一種在當時還合法的藥物，我的朋友們稱它為「MCAT」（發音是M-CAT）。

不知為何，新聞記者都叫它「喵喵」。我身邊有在使用 MCAT 的人大多不會這樣稱呼它，不過因為這名字實在太順口，大家就跟著使用了。這種藥真正的名字是 4- 甲基甲基卡西酮（mephedrone），就跟速度（speed）*一樣，它也是種安非他命。

我們這些大學生對 4- 甲基甲基卡西酮的反應各有不同。其中有位同學因為藥物作用而混亂到哭著打電話給媽媽；另一位同學發誓這種藥讓他憂鬱症發作了整整一個月；有人靠著吃桃子罐頭度過了兩天，因為「除此之外的食物通通都會令她不舒服」；還有許多人因此開始磨牙，咬緊牙關用力摩擦實在令他們大感不適——然而，真正令人驚訝的是，即便因此產生了這麼多問題，他們依然持續地使用這種藥物。

這樣看來，喵喵的作用，其實跟用電流刺激大腦的酬賞中心非常相似：當事人看起來並不享受，也沒人說藥讓他感到快樂，但它就是有種力量，令人想要不斷反覆體會這種感受。

事實上，這並非巧合。電刺激與喵喵，皆仰賴一種大家都知道的化學物質產生作用——多巴胺。老鼠腦部植入的電極產生刺激，和人類服用安非他命後，大腦中的多巴胺濃度都會增加。

讀過第三章之後，我們已經知道，多巴胺對學習、發出酬賞訊號（預測誤差）、預期酬賞的機制有關鍵作用，但這不是它唯一的功能——雖然還需要其他化學物質參與，但多巴胺在「渴望」的形成中，是不可或缺的存在。

它重要到，假如我們把電極放到了錯誤的位置（無法讓大腦釋放多巴胺的位置），老鼠就不會對電刺激表現出那種令人印象深刻的、不由自主的欲望。[20] 與類鴉片物質不同的是，多巴胺引發的極端強烈「想要」，不盡然是令人愉快的感受。

既然不一定令人感到愉快，這又為什麼會是成就幸福感的必要元素呢？我們可以從這個角度來看。大腦裡存在令我們「想要」某些東西的機制，舉例來說，為了確保生存，我們得吃、喝；為了物種存續，我們得繁衍。發展出這種機制的目的，是為了提供動機，讓我們能忍受不適、煩惱，且願意付出巨大努力，獲得某些生存必要的條件。

---

* 譯註：甲基安非他命（是種安非他命類的興奮劑）有三種形式，分別被稱為速度（speed）、貝斯（base）、冰毒（ice），三種類型的純度、質地、服用方式不盡相同。

這解釋了為何我們會追求許多看似與成就、幸福感背道而馳的事物。即使成功機會微乎其微，許多人還是不惜為了取得某種抽象酬賞付出巨大努力，而驅使你我不斷前進的，正是「想要」。**透過人為手段（藥物或電刺激），啟動大腦的「想要」，就會箝制大腦的生存迴路，創造超越其他顧慮的強烈渴望。**

假如你的大腦被植入了電極，就會讓你將電刺激視為全世界最重要的事，導致即使你已經又餓又渴又睏，卻無法顧及其他的事。正是這種鋪天蓋地的渴望，令你我得以生存。

現在，你已經認識多巴胺了，但它的用處絕不僅止於此。大腦中的所有化學物質都同時扮演了許多角色，會因為釋放的時機與位置產生不同效果，這就是為什麼我們不該輕信那些大肆簡化的說法，像「血清素是快樂的化學物質」，或「多巴胺是愉悅分子」。

為了讓你了解大腦物質的多采多姿，我想說說當初發現多巴胺的故事。這跟它在「想要」與「學習」中扮演的角色一點關係也沒有，關鍵是它的第三種作用：移動、動作——這故事真的很精彩。

＊＊＊

就在腦部植入電極實驗的同一時期，人類發現了多巴胺。1957年，年輕的瑞典科學家阿爾維德．卡爾森（Arvid Carlsson）涉足他認為是「神經精神藥理學（neuropsychopharmacology）*中最熱門的領域」，並發表了一項關於多巴胺的研究成果。然而，起初根本沒人相信他的說法。[21]

當時的科學界，並不覺得多巴胺是能獨立發送訊號的神經傳導物質，只認為它是另一種神經傳導物質「去甲腎上腺素」

（noradrenaline）的前驅物（這的確也是它的其中一個功能）。卡爾森和同事對去甲腎上腺素的作用甚感興趣，所以對老鼠與兔子施用了會引發嚴重帕金森氏症的藥物。這種疾病會導致極端的移動困難，藥物也讓實驗動物癱瘓且徹底失去了行動能力。

科學家當時已經確知，帕金森氏症是因藥物對神經傳導物質的作用所致，而那個物質可能是去甲腎上腺素或是血清素。他們決定先驗證前者，於是在兔子身上施用了能增加去甲腎上腺素的藥物，卻在此時遇到了困難。

驗證這個想法不太容易。單純施用、注射純血清素或純去甲腎上腺素都無法對大腦發揮作用，因為人體中有種叫血腦屏障（blood-brain barrier）的組織，負責阻擋血液循環中的各種化學物質流到大腦，以保護它不受有毒物質傷害。

為了清除這個阻礙，卡爾森幫實驗動物注射了能跨越血腦屏障的胺基酸「左旋多巴」（L-DOPA）。它進入大腦後會先轉化為多巴胺，多巴胺再轉化為去甲腎上腺素，藉此便能驗證他的假設。我們能透過某些食物（如：起司、花生、酪梨）產生左旋多巴，也能藉由人工手段攝取。

卡爾森認為，倘若帕金森氏症是因為缺乏去甲腎上腺素引起，那補充左旋多巴，應該就能逆轉此現象——實驗動物的大腦能將左旋多巴轉化為多巴胺，再將多巴胺轉化為去甲腎上腺素，這麼一來，就能補足腦部缺乏的化學物質了。

＊ 神經精神藥理學，就是研究藥物如何透過其對大腦的作用影響行為（或經驗）的學科。我也不知道其中不那麼熱門的領域是什麼。

於是他便放膽一試，然後驚喜地發現自己的假設沒錯：左旋多巴真的令實驗動物清醒並恢復活動力了。但出乎意料之外，這個理論也不完全正確：動物體內的去甲腎上腺素濃度根本沒有變化。因此，他推斷，這絕對不是治癒帕金森氏症的關鍵。

觀察實驗動物的腦區後，卡爾森察覺，某些之前沒有多巴胺存在的地方，現在充滿了多巴胺。於是，他浮現了一個念頭（如今已成為眾所皆知的科學知識）：有沒有可能，多巴胺本身就是一種神經傳導物質，而不只是去甲腎上腺素的前驅物而已？[22]

這實在是世界性的醫學大發現。大約十年後，作家兼神經科學家（當時還是位年輕的神經科醫師）奧立佛．薩克斯（Oliver Sacks）再次使用左旋多巴進行實驗，使長達數十年中都無法動彈、言語的嗜睡症患者奇蹟似地醒來。*而且也不只有這批患者因卡爾森的實驗而獲益——說有上百萬患者因此順利痊癒也不為過。

＊＊＊

左旋多巴如今已被廣泛使用於帕金森氏症等動作障礙疾病的患者身上。帕金森氏症是由於大腦黑質（substantia nigra，又稱 black substance）*缺少多巴胺神經元而造成的神經退化性疾病，就跟在動物身上觀察到的症狀一樣，它會造成多巴胺神經元退化，導致患者產生動作障礙，難以伸手、站立、說話，任何涉及活動的事都變得無比困難。幸虧卡爾森發現了左旋多巴的用途，如今患者才得以擁有如此有效的治療方式。透過補充多巴胺，左旋多巴幫助了許多患者重拾流暢說話、行走、做手勢的能力。

現在我們已經知道，大腦中有數條多巴胺路徑，負責在行為和經驗中扮演不同角色。舉例來說，酬賞或令人渴望的事物（如：食物、金錢、水），就是透過多巴胺系統中與之相關的路徑，來促使我們做出特定行為。多巴胺在這個系統裡扮演的角色，是負責增強我們的動機（「想要」的感覺），讓我們朝結果更進一步（另一種功能，則與第三章提到的學習機制有關）。

所以，電刺激在奧爾茲與米爾納的實驗中發揮的作用，跟多巴胺在成癮問題裡扮演的角色一樣；而卡爾森在左旋多巴實驗中找到的，與動作相關的多巴胺路徑，則和前者不同。

雖然這些多巴胺路徑各自分布在不同的腦區，不過，大多數藥物卻沒辦法徹底辨別它們偏好的路徑在哪（科學家如今已可以運用聰明技術，在動物腦部精準投放藥物；但在人類身上還不行）。也因為無法針對特定路徑投藥，原本為了改善動作障礙的藥物，很可能會影響到大腦處理酬賞的方式，反之亦然。同理，罹患帕金森氏症會造成的問題，也不僅是動作障礙而已。患者大腦處理酬賞的方式以及動機行為產生改變，也是常見的症狀。

這些變化很可能造成嚴重失能，有些問題的影響程度甚至不亞於行動障礙。一位帕金森氏症患者史蒂芬．博根霍茲（Stephen Bergenholtz）就曾在米高．J．福克斯基金會（Michael J. Fox Foundation）*舉辦的演講上發表，他「多年來是如何深陷於倦怠的泥淖之中」。博根霍茲問聽眾：「假如你已經對什麼事都提不起勁了，又怎麼有辦法爬出深淵？」就像他一樣，缺乏多巴胺神經細胞，

* 知名電影《睡人》（Awakenings），正是改編自他令這些患者甦醒的故事。
* 此腦區因為多巴胺神經元裡的神經黑色素（neuromelanin）而顯得顏色較深，因此有了這個巧妙的名稱。
* 由加拿大裔美國演員米高．J．福克斯於2000年創立，旨在尋找帕金森氏症的治療方法。

會導致某些帕金森氏症患者覺得生活的一切都黯淡無光，有時候甚至嚴重到符合憂鬱症臨床診斷標準的地步。

博根霍茲的病症，在臨床術語中稱為「淡漠」（apathy），此詞彙源自希臘文 a-pathos，意指缺乏熱情。以神經科的定義而言，淡漠指對需要花費心力或體力的事物缺乏驅力或動機。[23] 這聽起來跟失樂十分類似，[24] 而兩者確實存在共通點，但依然有所不同：失樂是對平常能帶來愉悅感的活動失去興趣，因此可能令當事人非常痛苦；而淡漠卻是**欠缺行動和意願從事需要花費心力的活動**，因此不一定會令人感到痛苦，且通常都是由患者的伴侶或照顧者觀察後提出，而不是本人。

1890 年代任職於沙佩提耶醫院（Pitié-Salpêtrière Hospital）的愛德華．布里索（Édouard Brissaud）醫師，是最初將「淡漠」視為帕金森氏症臨床症狀的人。他描述患者「對任何事物皆漠不關心」、「封閉在自己的世界中」，也對此有相當精巧的解釋：布里索認為，**淡漠是患者內在的動作障礙，映射出了他們外在的缺失**。[25][26]

關於動作在人類認知中扮演的角色，我還看過一個極美妙的說法。傳奇的生理學家查爾斯．謝靈頓（Charles Sherrington）寫道：「思想是囚困於腦中的行動。」[27]

＊＊＊

也不是所有帕金森氏症患者都會失去驅力或動機。正因為多巴胺在大腦中扮演了許多角色，要是某位患者出現了淡漠的症狀，只要對他施用左旋多巴，通常就能夠同時改善動作障礙（對運動系統的作用），與減緩淡漠症狀（對酬賞系統的作用）。

令人遺憾的是，雖然左旋多巴有數種功效，但足以令患者重拾活動力的多巴胺數量，對酬賞路徑來說，卻可能太多了（也可能正好相反）。一小部分接受左旋多巴療法的帕金森氏症患者，就出現了統稱為**衝動控制疾患**（impulse control disorders）的副作用。舉例來說，就算患者從來沒有賭博過，也可能會不顧一切地把錢通通花光，將家庭置於債台高築的風險之中；或產生性慾亢進，對性行為的投入程度變得比過去高；也有人嗜食或產生其他衝動行為，這些舉動可能嚴重到對患者與家屬造成極大傷害。

每位患者產生衝動控制疾患的風險高低不同。多數人使用左旋多巴時，都會表現得比平常要更冒進一點，[28] 卻不至於發展成衝動購物、性慾亢進、病態性賭博、暴食等等。就像有些人比較容易罹患慢性疼痛，有些人則對憂鬱症的易感性較高一樣，部分人的神經生理特質，會更容易使他們發展成衝動控制疾患——但如果沒有左旋多巴的影響，也許他們一輩子都不會有這些問題。**神經生理特質不能決定一個人的命運，但可能會影響命運的走向**。

你會在施用左旋多巴後產生衝動控制疾患嗎？慶幸的是，帕金森氏症是相對罕見的疾病，所以你可能一輩子都沒有機會知道答案。不過，其他改變多巴胺系統的藥物（如 MCAT）就沒那麼稀有了，還可能造成糟糕的副作用，例如成癮時強迫性使用藥物的症狀。

＊＊＊

許多人都曾服用過促使掌管「想要」的腦區釋放多巴胺的成癮物質，包含：酒精、尼古丁、大麻、海洛因、安非他命、古柯鹼。和衝動控制疾患一樣，多數嘗試過這些物質的人，都沒有因此發展出強迫性的使用行為，但有些人就是特別容易受影響。

有幾種說法可以解釋這個現象。其中一個特別吸引人的理論是，容易產生衝動控制疾患、成癮問題以及淡漠症狀的人，各自分布在光譜的兩端，而形成差異的關鍵，正是多巴胺系統。

未受藥物影響時，某些人的多巴胺酬賞預測機制，會令他們更熱切地「想要」尋求酬賞，包含購物、進食等。如果這些人使用了左旋多巴，藥物讓人變得比較衝動的副作用，就會導致此特質被增強。反之，在光譜另一端的族群，大腦酬賞系統對多巴胺的反應沒那麼強烈，因此更容易產生淡漠症狀，罹患憂鬱症的風險也更高。

唉，但這樣簡單明瞭的解釋卻不見得完全準確。舉例來說，這個理論並沒有解釋到為何許多帕金森氏症患者同時出現了淡漠症狀和衝動控制疾患，[29]所以事情想必（也確實）沒這麼容易。

比起單獨發揮效果，多巴胺更常與數種神經傳導物質（如：去甲腎上腺素、血清素、麩胺酸〔glutamate〕、類鴉片物質、催產素等等）交互作用，這是一切沒那麼簡單的原因之一。假如有人能把事情說得輕鬆無比，那八成是神經狗屁之流的論調。

神經傳導物質負責在大腦中傳遞訊息，並影響思緒、動作、心情、睡眠、感官，以及各種你能想得到的體驗。它們對生活的影響，也與過去的經歷、身處的環境，以及基因組成有關。

有時候，神經傳導物質會留下線索，令我們了解它們扮演的角色；然而，想理解這些線索卻得花上多年時間。時至今日，依然有許多人在爭論，那些腦中植入電極的患者，被電流刺激時產生的，到底是什麼感覺。

＊＊＊

在亞里斯多德的定義中，驅力並不屬於快樂的一部分。它既不是愉悅感（快感），也並非對生活的滿意度（充實的滿足感）。對現代人來說，驅力也不在「幸福感」或「心理健康」的範疇內。但我認為，驅力是感覺良好不可或缺的元素。

驅力對心理健康有著深遠的影響。要是沒有驅力，我們會失去渴望、無法追求正面的事物（即便是只能暫時帶來快樂的東西）；但，驅力太過強大也會對心理健康帶來負面效應（如：藥物成癮、性慾亢進、賭博問題）。因此，所有動物都得在冷漠地徹底脫離對外關係，以及狂熱地索求渴望事物之間取得平衡。

本章的主題「驅力」，對心理健康來說雖然是必要的存在，但透過大腦植入電極患者的陳述也能明顯看出，光是這樣還遠遠不夠。我們的預期、經歷，以及器官，都是構成心理狀態的一部分，因此，**判斷心理治療方式是否有效的重點，就在它必須能夠改變主觀預期和體驗**。

本書第一部分，已傳達了清楚的訊息，即通往心理健康問題的途徑多不勝數，走出困境的管道也五花八門。而第二部分，則將探討各種提升心理健康的方式，以及哪些真的有用，原因又是什麼——這並非隨機，而是與每個人大腦的生理狀態直接相關。

療效的個體差異，可能源自你我腦中既存、經過多年學習發展而成的（有意識或無意識的）預期。這會提升或降低「真正的」身體或心理治療的功用，也可能令你相信某種其實只是安慰劑的藥物，確實治好了你。

PART II

運用大腦
提升心理健康

CHAPTER 05

安慰劑

——期待，打開幸福之門的鑰匙——

創立於1849年的皇家倫敦整合醫療醫院（The Royal London Hospital for Integrated Medicine）就位於我攻讀博士學位的倫敦大學學院神經科學系對面，舊名為倫敦順勢療法醫院（London Homeopathic Hospital），直到現在依然有許多人如此稱呼它。

在攻讀博士學位的期間，我經常坐在醫院外的女王廣場（Queen Square）吃午餐。和聳立於周遭的醫學建築一樣，此處的人潮川流不息，許多重病患者進進出出，反覆接受治療。我不由慶幸自己是因為工作才置身於此，而不是患病。

某天，我遇見了大學時期的友人，她正好要去順勢療法醫院。小聊一陣後我才知道，她長年飽受慢性呼吸疾病的折磨，也經歷了多次侵入性手術以及其他醫療手段，卻收效甚微。

後來，有位朋友建議她試試順勢療法。她心想「有何不可」，於是開始接受治療。超乎預期的是，採用這個療法後，她的症狀竟然真的好轉了。雖然步調緩慢，卻是明確的進展。

本人一開始也難以置信。雖然並未痊癒，但自己的狀態與先前相比，確實好多了。儘管她對療效曾抱持保留態度，但切身的經歷讓她打消了質疑。她聳聳肩說：「我也不是徹底相信了，但它對我來說真的有效。」這一章將帶你認識箇中原因。

＊＊＊

順勢療法對許多人來說確實有效。我曾在網路上看過患者分享親身經驗：「我相信順勢療法不是安慰劑，而是真正的治療。它在我身上發揮的效果好得驚人，不可能只是騙人的把戲。」在讓部分受試者服用安慰劑作為對照組的臨床實驗中，順勢療法的成果與安慰劑不相上下；但，我們也許可以換個角度解讀：**順勢療法的作用跟安慰劑一樣好，而安慰劑真的非常、非常有效**。

我們不會知道每次生病（無論是生理或心理）的時候，是什麼東西讓自己康復了。大家應該都有使用抗生素後感染痊癒，或服用止咳藥後咳嗽減緩的經驗吧。因為這些體驗，你才會把一切都歸功於藥物的療效；然而，我們卻很難判斷藥物裡的什麼成分，才是成功治療的關鍵，也很難區別，這些藥有效到底真的是成分使然，或只是因為自己已經預期「吃藥就會好起來」。

有時，你我內心的預期，其實與藥物一樣深具影響力。經驗能建構人類的內感覺和主觀生理狀態，因此具有左右健康的能力。這意味著，大家實在太低估安慰劑的強大效果了。前文曾提到，順勢療法的療效和安慰劑差不多。之所以有許多人崇尚順勢療法，其實是因為安慰劑的效果真的超乎想像，它可以有效治療恐懼症（phobias）、[1]疼痛、[2]大腸激躁症（irritable bowel syndrome）[3]等疾病。

雖然技術上來說，安慰劑只是「攻心的伎倆」，卻能令人感覺「真的有效」。我不認為把順勢療法或安慰劑形容成攻心伎倆就能顯示出它的重要性，我們應該這麼說：安慰劑不是騙術，而是大腦中，一個十分實用且好處多多的特殊功能。

你或許寧願站在認為這些事不可思議的立場：是某種受到科學界污名化及誤解的療法神奇地治癒了你，而不是安慰劑。我可以理解這種心情，因為這麼解釋簡單多了，無論是對誰來說。「是安慰劑令我痊癒」的說法可能讓別人覺得你的病沒那麼嚴重，甚至以為你誇大病情，但這真的大錯特錯。

令人沮喪的是，許多人抱有成見，以為安慰劑只對不嚴重的症狀有效。這正是當今在生、心理之間劃下明確界線帶來的副作用——我們不該因為安慰劑讓自己好轉而感到羞恥。只要滿足條件，安慰劑在每個人身上都可能發揮效用。事實上，所有人一定都有過靠安慰劑效應好轉的經驗，而且這也不是什麼壞事。**藉由期待來調整身體狀況與幸福感，正是使我們身心無恙、恢復健康的關鍵。**

• 安慰劑為何有用？

安慰劑效應反映了人類的心智活動可以改變生理機能。正如第二章所提，許多人體變化（如：腸道、免疫系統、飲食等等）都會連帶改變心理狀態，而安慰劑的作用則恰好相反。**它會扭轉我們的心理狀態，進而對人體產生深遠影響。**

即便你不相信順勢療法，安慰劑效應的強大力量，也可能讓它真的在你身上發揮作用，而這是因為你的心中抱持信念，認為「只要服藥就會好轉」。多年來，你實在累積了太多吃藥後痊癒的經驗：非處方過敏藥緩解了鼻塞、高劑量抗生素治好了痛苦不堪的泌尿道感染……而無論你心中對某種療法擁有多少疑問，這些經驗依然會令你認為，只要接受治療，一定多少會變好。

這裡說的，並非有意識的相信（如：你在接受治療時心中閃過的念頭）；而是一種經長久習得、不會質疑的預期（如：物體會向下墜落、天空在頭上）。每次服藥後康復，確實可能出自藥物作用，但也可能是**你的身體已經學會在吃完藥後，就按大腦預期運作**——當然，也可能是兩者結合。

形成安慰劑效應的條件，不僅限於吞下一顆不具活性成分的藥丸。即使你是第一次吃藥，身邊應該也會有告訴你「把藥吃了就會好起來」的人，包括醫生、家人等。安慰劑效應也可能源自這些人對藥物的信任，而在各方的期待交互作用之下，你也忍不住開始預期自己吃了藥就能康復。

無論真正原因為何，只要感覺身體好些了，就會強化你對「治療後會康復」的信念，更相信藥物可以使自己恢復健康。因為生病終究會痊癒，隨著時間累積，我們的信念也會愈發堅定。在循環作用之下，這股堅定的信念會形成安慰劑效應，使你下次生病時的藥物治療更加有效。

＊＊＊

你或許會覺得安慰劑效應聽起來有點模稜兩可，好像只要你相信自己會好起來，美夢就會成真——真是這樣就太好了，但事情卻並非如此簡單。**許多疾病都無法單靠安慰劑效應就順利痊癒，所以在有其他被實證過比安慰劑更有效的治療方式（如：化療）存在時，我們就不該選擇順勢療法。**

具實證效果的治療方式中，除了有效成分外，安慰劑也會同時發揮作用。兩相結合下的療效，比單純仰賴安慰劑要強大許多。

即便正面思維的效果確實存在，改變信念卻絕非易事，因為**信念與期待，往往源自過去習得的各種潛在相關性以及無意識的聯想，而非有意識的思考**。

舉例來說，你可能從沒想過特定顏色的藥會比較有效，然而，在其他條件完全相同的情況下，藍色膠囊確實比橘色膠囊更能令人快速入睡，且睡得更久。[4]紅色的安慰劑藥丸，則對類風濕性關節炎格外有效（幾乎和三種常見的止痛藥一樣有效）；[5]但黃色的安慰劑藥丸，就沒有這種作用了。

我們平常壓根不會刻意思考藥的顏色與療效之間的關係，你的腦海中大概也從沒閃過「藍色藥丸讓我特別想睡」的念頭。然而，大多數人顯然都抱持著同一種潛在信念。這是因為我們習得的過往經驗，會構築出大腦的預測模式、干涉治療效果，而安慰劑效應就是透過這種層級的作用發揮影響。

＊＊＊

這可能會讓你感到驚訝，但即便是手術這麼實質的治療方式，也會受到安慰劑效應的影響。知名臨床實驗曾證明過，治療半月板撕裂傷的手術，對膝蓋穩定度、疼痛度、活動度的改善效果，其實與假手術（包含所有真實手術的體驗，也就是除了動刀以外的一切程序）差不了多少。[6]

在動了膝蓋手術（或假手術）一年後再追蹤患者情況，也會發現，接受假手術的患者中，需要進一步治療的人數，與真的動手術的患者相比，並沒有顯著差異。不過，因為樣本數實在太少，我們仍無法斷言結果的真實性。

而且，安慰劑效應不一定要矇騙當事人才會有效。就算事前得知自己是靠安慰劑治療，它仍能發揮作用。一項以大腸激躁症患者為對象的臨床實驗證實了這一點，受試者服下的雖然是「開放式」安慰劑（也就是說，他們知道自己吞下的只是糖球），臨床症狀卻仍然有所舒緩。與未採取任何治療措施的患者相比，這些患者的病情確實減輕了。[7]

如果安慰劑在當事人完全知情的狀況下依然有效，就代表**這種信念的源頭，比我們當下的主動認知作用更深層**。我們確實能意識到自己服下的藥物是安慰劑（或是明白順勢療法無法直接影響人體的任何機能）；然而，某些大腦不可或缺（且能夠影響身體）的學習作用，卻表現出了我們長久以來構築的信念：無論如何，看醫生、服藥一定能改善症狀。

因此，安慰劑在醫學上確實扮演了非常重要的角色。這並不代表我建議你在某種疾病已具有效療法時，卻仍然只使用安慰劑，這可能導致你錯失效果更好的醫療措施。不過安慰劑有時真的很實用，像是減藥、停藥時。

在接受有效實質治療時，安慰劑效應就已經開始發揮輔助作用了。就像某些顏色的藥丸具有特殊效果一樣，對治療的期待，也能提升（或降低）其效果，這在藥物、飲食、手術等方式上都通用。

假如沒有期待，某些藥物的效果可能就沒那麼好了，這也是為什麼新藥的臨床實驗必須納入安慰劑對照組。讓受試者使用安慰劑，才能測量出光是依靠對藥物的期待，能為該疾病帶來多大的作用；實證療法則得具有更出色的功效，才算合格。

＊＊＊

即使是實證療法，也同樣得仰賴安慰劑效應。艾琳・特蕾西（Irene Tracey）在牛津大學的實驗室進行了一項實驗，受試者會分別在注射強效類鴉片止痛藥的前後，為加熱裝置造成的疼痛程度評分。[8]在研究人員告知受試者已經注射止痛藥以後，受試者感受到的疼痛程度就大幅降低了；不過，研究人員在這裡耍了點花招——他們在告知受試者之前，就偷偷開始注射止痛藥了。

一旦受試者開始預期疼痛會減緩（被研究人員告知已開始注射止痛藥後），他們感受到的疼痛減緩程度，是在被告知前的2倍之多。所以，即便是使用強效止痛藥物的標準療法，也有部分得仰賴安慰劑效應的作用。

反過來，安慰劑效應也可以令人感到不適。在同一項研究中，一旦研究人員告知受試者已停止注射止痛藥，即便（在受試者不知情的情況下）研究人員仍持續為他們施用藥物，受試者依然會再次表示感到疼痛。[9]這顯示了，受試者對治療的負面期待，也會導致止痛藥失效。總之，**無論是好還是壞，我們都免不了被大腦的期待影響，而大大左右治療效果**。

以心理健康問題的治療方式來看，順勢療法與實證醫療手段有個共通點：決定其有效與否的關鍵，在於你嘗試新的飲食法、服用新的藥物、開啟心理治療歷程時，期待會發生什麼事。

安慰劑效應是一般醫療方式的核心關鍵，然而，大家知道這一點後，卻通常會感到不是滋味，好像如果自己的病況是因為安慰劑效應而好轉，症狀就變得沒那麼真實、合理了。只有克服這種污名化，我們才能真正在臨床治療上，善加利用安慰劑效應的特性。

許多常見的安眠藥都具有成癮性或令人不適的副作用（包括記憶喪失和產生幻覺），所以在將來，醫生或許可以嘗試運用大腦潛在的信念，來提升患者預期，像是開立不含活性成分或劑量較低，但外觀是藍色的藥丸；或者提供患者論述安眠藥效果的文獻。這樣一來，即便療程更短、劑量更低，也能提升他們對療效的期待。倘若能藉此達到與實際藥物同等的抗發炎效果，醫生亦可以選擇將某些藥物換成安慰劑，降低同時服用多種藥物帶來的醫療風險，而患者或許也能在副作用更少的情況下，獲得更有效的治療。

• 令安慰劑發揮作用的大腦機制

為什麼「信念」這麼抽象的東西，能使人體和大腦產生實質改變？

我們可以先從一個簡單的例子說起。服用安慰劑以後，多個腦區的活動都會降低，包括處理疼痛與身體感知等功能的區域。[10]對安慰劑效應越敏感的人，這些腦區活動的降低程度越大。其他處理決策以及酬賞和懲罰的腦區，也有同樣現象。[11]

由此可以發現，安慰劑會透過多個大腦系統作用，包括注意力、情緒、決策系統，通通都在它的影響範圍之下。每次安慰劑發揮效果時，會涉及哪些腦區，則可能因當下情境有所不同。最重要的是，大腦將如何改變，其實都取決於你的期待：有時你吞下藥丸就開始期待疼痛減輕（安慰劑效應）；有時疼痛或其他症狀卻反而會惡化（反安慰劑效應）。

在特蕾西的實驗裡，一旦研究人員告知受試者止痛藥會減輕痛楚，他們的疼痛感就會大幅降低，抑制痛覺的腦區也更加活躍；[12] 然而，要是服下同一種藥物的受試者被告知這會加劇疼痛，該藥物就無法減輕痛楚，抑制痛覺的腦區也不會啟動，與增強疼痛反應有關的腦區則會隨著負面期望而產生變化，包括海馬迴（hippocampus）與內側前額葉皮質（medial prefrontal cortex）。[13]

服用止痛藥後的大腦狀態，不僅反映了藥物的化學組成，更結合了服藥者本身的期待。此現象呼應了情緒狀態對疼痛的影響（請見第一章）：負面情緒狀態會增強疼痛帶來的不適感，正面情緒狀態則能減輕痛楚。[14]

＊＊＊

安慰劑效應的作用不限於與疼痛相關的腦區，可能因為每人對它的期待不一，而產生相異的影響。第四章討論過，左旋多巴可以用來治療帕金森氏症，但安慰劑也能促使同樣的大腦系統釋放多巴胺，效果則視患者的期待程度而定[15]（請注意，多巴胺系統與類鴉片系統都與安慰劑的止痛效果有關）。[16]

心理健康症狀也會受安慰劑效應影響。我們將在後半段討論，其實有許多心理與藥物治療，都會明裡暗裡地扭轉你的期待。某種療法在患者身上是否能發揮療效，或許取決於它可以多大程度地改變（或無法改變）患者對這世界抱持的潛在信念。

對心理健康症狀有所助益的安慰劑，廣泛地影響著大腦系統。舉例來說，倘若當事人預期藥物（其實是安慰劑）能提升心情，他們大腦中的類鴉片系統也會出現跟使用類鴉片藥物後差不多的變化（就像第一章所提到，歡笑與其他愉悅感來源帶來的影響）。[17]

然而，這反應則因人而異。類鴉片系統受預期影響較多的族群，心情更容易因為藥物有長期的提升。類鴉片系統對抗憂鬱安慰劑的反應敏感與否，預示了患者經過一週安慰劑治療後心情提升的程度。[18]

在同一項實驗中，研究人員還可以透過類鴉片系統對安慰劑的反應，預測受試者是否能靠著後續十週的抗憂鬱藥物（不是安慰劑）療程康復。[19]我們能從此看出，人對安慰劑與藥物治療的反應其實密不可分，這或許也代表兩者的作用有部分重疊。

每次我們服用藥物，都會受安慰劑效應幫助，有些比較幸運的人，則更容易享受它帶來的好處。也就是說，**藥物的療效可能取決於大腦對安慰劑有多敏感**。

＊＊＊

安慰劑效應對心理健康症狀而言，還有特殊之處。它的運作基礎，也就是大腦透過預期調控生理與心理的能力，（如同前一章所言）從廣泛的角度來看，也是建構心理健康的其中一個核心面向。

我們可以透過無數心理活動來體會這種作用。看到房間角落裡的某個東西，你可能會想：「那片黑影是影子還是鬼魂？」和同事一起在酒吧尷尬地喝酒後，則或許會思考：「我到底討不討人喜歡？我講的那個笑話是不是讓朋友丟臉了？」

生活中的各種大小事件都充滿了不確定性，所以我們得運用來自過往經驗的預期，建構當下的感覺。要是了解安慰劑作用的機制，就能明白信念是如何大方向地扭轉你我的生理與心理經驗，也可以藉此理解心理健康療法到底是怎樣發揮作用的。

• 用安慰劑進行心理治療

提到安慰劑時，大家先想到的通常都是藥錠。其實，對非藥物形式的治療來說，安慰劑也十分重要，但其效用卻難以驗證。

治療心理健康疾患的藥物通常都具有非常強烈的安慰劑效應，所以很難證明新藥是否真有療效。*而在心理治療的臨床實驗上，這更是難上加難了：我們不太可能在實驗中明確界定「使用安慰劑的對照組」，因為這無法像一般的臨床實驗那樣，讓所有受試者都蒙在鼓裡、不知道誰被分配到哪個組別，更無法進行「雙盲」試驗——接受心理治療的人不會不知道自己接受治療，心理治療師也不會不知道自己在治療個案。因此，對試圖研發全新心理治療方式的科學家來說，證明新療法優於安慰劑，實在是艱難無比的任務。

因為沒有「安慰劑心理治療」能用來與新的心理治療方式比較效用，許多心理治療的臨床實驗會讓部分受試者知道自己「正在等待治療的名單上」，藉此作為對照組。然而，這種研究方式其實有許多問題：受試者若是知道自己尚在等待，就不會期待療效（無法構成安慰劑）。事實上，知道自己還在等待名單上，反而可能令他們感覺更糟糕，因為等待是種令人挫敗、不適的體驗，更何況還在你狀態不佳、需要治療的時候發生。因此，這應該算是反安慰劑對照組，而不是安慰劑對照組。[20]

較好的對照組設計（某些臨床實驗有這麼做），應該要讓患者與醫師定期會面，了解與疾病相關的各種資訊（也就是「心理教育」〔psychoeducation〕），而不是直接進行介人治療。然而，這種操作方式的問題在於，光是心理教育就可能已構成有效的心理治療，[21] 因此，它還是無法真正取代安慰劑對照組。

＊＊＊

我還想提出另一項問題。許多被廣泛使用、且真的有效的心理治療，其實具有與安慰劑效應十分相似的核心概念：它們的目標非常明確，也就是改變當事人的信念、期待、詮釋。

在接續的章節將提到，心理治療並非唯一和安慰劑效應利用同種運作機制的療法。許多心理健康療法的目標，是扭轉患者大腦的期待，無論是透過改變感覺和解讀（藥物治療常見的機制，會在下一章討論），或不斷重新詮釋世界（許多心理治療的核心，將於第八章提及）。

因為維持心理與生理健康的大腦系統能被期待重新形塑，所以安慰劑能修正我們面對及詮釋經驗的方式，改變愉悅感、疼痛、身體狀態等。它和其他心理狀態（如：壓力、憂鬱、愉悅）改變身體健康（被稱作「安慰劑效應」）的神經路徑，似乎也十分相近。

令人遺憾的是，即便是這樣，「保持正面思考」依然是很爛的建議。這句話在某人深陷於痛苦時根本沒用，也絕對無法用來取代心

＊ 臨床實驗中，通常會以既有的精神藥物作對照組，以免新藥的作用雖不比安慰劑，卻又優於現行治療方式。

理治療或其他心理健康療法。在某些狀態下，你根本無法保持正面思考。

信念深深構築於大腦之中，必須倚賴大量經驗才能扭轉。更糟糕的是，它和心情一樣，會自我強化。已經深陷憂鬱時，「保持正面思考」真的很困難，因為**人在憂鬱時感受到的經驗，會令你的負面信念（「接下來一定會發生壞事」）更強烈、更根深柢固**。

如果大腦已經學會期待壞事發生，發生的事又比預期還糟，你的期待就會迅速地進一步轉壞；從正面事件習得經驗的速度，則會變得緩慢許多。[22] 反過來看，倘若你長期對未來抱持著正面的期待，又遇到令人驚喜的意外，信念就會變得更加正面。在這種情況下，就算有始料未及的壞事發生，也得花費更長的時間，才能讓你的預期轉壞。[23]

簡而言之，**你的信念會自我強化，大腦的預期會影響習得的經驗**。這也是為何心理治療（以及大多數心理健康療法）得花上較長的時間和繁瑣的歷程，才能動搖、改變當事人（請見第八章）。

信念透過經驗構築，也得藉由大量經驗才有機會動搖、重塑。治療方法之間看似大相逕庭，但共通的核心概念都是要影響我們的大腦修正期待，扭轉你我的心理與生理健康。

對大多數人而言，安慰劑並不是正確解答。其他心理健康問題的介入手段，是直接干預當事人對世界的預期，這通常需要花上比較長的時間，得從我們用來建構期待的各種資訊著手。

在某些情況下，極度不尋常且突發的單一經驗（如使用啟靈藥物〔psychedelic drug〕）也能改變人的信念——至少可以短時間地扭轉。不過，就多數心理健康療法而言，一點一點地透過大量經驗重塑、建立對世界的正面期待，是個緩慢的過程。

我們將在下一章談論當今與未來的心理健康療法，是如何改變與期待有關的大腦網絡；而這些生物層面的變化，又是如何長期提升人類的心理健康。

CHAPTER 06

抗憂鬱劑

—改變看待世界的角度—

你服用過抗憂鬱劑嗎？全球有上百萬人都在遵照醫囑服用這種提升心理健康的藥物，或許你正是其中一人。

我曾在 18 歲時因好奇而嘗試過。當時，朋友給了我一顆選擇性血清素再吸收抑制劑（selective serotonin reuptake inhibitor，SSRI）藥錠，這在那個年紀的我眼裡看來就像在使壞，但最後的結果其實很無聊——那顆藥完全沒有改變我的心情。

如果你有經驗，一定知道會是這種結果了！大多數抗憂鬱劑都無法令人立刻快樂起來，通常得每天服用一定劑量，並持續好幾週，之後才會感受到藥物對於心情的影響。

這是個有點神秘的現象，因為即使你只服用了一劑，藥物依然會發揮作用，增加大腦內可使用的血清素含量（以選擇性血清素再吸收抑制劑這種最常見的處方抗憂鬱藥物為例）。如果提升血清素濃度真的能改善心情，為何效果顯現需要那麼久的時間？

你或許甚至有過已經服用了好幾個月的抗憂鬱劑，心情卻一點變化也沒有，甚至出現了某些討厭副作用的沮喪經驗。如果抗憂鬱劑在大腦中作用的方式都一樣，為什麼不是對所有人都有效？

• 大腦缺乏化學物質假說

在網路上搜尋「抗憂鬱劑為何有用」，會出現好幾種解釋。有些人認為我們尚未全盤了解其運作機制（說得沒錯）；有些人則宣稱抗憂鬱劑「能夠幫助腦細胞接收與傳遞訊息」（我不太確定這是什麼意思）；而最常見的業餘說法，則是抗憂鬱劑能夠「導正」憂鬱症患者大腦缺乏化學物質的現象。

他們通常會這樣說：「因為大腦缺乏足夠的血清素，才會導致憂鬱。抗憂鬱劑能夠令腦部的血清素濃度恢復到正常水準（神奇吧！），這樣一來，你的憂鬱症就好了。」雖然這套論述廣為流傳又合乎直覺，而且對某些人來說相當實用，但並非正確解釋。

不過在歷史上，這確實「曾經」是正確說法。20 世紀最流行的生物學理論指出，罹患憂鬱症是因為缺乏多種大腦化學物質，包含血清素在內。它的立論基礎，是多種因缺乏神經化學物質所致的疾病，例如帕金森氏症的肇因，便是多巴胺不足（請見第四章）。同理，因為能增加某些化學物質（包括血清素）的藥，有改善患者心情以及其他憂鬱症狀的效果，科學家便認為這暗示著它導正了大腦化學物質不足的現象。

事實上，這個發現不在任何人意料之中。在科學界，我們會用比較有禮貌的說法來稱呼這種巧合：「偶然發現」（serendipitous finding）。我想你應該也認同，這個詞彙聽起來確實更優雅，也比較端得上檯面。

1952 年，醫學界正在努力對抗致命疾病：結核病。為了找出更好的療法，醫師們可說是不擇手段。他們嘗試以一種全新藥物「異菸醯異丙醯肼」(iproniazid)來治療患者，但很快就發現，這種藥物有著怪異的副作用。[1]

服用了異菸醯異丙醯肼的患者突然產生了一股全新的生命力，有些人甚至表現出異常的亢奮。他們變得比過去更熱衷於交際，吃得更多也睡得更好。[2][3][4]但也不是所有患者都出現了正面的變化，有些人變得暴躁易怒、焦躁不安，或出現不尋常的行為。看來，這種藥物顯然對結核病患者的心情產生了某些影響。

這個發現令醫學界開始尋思，倘若異菸醯異丙醯肼能操控心情，或許就可以用來治療那些重度憂鬱症患者，因為提升胃口、睡眠、社交的副作用，對他們而言反而大有益處。因此，許多醫師紛紛組成研究團隊進行臨床實驗，並發現確實有近 70% 的患者在服藥幾週後，心情大幅提升。[5]

有些人認為異菸醯異丙醯肼是史上第一種抗憂鬱劑，但我不是很認同這個說法，因為安非他命在前段時間已被用作治療憂鬱症的處方，也確實能短暫改善心情；乳香(frankincense)也在很早以前便被用來治療憂鬱。

「史上第一種抗憂鬱劑」的定義雖然眾說紛紜，不過可以確定的是，異菸醯異丙醯肼確實是與現代抗憂鬱劑最相近的第一代藥物。也因為它靠著改變大腦化學物質來發揮作用，缺乏化學物質才會導致憂鬱症的理論，便更廣為大眾接受。

準確來說，這理論應該稱為「單胺缺乏假說」(monoamine deficiency hypothesis)。這個拗口的名稱，來自屬於單胺氧化酶抑制劑(monoamine oxidase inhibitors)的異菸醯異丙醯肼產生的化學反應。單胺氧化酶抑制劑能在大腦中減少會分解單胺的酶分泌，增加單胺類物質（包括血清素、去甲腎上腺素、多巴胺等）的濃度，讓神經元有更多單胺類物質可以運用。

此假說的邏輯如下：倘若可以藉由提高單胺類物質的濃度來改善心情，那麼，憂鬱症或許就是因為患者的大腦天生缺乏這類物質所導致。而且，確實有研究支持這套說法——如果靠藥物降低單胺類物質的濃度，患者就會陷入嚴重憂鬱。其他報告也指出，患者使用過高劑量的、能降低單胺類物質濃度的心血管藥物後，會變得非常憂鬱，有些人甚至為此接受了電痙攣治療（electroconvulsive therapy）。[67]

乍看之下，一切似乎都支持了單胺缺乏假說的合理性。能降低單胺類物質濃度的藥物會導致憂鬱、增加單胺類物質濃度的藥物則能治療憂鬱，那憂鬱症一定是單胺類物質（血清素、多巴胺、去甲腎上腺素）過低所導致的吧？

但，即便是再強而有力的證據，有時候還是會引導科學家到錯誤的方向。雖然前兩個論述確實沒錯（提升單胺類物質濃度可以提升心情、降低單胺類物質濃度則可以打壞心情），卻並不表示憂鬱症就一定是缺乏該化學物質所致——事實上，「可以」這個字在此論述中扮演了很重要的角色。我們接著看下去！

＊＊＊

時至今日，仍堅定不移地支持單胺缺乏假說的人已經不多了。現在討論的重點，通常都會放在血清素的缺乏，以及能提升其濃度的

（也是如今最常見的）新型抗憂鬱劑上，*包括百憂解（學名為氟西汀〔fluoxetine〕）、西酞普蘭（citalopram）、舍曲林（sertraline）、帕羅西汀（paroxetine）、艾司西酞普蘭（escitalopram）。

血清素缺乏假說深深滲透了大眾文化，它幫助了製藥公司順利推廣針對血清素作用的抗憂鬱劑，還被廣泛用來向患者與其家屬解釋憂鬱症的生物機制，也確實減少了服用精神藥物的污名。

然而在這十年左右，多數科學家已經知道，缺乏單胺／血清素而導致憂鬱症的論述其實是錯的了。確實，有部分證據顯示憂鬱症患者大腦的血清素系統產生了某些變化，[8]但並非所有研究都呈現出這樣的結果。[9]因此，這些變化——前提是它真的存在——或許並不是伴隨著憂鬱症出現的現象。

喝一杯會降低血清素濃度的飲料（我們真的在實驗中讓受試者喝了這種不太好喝的奶昔，裡面含有各種胺基酸，除了製造血清素需要的那一種），並不會對你的心情造成任何顯著變化，除非你曾有憂鬱症的經驗。在這種情況下，它才會短暫地引發憂鬱症症狀。[10]

血清素確實是其中一項重要的影響因素，卻並非唯一條件。大多數科學家認為，血清素濃度或許與憂鬱症的某些面向有關，且對某部分人的影響特別大，但憂鬱症的成因卻不只是如此。不過，這也不代表影響血清素系統的抗憂鬱劑沒有用。

許多人在此議題上仍然僵持不下：發現血清素缺乏並非構成憂鬱症的全貌以後，很快就有人開始指控血清素與憂鬱症根本沒有關係，整套說法都只是為了販售抗憂鬱劑而捏造出來的行銷話術——但是，把事情簡化到這個地步也一樣不夠準確。

血清素濃度過低會引發某些人的憂鬱症，卻不見得是憂鬱症的成因。[11]血清素（以及其他單胺類物質）的相關藥物能改善憂鬱症，效果高低則會因個體差異不同，[12]且當它們發揮作用時，改善程度通常很顯著。然而，這不見得是因為藥物導正了大腦缺乏血清素或單胺類物質的問題——背後真正的原理有趣多了。

• 為何抗憂鬱劑要服用一段時間才有效？

血清素假說其中一個令人不解之處（也是我青少年時的無意發現）在於，儘管典型的抗憂鬱劑確實能增加血清素濃度，卻得花上好幾週才能提升患者心情。[13]為什麼憂鬱症不能立刻改善呢？

在試著搞清楚抗憂鬱劑為何要花這麼久才能生效的過程中，牛津大學教授凱瑟琳·哈默（Catherine Harmer）發現了能解釋其中運作機制的明確證據：抗憂鬱劑作用理論。這或許能夠引領我們了解，抗憂鬱劑究竟對誰有用。

不同於其他強調抗憂鬱劑對腦細胞或腦迴路的作用的觀點，這是一項認知理論，著眼於抗憂鬱劑究竟使我們的思考、記憶、感知方式產生哪些變化，以及各功能對應的腦區。

我們在前面的章節討論過，人詮釋內外在世界的方式對心理健康有關鍵的影響，其中很大部分都與情緒判斷有關。就像我們每天都會決定要如何解讀那些模稜兩可的社交互動，而解讀的方式便會牽動你的心情與情緒。

舉例來說，要是某天同事在走廊上和你擦肩而過時忽略了你，那

---

* 即便到了現在，也有其他常見的抗憂鬱劑，是針對去甲腎上腺素以及血清素系統作用（如：度洛西汀〔duloxetine〕、文拉法辛〔venlafaxine〕）。

是因為他討厭你，或只是因為他剛好有點走神，所以才沒注意到你？如何解釋這種模稜兩可的互動，其實就表現出你看待這個世界的大致角度。

有些人可能會將這次互動歸咎於這位同事就是討厭自己；有些人則會偏好中性的解釋，認為同事只是剛好分心而已。儘管從外界獲取的資訊都一樣，我們卻會持續傾向其中一種判斷，這就是**「情緒偏誤」（emotional bias）**。

所有人都會自然而然地產生習慣性的情緒偏誤。因為人生有太多存在於灰色地帶的事物，所以情緒偏誤就會令你套上濾鏡看待各種狀況，漸漸開始藉此認定自己身處於一個怎樣的世界。

想透過實驗測量情緒偏誤，可以讓受試者一一觀察不同表情的圖片。其中有些可以明顯看出畫面中的人正在生氣，有些則不那麼明顯。此時，再詢問受試者從每個表情中觀察到什麼情緒。

多數人在看到最極端的憤怒表情（大概等同於同事直視你的雙眼說：「真是個沒用的傢伙。」大部分的人應該都會認為，這對人際關係來說是個非常糟糕的徵兆）時，都給出了一致的答案；然而，要是圖片呈現出來的情緒比較不明確，判斷就有了分歧。

表情裡帶有的怒意，要明顯到什麼地步，才會被觀察者歸類到憤怒呢？光是你和我，或許就會給出不同的答案。假如怒意介於20-30%，可能有些人會說這是中性的表情，但也有些人會覺得這是憤怒的表情。大家應該都猜得到，大部分的憂鬱症患者在這種認知判斷上，都表現出了異常悲觀的情緒偏誤。

假如你深陷憂鬱，感知情緒的臨界點通常就會偏低。情緒偏誤會

令你更傾向於把模稜兩可的情緒表現判斷為負面的，而非中性的。這種情況也會延伸到許多層面，舉例來說，憂鬱症患者更容易記住不好的事情，而且與沒有憂鬱症的人相比，帶有消極情緒的字眼更容易吸引患者的注意力。[14]

更容易記住負面的記憶、接受負面感知、以負面角度詮釋事物……種種條件相加下來，隨著時間累積，就會鞏固當事人對自我及世界的負面信念，並造成許多憂鬱症主要症狀，如心情低落、缺乏動機、沒有胃口等等。

＊＊＊

根據這套理論，憂鬱症的起點，其實是情緒臨界點的轉變。

抗憂鬱藥物可以改變情緒的臨界點，但不需要花上好幾週的時間——其實很快，有時候甚至馬上就可以。即便只服用了一劑抗憂鬱藥物，也能令你更輕易地從帶有些微喜意的表情中辨識出快樂，記住更多正面的事情。[15][16]

我們可以從大腦中看到這個變化：服用抗憂鬱劑以前，憂鬱症患者的杏仁核對負面資訊的反應會過度活躍。[17]這個腦區與處理、詮釋情緒密切相關，同時負責調控我們的學習、記憶、決策能力。它常被拿來解釋情緒偏差機制：因為杏仁核的活動差異，才導致有些人更容易記得或關注負面資訊。*[18]

一劑抗憂鬱劑，就能改變大腦呈現情緒資訊的方式，增強杏仁核對正面情緒的反應、降低對負面情緒的活動。[19]**它能立即影響大腦低層次的情緒處理，讓情緒臨界點朝正面方向推進。**

---

* 但這種差異也並非僅在杏仁核出現。它是大腦情緒網絡的一部分，部分憂鬱症患者的這些腦區對負面資訊的處理都變多了。

哈默和同為牛津大學神經科學研究人員的菲利浦．柯文（Philip Cowen）對此提出了簡潔扼要的結論。他們認為，**抗憂鬱劑並不會直接提振心情，而是會改變我們「看待事情的方式」**。[20]要是你因為憂鬱症而服用了抗憂鬱藥物，且這藥也對你有效，你就比較不會認為同事是因為討厭你才無視你的存在，而會轉換思維，認為對方只是剛好分心了而已。在面對連珠砲似的電子郵件時，也會傾向於相信對方只是十分心急，而非刻意忽略你的感受。抗憂鬱劑的效果，是幫助你減少以負面角度詮釋事件的頻率，讓你的情緒偏誤稍稍往中立的方向靠近一些。

即便某位憂鬱症患者的大腦並沒有缺乏血清素，抗憂鬱劑也依然能改變他的心情，以更加正面（或沒那麼負面）的角度來解讀各種事件。事實上，能對心理健康造成正面影響的不只有血清素抗憂鬱劑，針對去甲腎上腺素的藥物也有同樣的效果。[21]因為此治療方式的原理，並非依賴大腦缺乏某種化學物質的現象，而是針對情緒處理系統會受到血清素、去甲腎上腺素、多巴胺與其他化學物質影響的特質，進而發揮作用。

使用抗憂鬱藥物後，我們對世界的感受會產生立即而細微的改變，長久累積下來，解讀訊息的方式便會從根本上扭轉。隨著時間遞嬗，反覆地以更加正面的眼光詮釋周遭以後，這些詮釋會變成大腦對世界的印象，最終徹底改善我們的心情以及心理健康。

＊＊＊

良好的心理健康，是由過去的主觀經驗與詮釋累積而成。經驗可以幫助你按圖索驥，明白如何解讀當下的體驗，並預測未來可能會發生的事，藉此建立對世界的正面或負面期待。而你的每一次詮釋又會不斷相互結合，構成新的期待，逐步形塑出世界的「模型」。

有趣的是，抗憂鬱劑是透過由下而上的方式發揮療效，也就是先使情緒處理產生微小改變，再慢慢積累，讓解讀與期待產生大幅轉變；但其他治療方式卻不見得如此，有些甚至徹底相反（請見第八章）。這不僅能令我們更了解抗憂鬱劑的機制，也能解釋憂鬱症的成因。

對負面訊息的情緒偏誤，若隨著時間不斷累積，就會更容易產生憂鬱症或其他心理健康疾患。有相應的科學證據能支持這套說法：與憂鬱症患者血緣相近的人（代表有基因風險）也會展現出類似的負面情緒偏誤，儘管他們並未出現任何憂鬱症症狀。[22]重大負面事件（如：離婚、死亡、創傷）亦可能導致我們感知世界的方式產生長期細微的轉變，成為重度憂鬱發作的基礎。

這世上不可能只有正面的事，也本就不該如此。所以，感受到負面情緒偏誤，並不是需要治療的問題。這不是疾病，也絕不病態。我不希望你讀了本章以後，就覺得要是自己出現負面情緒偏誤（這確實很有可能發生），便代表已陷入憂鬱症之苦，需要服用抗憂鬱藥物——對某些人來說確實是這樣沒錯，但也有很多人雖然對事件的詮釋頗為負面，卻依然過得好好的，還會因此提出不少尖銳又有趣的觀點，令人讚嘆不已。這些人並不需要抗憂鬱劑，他們沒有病，也不需要醫治。

負面情緒偏誤只是一種處理情緒訊息的方式，就像人格特質一樣。不同於他人的特質，可能令你更容易罹患憂鬱症，卻並非絕對。

真的因此引發憂鬱症時，生活品質確實會因為心情低落、疲倦、失眠（或嗜睡）等問題大減。此時，若能知道當事人是因為負面情緒偏誤而導致憂鬱症，就有機會運用抗憂鬱藥物來改善大腦處理情緒訊息的方式，引領患者朝復原之路邁進。

雖然本章談論的主要是憂鬱症患者，但負面情緒偏誤並非憂鬱症獨有的現象，在慢性疼痛、[23]焦慮症、[24]雙極性情感疾患、[25]思覺失調症[26]等疾病中也可能產生。**負面情緒偏誤是導致心理健康狀態惡化的普遍風險因素，而不是憂鬱症獨有的特徵**。

同樣地，你可能會因為我們把這些藥物稱為「抗憂鬱劑」，而以為此治療方式只能用在憂鬱症患者身上，但並非如此。抗憂鬱劑對嗜食症、[27]大腸激躁症[28]等疾病來說都非常有效。

無論服用抗憂鬱劑的原因為何，它的其中一種效用，就是促使你以更中性或正向的方式處理情緒，讓你有更關注內外在世界的正面細節及美好回憶，並做出積極解讀的機會。

• 抗憂鬱劑對我有效嗎？

不過，抗憂鬱劑也不是絕對有效。無論是哪種疾病，能因抗憂鬱劑而改善問題的患者，約僅佔半數——假如你服用過抗憂鬱藥物，大概也已知道這一點了。

從最初的異菸鹼異丙醯肼實驗開始，大家就發現了抗憂鬱劑確實明顯對某部分的患者更有效。[29]對一些人而言，這種全新的治療方式確實大有益處；然而在其他患者身上，卻看不到什麼效果。即便是今天，多數人在找到對自己真正有效的方式之前，也都已嘗試過不只一種藥物或療法。

雖然到目前為止，我都直接用抗憂鬱劑來統稱相關藥物，但它們之間其實有著不容忽視的差距。這也表示，各藥物的效果都因人而異。服用一種抗憂鬱劑數週卻不見起色，並不代表所有抗憂鬱劑對你都沒有效，這時不妨試試其他種。

舉個例子來說，要是最普遍的選擇性血清素再吸收抑制劑「舍曲林」（商品名：左洛復〔Zoloft〕）無法改善你的憂鬱症，你還有約25% 的機會能在嘗試其他種抗憂鬱藥物以後看到效果。[30] 要是你已經嘗試過數種抗憂鬱藥物，卻都無效，那麼，你的症狀或許就屬於對一般抗憂鬱劑沒有反應的類型（幸好還有其他治療方式，我們將在後續章節討論）。

同一種治療方式無法適用於所有人，是因為憂鬱症並沒有單一的生理特徵，我們能從因人而異的患病經驗來直覺地判斷。正如第三章討論的，實驗總是會從研究中的所有情況來取平均值（如：「患者表現出負面情緒偏誤」或「抗憂鬱劑能扭轉負面情緒偏誤」），因此，部分的人可能確實有負面情緒偏誤，而它也真的被抗憂鬱劑扭轉了；但對另一部分的人來說卻並非如此，這是因為他們一開始就沒有同樣的負面情緒偏誤。

許多神經生物學上的改變，都會通往憂鬱症這個結果，而抗憂鬱劑則能依成分差異，針對特定對象來發揮療效。因此，要是患者大腦（或其他系統）的變化，並非藥物的目標——舉例來說，如果改變的不是情緒偏誤系統，而是第四章提及的動機驅力系統——藥物便無法在他們身上發揮效果（超越了安慰劑效應的範疇）。

***

預測哪些藥物（或非藥物療法，如：心理治療）會對哪些患者有效，絕對比一次次用不同抗憂鬱劑試錯來得有效率許多。我們可能會亂槍打鳥地大量使用某些治療方式，希望正好涵蓋到能奏效的那些患者；也可能因為一次臨床實驗失敗，就放棄某些治療方式，因此錯失拯救少數患者性命的機會。

令人沮喪的是，我們還無法預測每一位患者的最佳治療途徑。正因如此，**現在科學家們努力的目標，便是致力於發展為患者量身打造的個人化醫療，藉此改善原本用試錯來決定療法的方針**。具體來說，就是要找出如何預測患者會對哪種療法有良好反應，從而為每個人找出最佳治療方案。

某些領域在個人化醫療的發展實在好得驚人，舉例來說，這已經徹底改變了癌症治療——過去可能會用同一種藥物治療所有類型的乳癌，但如今，我們已經可以在檢測乳房腫瘤細胞含有哪些生物標記以後，精準使用針對這些目標的特定藥物。

於心理健康領域而言，簡單地辨別哪些人使用抗憂鬱劑或心理治療能有成效，不失為一個好的開始（我們很快就會進一步討論此議題）。更進一步的方式，或許是重新分析過去的臨床實驗，藉此更詳細地預測哪種抗憂鬱劑或心理治療對哪些人有效。在開始治療之前知曉這些資訊，我們就可以更快、更有效地治癒患者，從而免去花費數週時間，還可能得讓患者承受糟糕副作用的苦楚。

在特定類型的研究中，研究人員會使用相對容易取得的患者資訊（如：囊括性別與年齡的人口統計資料、為症狀嚴重程度評分的問卷）進行數據分析，藉此預測各類型的抗憂鬱劑可能對誰有效。這牽涉到大量資訊（或許來自上百或上千位患者），會經由機器學習演算法處理，找出患者的好轉究竟與哪些因素有關，最後再根據基準分數提出預測。

這方法乍看之下非常實用，但它卻有兩大問題。其一是技術：機器學習演算法確實擅於學習特定的資料集，藉以預測模式。假設我們輸入一次涵蓋了 200 位患者的臨床實驗，發現其中出現食慾、睡眠改變及疲倦症狀的患者對某一種抗憂鬱劑的反應較好，而出現焦慮和注意力問題的患者，則對另一種抗憂鬱劑的反應較佳。想將此數據用於另一組 100 位患者，觀察演算法是否能順利預測時，卻發現這對它來說有困難。

機器學習演算法在學習資料集時，會連枝微末節的差異也一起納入，使得這些細節只適用於原本的資料集，卻會在運用到其他資料集時失敗。不過，理論上這個技術問題是可以被克服的。演算法的進步日新月異，只要將適當的資料集搭配上不同類型的演算法，或許就能解決這個問題，持續成功預測哪些藥物會對哪些患者有效。

然而，就算我們克服了訓練上的困難，第二種科學問題依然存在：不管演算法的表現多出色，都永遠無法完整解釋，為何各項因素會影響抗憂鬱劑的療效。這是因為演算法得出的結果，無關乎背後的運作機制——**演算法無法解釋抗憂鬱劑對某些人有效的原因，而只能呈現結果**。這種缺陷，令我們更難以分辨何時該使用抗憂鬱劑，又得如何進一步改良藥物。

如今，相關研究領域都在努力研發個人化的心理健康療法；只是到目前為止，仍未能精準推斷哪些患者適合哪些療法。我猜測其中的關鍵在於，我們仍不夠了解某些療法只對某部分人有效的原因——每位患者的大腦都不同，他們對憂鬱症的體驗、特定療法對其大腦造成了什麼改變，以及箇中作用，也都是獨一無二的。

＊＊＊

不過，透過抗憂鬱劑發揮效用的方式，我們發現了一絲線索，能以此慢慢解開只有部分的人會對抗憂鬱劑產生良好反應的謎團。

你可能會想，倘若抗憂鬱劑發揮療效的方式，是讓患者的情緒偏誤朝正面方向轉變，那麼，情緒偏誤越負面的患者，就一定需要花費越長的時間才能康復吧？確實，有部分研究證實了這項推論。假如你的負面情緒偏誤程度只經過一週就降低，抗憂鬱劑就很有可能可以減緩你的憂鬱症（八週後的測量結果）；[31]倘若你的負面情緒偏誤在短時間內並未改變，心情也不太可能在之後有所好轉。

這是個好例子，說明了理解抗憂鬱藥物的心理機制，確實有助於醫師制定用藥策略、辨識哪些患者能夠從藥物獲得最大效益，並為其他患者尋找替代療法。

也許，抗憂鬱劑引起的神經生物變化，只會改變部分患者的心情。而這些患者的憂鬱症，是由大腦迴路維持的負面情緒偏誤所造成；至於其他類型的憂鬱症患者，卻很可能沒有同樣的狀況。他們在神經生物學上的特質，可能與前者不同，因此對其他療法（如心理治療）的反應更好。未來，醫師就能以神經科學為基礎來制定治療策略，例如讓患者服用一劑抗憂鬱藥物，並測量他們的即時心理變化。

這些線索也有助於我們掌握新藥物。透過研究，我們可以測量藥物扭轉情緒偏誤的能力，藉此預測該藥物是否能成為新型的抗憂鬱劑。這還有一項令人期待的前景：釐清新藥物有沒有可能危害心理健康的副作用。舉例來說，我們發現服用某種新型減肥藥後，會讓患者變得更憂鬱，甚至出現自殺意念。經過研究就能知道，就算只服用一劑該藥，都會降低服用者的正面情緒偏誤，[32]其作用與抗憂鬱劑正好相反（也就是「促憂鬱劑」）。搞清楚藥物對情緒偏誤的影響，或許正是了解藥物機轉與適用對象的關鍵，也能讓我們對可能伴隨而至的風險了然於心。

有些人服用抗憂鬱劑後情況好轉，有些人則否。這並非偶然，也不代表抗憂鬱劑「毫無作用」。抗憂鬱劑在每個人身上發揮的效果，其實與藥物針對的大腦作用有密切關係。舉例來說，對一部分的人而言，改變杏仁核對負面訊息的反應，正是治療憂鬱症的關鍵；然而，另一部分人的憂鬱症，卻可能源自不同的生物路徑（biological pathways），*所以這種改變對他們沒有效果。

• 抗憂鬱劑與安慰劑的累加效應

抗憂鬱劑有效與否，還取決於另一項重大因素，也就是對安慰劑效應的敏感度。

無論是針對血清素（大多數抗憂鬱劑）還是類鴉片系統（大多數止痛藥），任何治療方式都透過兩種途徑改變大腦：**一，藥物成分；二，對服藥的預期效果。**

* 譯註：生物路徑，指細胞分子間的一系列互動，可能會產生某些物質，或對細胞造成改變。這些路徑能促使分子結合、產生新的分子，例如脂肪或蛋白質；也可能開啟、關閉基因，或促使細胞移動。其中，以有關代謝、基因表現調控、訊號傳遞的生物路徑最為常見。

在藥物發揮效果時，患者根本無法分辨那是否為安慰劑效應的影響，也不在乎，總之症狀好轉就行了！不過，這卻是科學家的關注焦點。不管在科學研究或藥物臨床實驗上，受檢驗的藥物都必須比安慰劑有效，否則就不會被認為具有真正的療效。

安慰劑確實對很多心理健康疾患有效，也顯然和處方藥的作用、心理治療的方式（控制情緒偏誤來改變患者的信念與詮釋）有相似之處。它的影響顯著，能讓療效更上一層樓；然而，太有效也有壞處。許多正在進行臨床實驗的新型藥物雖然能大幅緩解憂鬱症，效果卻仍不如安慰劑。而抗憂鬱劑的效果會受安慰劑效應大幅影響的現象，也導致少部分人認定藥物有效只是因為安慰劑，但事實絕非如此。

許多大型臨床實驗都顯示，抗憂鬱劑的效果確實優於安慰劑，不管是在短期或長期治療上皆如此。多個使用安慰劑作為對照組的研究也揭露，抗憂鬱劑確實改善了患者的負面認知偏誤。這是一種真正的治療機制，但不是所有人都願意接受明擺在眼前的證據。

確實，部分臨床實驗的研究資金來自製藥公司，要是實驗結果說抗憂鬱劑真的有效，製藥公司就能從中獲益。然而，我認為這並不減證據本身的可信度。不管是獨立進行的臨床實驗，還是大量研究累積的結果，都在在顯示出了**抗憂鬱藥物顯然比安慰劑效應對患者更有幫助**。[33][34]

大多數科學家的立場都和我一樣，我們與藥物沒有經濟利益上的掛鉤，但依然認為證據會說話。整體來說，抗憂鬱劑確實有效（對大多數的人來說是如此，但並非舉世皆然）。

＊＊＊

安慰劑的顯著效果，以及並非所有人都適合抗憂鬱劑，這兩項因素結合之下，催生了反對抗憂鬱劑的運動。這些人把科學證據解讀為「抗憂鬱劑無用」，而且只引用了部分事實當作證據，例如它不一定能導正大腦化學物質失衡，或是血清素濃度過低不一定會導致憂鬱症。

然而，抗憂鬱劑有效，跟批評大腦化學物質失衡理論並不牴觸（這是大多數科學家秉持的觀點）。這套理論過度簡化了抗憂鬱劑的運作機制，卻被醫師、科學家和媒體持續宣揚。表面上是為了便於向患者解釋憂鬱症的成因，其實只是個過於簡單，且禁不起檢驗的說法而已。

往好處想，此理論獲得廣泛接受，確實降低了患者承受的污名：罹患憂鬱症是因為大腦化學物質失衡，不是人的問題。但正如我們先前所討論，抗憂鬱劑的機轉，想必遠比大腦缺乏血清素或其他化學物質的理論複雜。

憂鬱症很可能來自各種不同生物系統的轉變，包括之前談過的愉悅、學習、動機與情緒系統，以及人體發炎等問題。除此之外，有許多其他我們尚未確知的系統變化，也可能與憂鬱症有關，例如大腦前側與短期記憶、注意力、調節功能有關的腦區。

既然它的成因如此龐雜，抗憂鬱劑並非普遍有效，也就顯得合理了。因為導致患者罹患憂鬱症的大腦作用，不見得是該抗憂鬱劑處理的目標，而且藥物雖然能形成立即性的生理變化並使認知轉變，也還是必須透過時間累積，才能真的影響患者心情。

綜觀以上就能明白，抗憂鬱劑確實比安慰劑有效，卻不具有壓倒性的優勢，畢竟安慰劑促使心理健康狀態好轉的強大機制，與抗憂鬱劑十分相似。而且，就算抗憂鬱劑對某部分人來說有用，卻不適用於每一個人。即便我們能夠精準預測哪些人能因為抗憂鬱劑好轉，也仍然無法幫助那些例外的患者。對他們來說，這種藥就是無法（或很難）提升心理健康，還會伴隨不成比例的劇烈副作用。就算在現有的藥物上稍做調整，顯然也對此無甚幫助。

抗憂鬱劑乍聽之下令人毛骨悚然：藥物竟然可以改變人的想法！就像是某種精神控制一樣。但事實上，我們在生活中頻繁攝取的物質（如：咖啡因），以及所有非藥物的心理健康療法，都會改變你我的思考方式。

科學家不斷投入更多心力，嘗試找出其他以藥理學為基礎，能從根本上提升心理健康的方式，包括利用支持人類心理健康與幸福感的同套系統，只是作用路徑不同的藥物。

除此之外，某些前景備受看好的治療方式，則轉而把關注焦點放在娛樂性藥物，或其他國家的傳統醫療藥物上。儘管娛樂性藥物似乎和處方抗憂鬱劑及安慰劑大相逕庭，但三者之間其實存在著許多共通點。

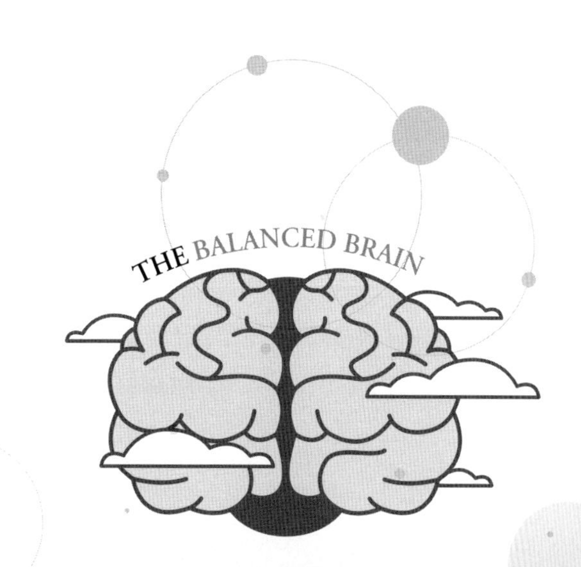
THE BALANCED BRAIN

CHAPTER 07

其他的「藥」

——酒精和大麻不一定是壞東西——

我在 21 歲時移居到倫敦，並於當年情人節受邀參加了一場在主辦人佩卡姆（Peckham）家中舉辦的派對，而那恰恰符合了我想像中搬到倫敦以後會發生的場景。

沒人事先告知我這是場變裝派對，導致我在到場後為自己無聊的穿著感到羞愧。當時在 DJ 檯前，有人扮成一隻毛毛蟲，手裡拿著老派的菸管抽著菸，他旁邊還有隻兔子，而且不只一位女孩身著格紋，所以我想主題應該是愛麗絲夢遊仙境。我抵達現場約一個小時以後，就已接近午夜時分，此時音樂驟然一停，因為有人直接從小小的螺旋樓梯跳到了（或掉進？我不太確定）舞池裡。

大家當然都嚇了一跳，那個人看來是摔斷了鎖骨，因此我們趕緊叫了救護車。整件事最讓人印象深刻的是，他竟然沒有尖聲大叫，也沒哭，就只是有點嚇到而已。他表現出來的疼痛程度，實在不符合這種傷勢在一般情況下的嚴重性。

在受傷後產生的反應比預期還小，很可能跟當事人分泌的腎上腺素或類鴉片物質有關，但絕對也有一部分來自藥物的影響。

全世界的人類最常用來提升幸福感的藥物，並非抗憂鬱劑，而是娛樂性藥物。它的定義其實很廣泛，我們為了獲得各種愉悅體驗（而非止飢或止渴）所服用的物質都屬於這個類別，包含了咖啡因、尼古丁、酒精、古柯鹼、海洛因等。就算不閱讀任何研究文獻大概也能知道，娛樂性藥物幾乎可以讓所有人暫時提升幸福感。至於以上列舉的各種物質，我想你也應該至少嘗試過其中一種。

＊＊＊

我不確定究竟是哪種物質在那起意外中發揮了作用，因為許多娛樂性藥物都有抑制疼痛的效果，酒精尤其如此。在幾杯黃湯下肚後，徒手打破窗戶、撞到頭、跌下樓梯、摔斷骨頭帶來的傷害，似乎也沒那麼大了——至少在那個當下是如此。

儘管酒精與造成傷害（不管是對自身還是社會）之間有顯而易見的關聯性，但是少量或適量攝取，其實能對幸福感造成巨大的正面影響。[1]最直觀的效果之一，就是它能迅速解放壓力：多數人只要喝一杯酒，就能減緩心理負擔，這個作用也會顯現在人體上。

在經歷令人緊張的事時（如：疼痛、心理壓力、巨大噪音），心率會大幅上升；然而，酒精卻能使加快的心跳平穩下來。[2]人們因此發展出「酒精有益於降低情緒張力」的理論，主張小酌一兩杯能帶來好處。既然這聽起來對多數人而言是個雙贏的選擇，醫師又何不乾脆把酒精飲料當成處方箋，用來提升患者的心理健康呢？

因為根本不需要。儘管酒精長久以來都與造成傷害、破壞身體健康緊密相關，然而在許多國家，它卻依然是管制最為鬆散的藥物。大多數患者早已有喝酒的習慣，而且喝得比對健康有益的攝取量還多，因此醫師根本不必開立這種處方箋。

除此之外，攝取少量酒精與降低壓力之間的關聯也沒那麼直接，甚至可能有負面影響。對部分人來說，小酌確實能減壓；但對其他人來說，即便受到酒精影響的時間很短暫，也可能引發壓力，而絲毫沒有放鬆的效果。

科學家訪問了許多有飲酒習慣的人，並量測他們的心理健康狀態後，出現了奇怪的結果。和少量、適量的飲酒習慣相比，禁酒、酗酒更與心理健康狀態惡化掛鉤。[3]酒精與心理健康之間的關係呈倒「U」狀，[4]完全不喝酒與酗酒的人的心理健康，比少量、適量飲酒的人還差。

不過，這並不代表不喝酒對心理健康有害。其他因素如：身體健康不佳、社會環境不理想，也可能導致人不喝酒，並且同時擁有糟糕的心理健康狀態（反之，酗酒也可能是這些條件導致），兩者之間沒有必然的因果關係。依據攝取量與對象的不同，酒精可能從有益變成有害，此結論也適用於大多數藥物。

酒精與其他娛樂性藥物之間有著許多共通點：**它們都能暫時提升個人的幸福感，卻也與某種程度的傷害掛鉤**。不管是個人想攝取這些物質，或是社會欲將其合法化，在行動之前都應該妥善權衡利弊。

• 影響精神物質（psychoactive substances）的管制

在討論用娛樂性藥物治療心理健康疾患的可行性之前，我們得先談談它對社會與人體的風險。自人類開始使用藥物（不管來自自然界還是實驗室）以來，風險與益處之間的衡量，一直是重要的議題。舉例來說，抗憂鬱劑可能造成明顯的副作用，包括失去性慾或胃口改變。不過，幾乎所有處方藥物，對大多數患者而言都利大於弊。

監管單位負責決定療效的證據是否足夠強大，藥物的副作用、對個體及社會的風險又有無可能形成重大隱患，以此判斷哪些物質適合歸類為處方藥物；哪些應該降低監管力度、開放使用；哪些又該加以禁止。最合理的決定方式，莫過於善加檢視有關藥物風險與益處的資訊，而想做到這點，就得推動各界積極對話，並且持續評估新的證據。這些舉措聽起來十分合理，但現實卻往往不是這樣。

與科學事實相比，其他因素如：大眾認知、媒體報導、政治觀點等，通常對政府的藥物政策有更大的影響力。幾乎你能想到的所有國家，都存在政治與科學的分歧。英國就有個知名案例，醫學博士、神經科學家、倫敦帝國學院（Imperial College London）的教授大衛·納特（David Nutt）則是該事件的主角之一。納特的名聲響亮，多數科學家要不受他的經歷鼓舞，要不對他的遭遇幸災樂禍（也可能兩者兼具）：他所發表的研究數據準確，在科學上也站得住腳，卻害他被政府解僱。

＊＊＊

2009 年，納特時任英國政府藥物濫用諮詢委員會（Advisory Council on the Misuse of Drugs）主席。他的觀念和本書分享的觀點不謀而合：藥物應分別依據其對個人與他人的危害程度依法歸類。舉例來說，我們把海洛因的危險程度定為最高級，為此祭出最嚴格的罰則，限制其持有與流通；而要是酒精被列為最不危險的藥物，那它比其他物質更容易合法取得，也是理所當然的。

此分類看似合理，大多數人也認定這是事實，並反向推導：既然酒精是最容易取得的藥物，那它一定最安全。然而，納特與研究團隊卻在多份論文中量化了此風險指標。[5][6]其中一項研究裡，他們為了找出精準界定藥物危險性的方式，為每種藥物計算了危險指數，評分依據則是各種形式的傷害：死亡率、損害身體健康程度（如：肝硬化、病毒）、降低心智功能程度、造成受傷或犯罪的可能性、破壞家庭程度、加重社會經濟負擔程度等。該研究總共列舉出16種傷害，其中9種針對個人，另外7種則針對社會及他人。[7]

將數據加總以後，研究人員會賦予每種藥一個相對性的分數。舉例來說，50分的藥物，傷害性就是100分藥物的一半。每個傷害的危險程度不一，這也會反映在評分上。其中，死亡率——也就是個人壽命因該藥物縮短的可能性，在所有傷害中佔的比分最重。

在這個量表中，得分最高的藥物就是酒精（超過70分）。對個人最危險的藥物前三名，分別是海洛因、快克古柯鹼（crack cocaine）* 及甲基安非他命（methamphetamine），但酒精是對他人危害性最高的（對服用者的危害性也相對較高）。煙草則位居第六，傷害性比酒精、海洛因、古柯鹼要來得低。相較之下，其他娛樂性藥物，例如迷幻蘑菇（magic mushrooms），則幾乎不具傷害性。事實上，搖頭丸（ecstasy）、麥角酸醯二乙酸（LSD）及迷幻蘑菇在此量表中敬陪末座，對他人的危害近乎於零（迷幻蘑菇就是0分），對服用者的傷害性則都低於10分。大麻的傷害性雖然比迷幻蘑菇高，卻仍大大低於酒精，甚至也比煙草的危害性略小一些。

納特研發此量表的最初目的，是為了在2007年的研究論文中，評比各種藥物的危險性。[8]兩年後，他在《精神藥物學期刊（暫譯）》（Journal of Psychopharmacology）發表社論，認為騎馬的風險（約每「接觸」350次會有1起嚴重負面事件）遠超服用搖頭丸的風險（約每「接觸」10,000 次會有 1 起嚴重負面事件）。這篇文章的標題為〈快樂馬——備受忽略的癮頭對於當今藥物危害議題的影響（暫譯）〉。*同一年，納特又發表聲明，表示酒精的危險性比許多非法藥物還高；然而，這卻導致他遭到英國政府的藥物濫用諮詢委員會解僱。[9]納特的聲明以及〈快樂馬〉一文確實極具煽動性，但運用科學證據向政府提出娛樂性藥物的政策建議，也是他的應盡之責。

＊＊＊

你可能跟當時英國的內政大臣一樣，對納特極具煽動性的言論持懷疑態度。我的許多朋友時不時就會翻上馬背馳騁，也有人會服用搖頭丸，甚至有人不僅騎馬也吃搖頭丸（倒沒有同時進行就是了）。這樣收集到的不客觀數據，其實可以輕鬆證明納特根據研究資料做出的結論。

我從沒遇過（或聽說）有人因為服用搖頭丸而受到嚴重傷害（就這種事的罕見程度而言，也不令人意外）；反觀身邊有在騎馬的人，要不是曾親身經歷，就是認識曾因騎馬而受重傷的人。我真的一點也沒有誇大。事實上，我在第一章提到的慢性疼痛經驗，就肇因於自己過去常享受「快樂馬」帶來的愉悅時光——我在 2005 年重重摔傷了腳，自此就不得不接受多次手術，及大大小小的醫療措施。

然而，這些有關藥物傷害的相對數據，卻未滲透、影響政府制定的政策。在英國，持有大麻最高可被判處 5 年監禁；持有麥角酸醯二乙酸、迷幻蘑菇、搖頭丸最高可被判處 7 年監禁；持有酒精則無

＊ 譯註：又稱霹靂古柯鹼，為古柯鹼的游離鹼形式，也是一種吸食古柯鹼的常見形式。
＊ 原文：Equasy – An overlooked addiction with implications for the current debate on drug harms.

相關罰則。如今，甚至出現了明確禁止「影響精神物質」的法律條文，其對此物質的定義如下：

所有會引發幻覺、困倦，改變人的警覺性、時間與空間感知、心情、同理心的物質。

若定義如此，那其他物質是否包含在內？沒錯，吃巧克力會改變人的警覺性。煙草？想當然爾。正如本書傳達的訊息，「影響精神物質」幾乎包含了所有我們會攝取進體內的物質（如：食物、水、咖啡因等），為了解決這一點，英國政府必須另以法律豁免包含食物及酒精在內的多種「合法物質」，以免它們因新法而受禁絕。

順帶一提，英國政府會頒布、實施這項法律，是因為合法興奮劑已在 2000 年代成為非法娛樂性藥物的流行替代品——不過，這也不見得是件壞事。舉例來說，4- 甲基甲基卡西酮（第四章提到的「喵喵」）常被用來代替古柯鹼或安非他命，根據估計，這避免了 300 例因古柯鹼或安非他命死亡的案例。[10] 而自從安非他命遭到禁止以後，服用古柯鹼致死的案量，便飆升至前所未有的驚人數字。[11] 這樣看來，立法禁止相對安全的藥物，或許會導致更多傷害。

除此之外，許多國家對不同族群使用非法藥物的懲罰不盡公平。在英國，黑人遭到攔停搜查的機率是白人的六倍，但他們使用非法藥物的數量卻僅為白人的約一半；[12] 在被發現持有非法藥物後，白人僅受到口頭警告的比例，更是黑人的兩倍。

時至今日，納特研究中傷害性最低的藥物：啟靈藥，依然被法律所禁止；然而執行這項禁令，卻使經濟與社會付出高昂代價。

＊＊＊

法律規定並非普世價值。在美國和其他某些國家，大麻日漸除罪化，甚至搖身一變成為合法藥物。除了經濟與社會上的益處之外，這對能透過大麻來提升幸福感與心理健康的人來說，亦是相當正面的進步。更甚者，大麻也能成為代替酒精的另一選擇，藉此減少它帶來的傷害性。

儘管在納特的研究中，大麻可能造成的傷害程度低於酒精；但這種物質的合法化，或許也會帶來危害。大麻能發揮作用，是依靠它的化學成分與大腦的內源性大麻素受體相結合，跟那些能刺激快樂熱點（請見第一章）的化學物質相同，皆與人體自然產生的愉悅反應有關。和酒精一樣，大麻對心理健康的短、長期影響，反而可能對某些人有害。[13] 其中最值得注意的一點，是大麻使用者中有精神症狀的比例，比未使用大麻的人來得高。[14]

此現象的成因十分複雜，而且似乎與使用的大麻劑量有關：越頻繁地吸食大麻，罹患精神病的風險就越高。某項統合分析研究*並未在「終身使用大麻」與「產生精神病」之間發現任何關聯，符合大麻成癮或濫用標準的人則除外。[15] 此結果也呼應了其他研究的發現：**曾使用過大麻，與罹患精神病的風險沒有關聯；已有大麻成癮問題，才會導致精神病風險升高**。[16]

另外，**容易罹患精神病的族群，也更有可能使用大麻**——這就是所謂的「反向因果關係」（reverse causality）。研究顯示，罹患思覺失調症的基因風險，與大麻成癮的基因風險有關。**儘管兩者有雙**

＊ 原文：meta-analysis，指統合了其他多項研究證據的研究。

向關係，但「思覺失調症風險」→「使用大麻」的因果關聯，比反向的情況更具可信度。[17]

即便反向因果關係能為兩者的關聯性提供部分解釋，但理解背後成因，以及哪種人較可能發生此現象，才是評估藥物性質，及確保大麻從非法藥物過渡為合法精神影響物質的關鍵。

大麻過去在大多數國家中都被歸類為非法物質，直到近年才有所改變，因此其中的成分尚未受到妥善監管，大家也還沒全面地了解它。只要把葡萄酒瓶身轉向，就能一眼看出酒精含量以及釀製葡萄的品種；但你在抽大麻時，卻根本不知道自己吸入了多少劑量的哪一種物質。

這種不求甚解對健康十分危險，況且還有愈來愈多證據顯示，大麻的成分是它有什麼效果的關鍵。不同的組成比例，可能會為心理健康帶來截然不同的影響：有些或許有助於治療心理健康疾患；有些則可能導致成癮或精神病，使心理健康急遽惡化。

＊＊＊

數年來持續測試著市面上流通的大麻強度的科學家，首先發現了其中成分的變化。大麻含有超過 140 種的「大麻素」，每個大麻素的含量依大麻種類各有不同。其中最有名的一種大麻素叫做 Δ9- 四氫大麻酚（Δ9-tetrahydrocannabinol，THC），會令你感到興奮的正是它；到了現在，大麻二酚（cannabidiol，CBD）則幾乎快趕上 THC 的風頭了。各位可以在網路上及店裡買到 CBD，*某些城市甚至處處都有它的身影。

關於 CBD，如今尚有許多未經證實的說法四處流傳。有些販售的人把它塑造成萬靈藥，說它能治療身體與心理的小毛病；但我想關注的是另一個層面：CBD 對心理健康的作用，可能與 THC 相反。

THC 會令使用者產生類精神病發作的狀態（如：妄想、偏執等），CBD 則具有抗精神病的特質。[18] 大麻植株中，CBD 的比例若是較高，就能減少 THC 引發精神病的現象，[19] 長期追蹤下的結果亦是如此。科學家收集了 140 位有著相異藥物服用史的實驗對象的毛髮，其中毛髮裡 THC 含量較高的人（表示他們使用了 THC 含量較高的大麻）在清醒狀態下，表現出了更多類精神病發作的症狀（如：幻覺、妄想等）。與之相比，兩者的殘留濃度都很高，以及未殘留 THC 和 CBD 的人，則沒有表現出此現象。[20]

這表示，**攝取 THC 或許與精神病發作的經驗有關，而 CBD 則或許具有能與之抗衡的保護作用**。近期，一項由湯姆・弗里曼（Tom Freeman）和瓦爾・科倫（Val Curran）在倫敦大學學院進行的臨床實驗則指出，讓大麻成癮者使用一定劑量的 CBD，有助於降低他們對大麻的依賴。[21]

現今人們吸食的大麻，與上一個世代使用的相當不同。幾十年前，街頭上流通的大麻植株多以 CBD 為主要成分；如今則更多含有大量 THC 的植株。這會影響大麻吸食者的心理健康，導致他們產生類精神病發作經驗以及大麻成癮。

不過，這不代表所有關於 CBD 好處的理論都有真實依據。大多非處方大麻調劑產品當中的 CBD 含量，都遠低於弗里曼和科倫在實驗

* 此處指英國的情況。臺灣衛生福利部食品藥物管理署於2020年5月7日公布：目前國內未核准任何含大麻二酚（CBD）成分之藥品，若民眾經醫師診斷評估後開立此類藥品處方，可依「藥物樣品贈品管理辦法」申請供個人自用大麻二酚（CBD）藥品專案進口。

中所使用的劑量；而濃度要是這麼低，就不一定會有前面說的種種有益健康的功能了。不過，這也顯示出，某些藥物與心理健康之間的連結，其實存在非常複雜的作用機制，因為同一種藥物的組成成分，也可能正好對心理健康有相反作用。

大麻與酒精有許多相似之處。對某些人來說，這些物質能夠帶來短暫的愉悅感，甚至可能對長期心理健康有所助益；但在享受好處的同時，伴隨而來的卻可能是受其危害的重大風險。

因為酒精數十年來都是合法消費物質，人們確實很清楚安全與危險之間的那條界線在哪，也相當理解它的消費模式與成分；反觀大麻，則在各層面的研究上，都還有很長的路要走。THC 與 CBD 在導致精神病發作以及大麻成癮上的相反作用，正好指出了大麻與心理健康之間，那複雜又遭到深刻誤解的關係；而我們也能藉此發現，一種物質可能剛好同時扮演心理健康疾病催生者與解藥的角色。無庸置疑的是，在制定藥物相關的政策時，細緻入微地審視其作用與傷害性，是不可或缺的舉措。

• 啟靈藥（psychedelics）的神經科學

1956 年，英國的精神科醫師亨弗瑞・奧斯蒙（Humphry Osmond）提出「啟靈藥」*一詞，由希臘文「φυχη」（精神、心靈）以及「δηλειν」（顯現、表現）組合而成。早在約 8,000 年前，世界各地就有在宗教祭祀儀式上使用啟靈藥的習慣，這點能用阿爾及利亞（Algeria）東南部的撒哈拉沙漠洞穴裡，描繪當地致幻蘑菇的壁畫佐證。[22]

在納特的藥物危害表格中，啟靈藥的傷害性位居末位。它對使用者本身或他人的傷害都微乎其微，甚至趨近於零。啟靈藥多作為娛樂性藥物被使用，而且不像古柯鹼或類鴉片物質那樣具有成癮或過量的風險，之所以不會產生強迫性攝取的問題，是因為在短時間內多次使用，反而會大幅降低其效果——多試幾次以後，你就什麼感覺也沒有了，所以也沒什麼好上癮的。

我曾嘗試名為裸蓋菇素（psilocybin）的啟靈藥，亦即「迷幻蘑菇」裡的藥物成分，它在當時及如今的許多地方都是合法的。裸蓋菇素會與血清素受體結合，也就是跟大多數的抗憂鬱劑作用於同樣的系統。不過，它與選擇性血清素再吸收抑制劑能啟動的血清素受體分屬不同家族，引發的轉變與抗憂鬱劑的細微效果也完全不一樣。

使用裸蓋菇素的經驗描述，大概都是些老掉牙的說法：與自然連結、天人合一、對自己的了解更加全面……所以我不打算在這裡拿自己的經驗來煩你。我跟大家一樣是普通人，經歷了數小時的上述感受。多數人在服用劑量較低的情況下，並不會產生幻覺或感到癲狂；相反地，他們通常會在晚上出去喝酒時，展現出比一般大學生更強的自制力。

對我來說，啟靈藥最有趣的，並不是服用當下發生的事（儘管有些酷愛裸蓋菇素的人，會不斷堅稱他們因此產生的各種啟發），而是在那之後的變化。唯一一次嘗試裸蓋菇素後的數個月內，我會時不時地產生服藥時的一小部分感受。那不是「興奮」，而是一種特別的情緒：讚嘆——確切來說，是對天空感到讚嘆。其實我平常就

---

* 譯註：啟靈藥的英文為psychedelic，過去多譯為「迷幻藥」或「致幻劑」，近來則出現了「啟靈藥」的譯法，以求更貼近原字詞「啟迪心靈」、「顯現心靈」的意涵。

多少會有這種感覺了，但經過裸蓋菇素的催化，看著天空時，便會覺得這份讚嘆轉化成了充盈全身的情緒。即使已經過了六個月，這股感覺都沒有完全消退。那段日子裡，幾乎每天騎腳踏車下班回家時，我都會一邊端詳著北倫敦那片廣闊無垠的天空，一邊浸淫在無盡的讚嘆之中——與過去相比，我和天空之間，似乎多出了那麼一點因化學物質而更加深遠的連結。儘管只是微小的變化，但這種感受每天都會重新出現，足以令我在陰翳天候之下奔波通勤的每日，少了那麼一點點灰暗與憂鬱。

享受這份感覺的同時，我實在大惑不解。僅僅一次的經驗，究竟如何在這麼長的時間裡，改變我看待天空的方式？而它最終，又為何還是消退了呢？

＊＊＊

啟靈藥對近年的心理健康研究影響甚鉅，又大致可以分為兩方面。其一，它被譽為或許是能治療多種心理疾病（包含憂鬱症）的藥物，因此被媒體大肆報導、科普書籍也多著墨相關研究；然而，大眾卻常在有明確研究結果出現前就提出結論，因此忽略了臨床使用的風險。其二，是啟靈藥對心理健康研究的間接影響。啟靈藥與其他心理健康藥物確實存在部分共通點，但也有許多迥異之處，可以讓我們了解透過不同路徑提升心理健康的可能性。

不久前，我們還很少在神經科學的學術會議上看到跟啟靈藥有關的研究發表。與製藥公司研發的藥物相較，大家對啟靈藥應用在心理疾病的可能性仍抱持懷疑態度；然而，過去十年來，儘管持續面對著管理上的挑戰，神經科學界仍掀起了第二波啟靈藥研究革命。

我會說第二波，是因為第一波早在很久之前就發生過了。1950 到 1960 年代，啟靈藥的研究多不勝數，探索範圍包括了藥理學、它對認知能力的影響、傷害性與潛在好處。這波風潮維持了約十年，因為 1970 年代科學界與大眾對啟靈藥的輿論越趨負面，而停下了前進腳步。

製藥公司對啟靈藥的研究熱忱以及投注資金減少，臨床實驗的管制也越發嚴格且難以推動，再加上發生了沙利竇邁（thalidomide）事件，* 啟靈藥就此被歸類為非法藥物。[23] 因為社會對啟靈藥的態度轉趨為避之唯恐不及，加上相關藥物愈來愈難取得（時至今日，想向政府申請啟靈藥研究許可，依然得經歷繁雜且冗長的程序），科學家便將藥理學研究工作的目標轉向其他藥物。

直到 2000 年代，出現了數起研究，重新引燃話題，讓人們開始思考當初是否太早摒棄啟靈藥了——但不是所有科學家都這麼想。部分科學家仍認為，放棄啟靈藥研究確實有道理，因為初期的臨床實驗結果並未如預期正面。[24] 無論如何，重啟對啟靈藥的熱情，為我們帶來了 21 世紀的研究成果，因此證實啟靈藥似乎比大家過去的既定印象更安全。

在心理健康疾病逐漸成為全球首要健康問題的現代，這些研究也揭露了啟靈藥或許有提升心理健康的功效。如今，已有許多精通各領域的神經科學家（如：計算神經科學、大腦成像技術、臨床實驗）

---

* 譯註：1950年代末及1960年代初期，多個國家的孕婦因為在孕前或孕後服用了止吐藥沙利竇邁（產品名：反應停）而生下有畸形問題（海豹肢症〔phocomelia〕）的嬰兒，亦造成數千起流產案例兒。經統計，全球出生了超過10,000名受該藥物影響的畸形兒。該藥物起初在1953年作為鎮靜藥物使用上市，在1961年，各國陸續強制撤回沙利竇邁商品並停止銷售。

開始從事啟靈藥研究，運用技術以進一步理解其作用，探究它是否真對某些心理健康疾患有助益。對本被視為嬉皮用藥的啟靈藥來說，這確實是令人興奮的時代。

新世代的啟靈藥科學研究，首先在約翰．霍普金斯大學（Johns Hopkins University）展開。研究人員找來一大群從沒用過迷幻藥的受試者，讓他們在舒適放鬆的環境服用啟靈藥、聽音樂、「內觀」一整天。實驗結束逾一年後，超過半數的受試者都表示，就算把第一個孩子的出生也算進來，這次的實驗對他們來說，仍是人生中前五大具個人或精神意義的體驗。[25][26]

這實在令人印象深刻。數年來，我與幾百位受試者進行了多種藥物（雖然從沒用過啟靈藥）、電刺激和心理治療等療法的實驗，唉，但卻從沒人說過，參與我的實驗是他們人生中最有意義的經歷。甚至連前十名都擠不進去。

更奇妙的是，啟靈藥帶給受試者的感覺並未消逝。實驗後的14個月，受試者對此經驗在精神意義上的評價並未大幅降低，且多數人都表示，自己的幸福感或對生活的滿意度（充實的滿足感），增加了中等至非常多的程度。特定的單一經驗，卻成為了受試者人生中舉足輕重的事件，影響了他們的主觀心理健康感受逾一年之久。

也許只要花一整天進行現代人極度需要的放鬆和內觀，就足以達到上述效果了——有些沒有使用藥物的人在進行靜修後，亦能體驗到其對心理健康的長期正面影響。也許只要服用能帶來愉悅感受的藥物，就足以有這些效益。為了進行比較，科學家改讓受試者服用派醋甲酯（methylphenidate，一種興奮劑，又稱利他能〔Ritalin〕）後度過放鬆的一天，然後測量這次實驗對受試者來說有意義的程度。實驗當天，他們確實表示很享受這次的經驗，卻沒有任何一個人認為這稱得上是人生前五大具個人或精神意義的體驗。[27][28]利他能確實不像裸蓋菇素那樣具有長期影響力。

許多娛樂性藥物都能短暫提升幸福感，這就是為什麼有些人喜歡它們。它們可以立即產生效果，不像我們前面討論過的多數抗憂鬱藥物，需要較長時間才有所成效。然而，透過上文所述，我們可以發現，**與其他娛樂性藥物帶來的短暫興奮感不同，裸蓋菇素創造出的「有意義的感受」，或許除了能令人短時間內放鬆、產生愉悅感之外，也可以為幸福感帶來額外影響。**

＊＊＊

不過，就算裸蓋菇素具備這有趣的特性，也不代表它一定能被用來治療心理健康問題。這套論述還得經過臨床實驗，精準測量心理疾病的症狀變化，才能被驗證其真實性——已經有許多地方都開始或準備進行了。

2014 年，神經科學家羅賓・卡哈特－哈里斯（Robin Carhart-Harris）於倫敦的臨床會議上發表研究，希望能在真的以憂鬱症患者進行實驗之前，先參考醫師與研究人員的意見。這場會議在倫敦大學學院一間空氣不怎麼流通的大會議室舉行，當時約是早上 8 點，大家都還睡眼惺忪地啜飲著咖啡，略顯不耐地等著迷你可頌傳到自己手上。就在這時，羅賓開始發表他的研究，大家的耳朵一瞬間都豎了起來——這可不是普通的臨床實驗呢。

羅賓和他的同事們（包括負責管理該實驗研究中心的大衛・納特）打算讓一小群憂鬱症患者使用裸蓋菇素。這些患者的憂鬱程度相對嚴重，且未曾以其他常規方式治療。因為過去從來沒有以這種形式進行的臨床實驗，會議室裡立刻響起了一陣興奮（或許還有一部分是質疑）的交頭接耳聲。

共有 12 名受試者參與試驗，他們將服用兩種不同劑量的裸蓋菇素，每次間隔 7 天。研究人員則會在實驗 3 個月後，持續追蹤他們的心情變化。然而，進行這些步驟的環境，對科學研究來說相當不尋常——實驗空間的燈光被事先調暗，並且配備優質的音響喇叭和耳機。

幾年後（如果你不夠有耐心，還是別當科學家了）我有幸聽到研究成果發表：實驗一週後，12 位患者的憂鬱症症狀皆有所減緩，且大多數人身上的效果都維持了超過 3 個月。3 個月後，有 5 位患者的症狀依然維持完全緩解的狀態——已經檢查不出他們有憂鬱症了。[29]這還只是初步的研究成果而已。後來又有一個更大型、對照條件更好的臨床實驗發現，裸蓋菇素的效果跟一種常見的選擇性血清素再吸收抑制劑（艾司西酞普蘭）旗鼓相當。[30]

＊＊＊

裸蓋菇素到底透過哪個大腦路徑達到提升心理健康的效果，科學界如今還沒有明確答案。研究人員曾運用正子斷層造影技術，觀測受試者使用與未使用裸蓋菇素時的腦部，結果發現它似乎會增加全腦的活動。[31]長久以來，此結果都被視為能簡單解釋裸蓋菇素對大腦影響的證據，但我仍然困惑不解，全腦活動增加，對大腦而言究竟代表什麼意義。

更令人疑問的是，最近的研究開始運用功能性磁振造影來測量裸蓋菇素對大腦的影響後，反而發現腦部活動會在使用裸蓋菇素時降低，尤其是那些通常在人體靜止時會格外活躍的腦區——[32]只因為測量方式不一樣，呈現的結果就如此不同，而且乍看之下還相互矛盾，這是怎麼回事呢？

可別忘了，不管哪種技術都並非直接測量腦細胞的活動，而是透過不同方式間接測量神經元放電的強度。正子斷層造影和功能性磁振造影的測量標的不同，因此確實可能得出矛盾的結果。

其中一項差異，是測量時間的不同。正子斷層造影測量的是長時間的葡萄糖代謝作用，功能性磁振造影測量的則是短時間的變化，舉例來說，科學家可以在裸蓋菇素影響了主觀感受後立即進行檢查。這兩種測量結果雖然相差懸殊，卻都真實不虛：短期而言，在人體靜止時格外活躍的腦區，會因為裸蓋菇素降低活動程度；長期來看，全腦活動則會因為裸蓋菇素有所增加。[33]

就算搞清楚了這一點，我們還是不知道究竟是什麼影響了大腦活動。試問，裸蓋菇素是否改變了大腦處理情緒、酬賞或記憶的方式？如果是，那是透過何種機制？會維持多久？紐約已經有科學研究單位開始探索此領域，[34]但仍有許多疑問尚未被釐清。我們還沒徹底搞清楚它到底為何能提升幸福感（假設真的有這種功效），也不知道裸蓋菇素的藥物機轉究竟與既有療法有多少相似或相異之處。

倘若你覺得上述研究確實呈現了裸蓋菇素對心理健康的強大影響力，認為它的作用系統是值得鑽研的目標，其中潛藏能提升心理健康疾患患者生活品質的可能性，那麼，搞清楚裸蓋菇素如何作用，知道它可能在何時、對什麼人產生效果，就成了迫在眉睫的待解課題。啟靈藥的相關研究，對那些服用抗憂鬱劑後效果不佳的族群而言，或許特別有益——這些替代療法，可能就是他們走向康復的全新途徑。

裸蓋菇素對心理的影響與抗憂鬱劑相當不同，有項研究便發現，它會提升杏仁核對情緒刺激的反應，與我們認識一般抗憂鬱劑的作用恰好相反。

• 神奇魔法也有缺點

你或許聽過某些人熱切宣稱裸蓋菇素（或所有啟靈藥、麥角酸醯二乙酸，甚至搖頭丸）就是精神科藥物發展的未來方向，有些人則主張服用這些物質就不必擔心傳統藥物可能的副作用了；可惜，事實並非如此。

羅賓·卡哈特－哈里斯於 2014 年針對憂鬱症患者進行的小型臨床實驗當中顯示，即便樣本數已經不多，也並非所有受試者都能對裸蓋菇素產生完全的正面體驗：當時，所有患者都在過程中短暫感受到了副作用，包括焦慮、頭痛、噁心。我後來認識了一位臨床心理師，他的患者甚至認為，自己會產生憂鬱症（或其他心理健康症狀），是因為在相關實驗中服用了裸蓋菇素。

我們不該抹滅這個實驗的重要性，亦不能否認啟靈藥（相對於其他合法娛樂性藥物）的傷害性。這代表裸蓋菇素並非百分百安全的物質，因此，臨床研究人員也必須將潛在危害納入考量範圍。

我不認為啟靈藥得毫無副作用，才能被當作革命性的治療方式，因為幾乎所有的醫療手段都有副作用，且大多都十分令人擔憂。我真正顧慮的是，如今的研究亟需重新聚焦，謹慎且有系統地測量啟靈藥的缺點，包括許多患者提出的長期傷害。而普羅大眾則應該根據現有的科學證據，改變對它的期待——**啟靈藥並非萬靈丹**。若我們對啟靈藥可能造成的傷害有更深入的了解，研究人員與臨床醫師就能調整治療方式，並建議某些患者避免以此進行治療。

＊＊＊

想在心理健康領域帶來變革，還有一項前提：許多啟靈藥研究，都是「開放式設計」，亦即並未使用盲法試驗：患者知道自己什麼時候使用了裸蓋菇素。這可能會因為安慰劑效應對心理健康的強大影響力而造成問題。

你可能會覺得，在啟靈藥實驗時使用安慰劑對照組實在有點蠢，畢竟受試者應該會知道自己是否使用了啟靈藥吧。通常來說是這樣沒錯，所以對照組的最佳選擇，或許是讓受試者服用其他能引發欣快感的藥物（如安非他命）；不過，傳統的安慰劑也並非完全無用。對某些人來說，不具活性的安慰劑，也可以跟啟靈藥有相同的效果。

一項相關研究的標題就下得很棒：〈沒藥也能嗨（暫譯）〉。[35]在這篇論文中，研究人員讓33位受試者在典型的啟靈藥實驗環境下（有音樂、畫作與各色燈光）服用了一種「類似裸蓋菇素」的藥物，並讓受試者進行各種啟靈藥實驗會做的典型活動（如畫畫），接著，為他們測量啟靈藥的典型效果：喜樂、出竅的感覺、與世界合而為一的感覺……等等。為了進一步增強安慰劑效應，科學家甚至仿效了過去的腎上腺素實驗，在受試者之間安插「暗樁」，他們知道研究的目的，同時會假裝自己受到了啟靈藥的影響。

你大概會不屑地認為自己不可能受騙上當，誤以為自己真的用了啟靈藥吧？事實上，多數人還真的會。實驗中，有 39% 的受試者表示完全沒感受到藥物產生的效果，多數人（61%）則回報藥物略有效果，部分受試者甚至覺得，自己受到的影響就和使用了相當劑量的迷幻蘑菇一樣強烈。其中有個人說：

最初我還沒感覺到什麼，直到開始畫畫以後，突然覺得一切都往下沉了一點，而且好像開始頭痛⋯⋯我感覺自己似乎有點能量低落⋯⋯我想那應該是種往下沉的感覺。好像身上的重力變得更大了之類的⋯⋯頭部的感覺特別明顯。特別是後腦勺。

另一個人則如此描述自己的體驗：

我在看到它（這幅畫）之前還完全沒感覺，但後來看著這幅畫時，卻覺得它在動。不只是單純改變了顏色而已，它還會移動、會改變形狀。

有人回報自己很放鬆，感覺藥物效果「如浪濤般拍擊身體」，聲音振動與色彩等感官體驗被放大了；也有人在整個實驗過程中都噁心想吐，或些微頭痛，對時間的感受改變了。其中有個極端案例，即便研究人員已經表示藥物沒有啟靈藥成分，該受試者依然很肯定自己服用了啟靈藥，還詢問研究人員她該去哪服用安慰劑。

這就表示，有安慰劑作為對照組至關重要。有些未使用安慰劑的實驗，也會有其他用來增強受試者體驗的條件（如：燈光、音樂、繪畫），因此很難確知裸蓋菇素對心理健康的影響，究竟有多少是來自安慰劑效應的作用。

理想情況下，隨著大型臨床研究紛紛出籠，我們應該會更加了解裸蓋菇素對誰有益（或有害）。往好的方面看，裸蓋菇素或許有望成為一種全新的心理健康治療藥物，接著只要找出誰得以被它治癒就好了。

＊＊＊

究竟裸蓋菇素是不是多數憂鬱症（或其他心理健康疾病）患者的特效藥？雖然小型實驗的結果看起來大有希望，目前卻還是缺乏具妥善對照組的大型研究佐證。即便它的臨床療效能被證實，裸蓋菇素改變大腦的方式也與抗憂鬱劑不一樣：兩者同樣針對大腦系統發揮作用，途徑卻相去懸殊。這表示，**除了抗憂鬱劑之外，還有其他方式能扭轉你我面對世界及未來的眼光**。

裸蓋菇素（及其他啟靈藥，如麥角酸醯二乙酸）的作用和抗憂鬱藥物引發的低層次感知轉變並不相同，能更大範圍地顛覆我們的期待。有些研究發現，啟靈藥可能導致人的「感官超載」，增加來自外界、不穩定且不可預測的訊息；[36][37] 羅賓和卡爾・佛里斯頓提出的理論模型則顯示，它或許能鬆動人類信念所衍生出的限制。[38] 此論述指出，啟靈藥能減少某些令我們對現實生活適應不良的信念，對憂鬱症患者而言，就是那份不可被撼動、認為世界令人失望的堅定想法。

但我認為，啟靈藥在心理健康療法之中，也並非獨一無二的存在。它努力扭轉患者強烈、僵化且對自身毫無益處的信念的作用機制，與心理治療有些相似。

近期研究顯示，裸蓋菇素或許能提升「**認知彈性**」（cognitive flexibility），也就是人為了適應環境而改變行為的能力，且效果可維持 4 週。[39] 這可能解釋了為何近期的啟靈藥研究多以心理治療作為實驗背景，來驗證藥物效果——心理治療會挑戰患者無助於生存且已僵化的信念，而藥物的力量或許能讓患者對外界資訊變得敏銳，進而更富彈性地面對周遭變化，也因此有助於心理治療順利進展。

研究心理治療和藥物治療的科學家通常分屬不同陣營，雙方都認為自己研究的技術就是幫助患者康復的關鍵，有些人甚至覺得彼此之間沒什麼能相互借鏡之處；但，這樣就陷入偽二分法的謬誤中了。藥物與心理治療的差異確實存在，但兩者間也有許多共通點，能夠相輔相成。

心理及藥理途徑影響大腦的方式有部分重疊，又有部分截然不同。啟靈藥那戲劇性的影響力看似新奇古怪，但其實是透過某些與心理治療類似的途徑，來改變患者對世界的信念與期待，進而提升心理健康。

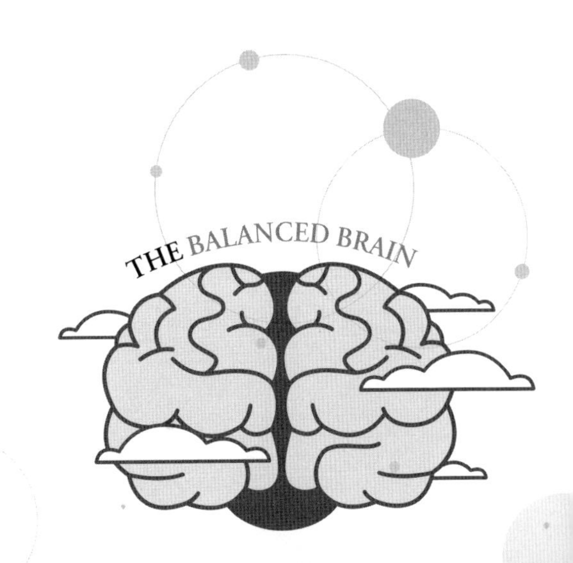
THE BALANCED BRAIN

CHAPTER 08

認知行為治療

—想像自己是快樂的—

「專注呼吸。」瑜伽老師說。大家像雕像般定定坐著，試著紋絲不動 30 分鐘——這是我在曼徹斯特參加瑜伽工作坊時的現場景象。老師偶爾開口：「讓你的思緒隨風飄散。」但在她指示的同時，我腦中卻蹦出一個又一個念頭，像漲大的泡泡一樣，隨時都會破掉。我聽見遠處的警笛聲、車聲，和身旁那位律師沉重的呼吸聲。我感覺她正在一秒一秒倒數，等不及要出去沖澡了。

你曾試著保持靜止嗎？刻意努力反而會讓這件事變得難如登天。你會感覺無法鬆開的雙腿與腳踝痛了起來，脖子也開始痠疼。你肯定願意為了動動自己的頭付出一切，因為試著完全靜止所造成的不適感無比鮮明。奇妙的是，約 15 分鐘後，全身會漸漸失去知覺，這倒令你輕鬆不少。最終，你會無法探知自己手臂在空間中的相對位置——這就是所謂失去「本體感覺」（proprioception），喝醉也會引起此現象—— 30 分鐘後，你將在什麼都感覺不到的快樂，以及多一秒也撐不住的痛苦之間不斷擺盪。至少我就是這樣。

假如你常冥想，大概能猜到我實在不大擅長這件事，儘管我真的很努力（這對冥想來說可不是好事）。在 2021 年這場為期 3 天的瑜伽工作坊中，我的表現比平常更差勁。那個當下，我滿腦子只想著關於呼吸的一切。專注在呼吸應該是件令人放鬆的事，但當時我卻滿心擔憂，這擁擠的空間裡或許有人正好得了新冠肺炎。

儘管包括我在內的許多人，都曾試著靠冥想來提升心理健康，但這其實得在放鬆時，效果才會比較好。因為想起致命的疫情，而最需要靠冥想放鬆的時刻，它卻成了一件難以企及的事。

我天天做瑜珈已超過 10 年了。我喜歡靠單腳平衡，做出各種奇怪的姿勢，並能在專注於困難的體位時，忘卻生活中的大小事。然而，就算我已經很努力嘗試，在冥想上的表現卻依然不怎麼樣。我發現自己只有在精疲力盡時，才有辦法好好冥想；否則，我就會太盡力、太刻意，反而完全無法進入狀態。

• 如何改變精神狀態

全世界的人都在練習各種提升精神狀態的方式，目標則多少有所不同，例如佛教的離苦得樂，或者資本主義者對工作效率與專注的極致追求。其中，認知行為治療（cognitive behavioral therapy，CBT）能拯救人命（曾有自殺念頭或曾嘗試自殺的軍人，能藉此降低 60% 自殺率）；[1] 概念多源自瑜伽與佛教冥想的正念認知治療法（mindfulness-based cognitive therapy，MBCT），則能有效地避免憂鬱症發作。

不過，比起臨床療法或冥想，許多現代人更傾向透過流行管道提升心理健康，例如書籍、課程、手機應用程式。自我照顧的方法包羅萬象，品質與功效卻參差不齊：目前市面上有超過 2 萬種與心理健康有關的手機軟體，絕大多數都未經可靠的臨床實驗確認效果，只是利用了我們想讓自己更快樂的心態。

臨床心理治療、冥想和瑜伽，都是大家相對耳熟能詳的方法，但心理治療其實是個概括性詞彙，用來指稱各種形式（如：個人、團體、伴侶）的談話治療，共同目標是幫助當事人反思、挑戰可能導致心理健康惡化的思考與行為模式，藉此提升他們的適應能力。

第五章的安慰劑效應提到，任何療法的效果都會因我們對療效的期待被放大；然而，我們卻很難在進行心理治療時，檢視安慰劑效應的作用。雖然在藥物實驗中，可以使用其他藥物當作安慰劑，但是沒有能代替心理治療的安慰劑。為了解決這一點，臨床醫學發展出具有悠久歷史的「實證治療」，也就是經證實比位列等待名單（或心理教育）更有效的療法。

在所有實證治療中，認知行為治療的地位舉足輕重。它經過最多研究，也是許多地方最常見的療法，並且在某些比較不同實驗結果的研究中，被證實是治療心理健康問題（尤其是憂鬱症與焦慮症）最出色的方法。[2]（請注意，仍有其他不同心理治療技巧的研究駁斥這項說法。）[3][4]

＊＊＊

認知行為治療的根源，可追溯到兩項起初被視為相互對立的心理運作理論——「行為主義」與「認知主義」。

根據行為學家的說法，人類的行為是由過去經驗制約而產生，倘若做了某些事而帶來正面結果（酬賞），你便會再次做同樣的事，以複製正面經驗；倘若做了某些導致負面結果的事，未來你則會盡全力避免再做出同樣的行為。制約對人類行為有極大的影響力：多數人的孩提時代，都有伸手摸爐火上的熱鍋，燙到手後就知道絕不能再這麼做，或因吃壞肚子而吐到昏天暗地，從此再也不碰當初吃的食物的經驗。套用在心理健康問題上，假設患者盡其所能地避免參與任何社交聚會，行為學家便可能會歸咎於他過去在類似社交場合產生過負面經驗。

行為主義對心理健康的神經科學有極大影響，你應該也在本書中察覺到蛛絲馬跡了。不管是動物或人體實驗，都會測量實驗對象在不同心理健康情境下的行為（及其中的大腦機制），因此，產生的論述自然就會與行為歷程有關。我們在第四章已經提過此形式的優點：**行為是一種客觀的測量指標，可以觀察出研究對象當下及過往的心理狀態資訊。不過有時，光靠行為並不足以推斷心理狀態。**

真正的行為主義不相信「心理狀態」的重要性，因為它是無法被觀察的。雖然行為學家的研究方式可以測量源自某些心理狀態的行為，卻會忽略驅動這些行為的動機；然而，同一種行為可能受到截然不同的認知歷程引導，因此，我們無法單純以行為來猜測某個人的認知；認知主義則反之。因為各式各樣的認知歷程，都可能引發同一種行為，所以認知學家的目標就是解釋創造心理經驗、影響行為的各種認知歷程（如：感知、記憶、情緒等）。

假設個案刻意地避免參與任何社交聚會，身為行為學家，你可能會推測他過去曾在某個社交場合經歷了不愉快且充滿壓力的體驗，因此形成制約。然而，當事人的動機可能出自擔心壞事發生的焦慮感（或怕被傳染疾病，或出門了家裡就沒人在，或某些完全不同的原因）——他甚至可能沒有真的經歷過這些負面事件。而對認知學家來說，了解是哪一種認知歷程導致迴避行為，就可以區分潛在肇因，進而找出方法，降低他對現實無益的行為。

儘管行為主義與認知主義對心理活動所持的概念不同，但它們顯然互有關聯。**我們透過各種經驗產生制約、影響認知歷程，導致心理狀態改變；而注意力和情緒狀態等認知歷程，也會牽動我們體驗到的一切，改變你我的行為。**

在認知行為治療當中，心理師會幫助患者注意到自己無益的行為模式（如：避免社交聚會）及認知（如：覺得大家都在批判自己），以這兩方面為關注焦點。當治療進行到某個時間點時，則會鼓勵患者開始參與小型社交活動（行為取向，暴露治療法），視時機討論並挑戰患者「大家都批判自己」的認知、協助他們找出反面證據（認知取向）。

認知行為治療有各種變體，用以對應不同的心理健康問題，例如飲食疾患、強迫症、憂鬱症、焦慮症等。結合行為取向與認知取向的治療法，可以改變人的思考與行為模式，許多人因此得以慢慢改善心情、降低壓力，更輕鬆地生活。

• 心理治療為何有效？

我帶著這個問題，去找了我的朋友凱特琳·希契卡克（Caitlin Hitchcock），她是位才華洋溢的科學家兼臨床心理師，致力於研究如何改善心理治療。以她的觀點來看，認知行為治療會重新培養患者眼中世界的樣貌，更新他們對人生的預測（以及延伸出的經驗）。舉例來說，個案若是感到憂鬱、提不起勁、對生活毫無興趣，臨床心理師便會鼓勵他逐步重拾各項活動、再次與重要他人或價值連結，或找個他們能掌握的興趣從事。

就像第三章中的猴子一樣，嘗試進行這些活動時，患者可能會產生預測誤差，也就是比預期來得好的結果。預測誤差能驅動大腦學習，於是患者會認識到，未來並非跟自己猜測的一樣枯燥乏味、黯淡無光。最終，此過程便能引領他們以更宏觀的角度，重新校準對世界的預測。

就跟抗憂鬱劑一樣，心理治療不會馬上奏效，因為預測誤差需要時間一點一點建立、累積；但科學證據也表明了，即使只進行一次線上認知行為治療，也能令患者在面對曖昧的情境時，產生更正面的解讀。[5]不過，這兩者達到目標的方式卻不大一樣。

第六章曾探討認知理論認為抗憂鬱劑會改變人對情緒事件的解讀與感知，以及出於習慣、無意識處理情緒訊息的方式；不過，認知行為治療的作用方式則相反：它是一個有意識的過程，讓你能在臨床心理師的指導下，注意到自己思維中的偏見，並且挑戰這份偏見。

以上兩種治療途徑，當然也都各有優缺點。認知行為治療的優點在於，就算你並未繼續接受治療，療程對於你的影響也不會瞬時消失。過程中，希契卡克會教患者如何辨識自己的「思考偏誤」，舉例來說，要是你的思維模式太過負面，導致只要經歷單一糟糕事件，就令你認定自己的人生悲慘無比時，她就會引導你轉換思維方向。某些希契卡克的舊個案會在療程結束後表示，自己腦海中依然會響起她說著「那是思考偏誤」以及「我們可以把思維引導到其他路徑上」的聲音。許多人就算已經停止治療許久，也比較不容易再次產生憂鬱症。[6]

認知行為治療能讓患者有意識地重新評估自身信念、改變大腦，避免憂鬱症復發。大腦由過往經驗形塑而成（請見第三章），我們透過預測誤差學會該對世界有什麼預期、抱持何種信念，而心理治療便是瞄準了這個特性。透過改變大腦來發揮療效的認知行為治療（其實是所有心理治療），本質上是一種生物層面的治療方式。

＊＊＊

我在一項研究當中，直接比較了服用抗憂鬱藥物後以及進行心理治療後的大腦變化。[7]除了憂鬱症外，抗憂鬱劑以及心理治療已被廣泛運用在許多心理健康問題上，因此，我在實驗中聚集了獲得各種診斷結果、並已使用過這些常見療法的患者們，如：強迫症、雙極性情感疾患、社交焦慮症、創傷後壓力症候群等。

抗憂鬱藥物改變的腦區主要為杏仁核，與體驗、感知情緒有關；受心理治療改變最顯著的腦區則是內側前額葉皮質，與關注、意識情緒有關。[8]以解剖學的角度來看，這兩個區域並不相連，但扮演的角色卻關係密切。它們都隸屬於掌管情緒與心情的大腦網絡。由此可以推導，**心理治療與抗憂鬱藥物，或許是透過改變情緒系統中「互有關聯但各不相同」的層面來發揮效果，例如感知（抗憂鬱藥物）以及意識（心理治療）**。

倘若藥物與心理治療是透過不同途徑來改善心理健康，那麼，或許也會對不一樣的對象產生相異的作用。對某些人來說，直接靠藥物改變情緒感知，就是提升心理健康最強效的方式；對另一部分的人而言，透過心理治療學習各種技巧反而更管用。或許有人可以同時從兩方獲益，一定也有人對這兩種治療方式沒什麼反應。

使用認知行為治療改變預測誤差，有時依然無法扭轉患者眼中的世界。舉例來說，憂鬱症患者或許會以太根深柢固、太堅定（以數學詞彙來說，則是「太嚴格」）的態度堅持負面信念與期待，難以透過預測誤差接受任何新資訊，也因此很難改變看待世界的方式。倘若患者原先的思考與行為模式實在牢不可破，治療師就得花費更多時間，探討負面信念深植的原因，並找出方法使之動搖，讓他們能更敏銳地接收、理解新資訊（例如第七章中，卡哈特－哈里斯與佛里斯頓針對啟靈藥提出的理論）。

發生了突如其來的驚喜事件後，你可能會認為今天是美好的一天，也可能覺得只是運氣好而已。但若是你罹患了憂鬱症，也許就會因為對自己的負面預測深信不疑，而忽視任何令人意外的好結果（正面預測誤差），因為這種好事跟你眼中的世界運作無關。這種情況下，如果在進行心理治療時，被心理師鼓勵嘗試某些你原本認為會有負面發展的事，並得到了意料之外的好結果，你可能會傾向將之解讀為偶然、隨機產生的巧合，並不會把它當成能對未來抱持不同期待的佐證；也有可能將正面預測誤差歸因於其他理由，而非你原先的預期太過負面所致。

視乎解讀角度，顯著的預測誤差有時不僅無法改變你眼中的世界，甚至可能加劇負面信念。神經科學家兼精神科醫師邁克爾・穆圖西斯（Michael Moutoussis）和雷・多蘭（Ray Dolan）提出了一項十分巧妙的理論：心理治療可能會因為患者將新事件吸納進現有的負面信念而失敗（如「我會擁有美好的一天是因為治療師很厲害，而不是我」），他們並沒有創造出新的信念（如「生命比我想像的更加美好」）。[9]

假如你患有人群恐懼症，導致你認為身處人群之中，一定會發生可怕的事。你對這個想法深信不疑，以致於無論現實中發生了什麼事，都只會增強你的信念。當你真的置身人潮中時，生理反應的變化（如：心跳加速、過度換氣、頭暈目眩）又會鞏固這股念頭。因為這感覺實在太糟糕了，在你心中，「人群」與「不愉快經歷」的連結就會再次加深。在這種情況下，即使真的有某一次體驗不如你所想像的那麼糟，你還是可能將其歸功於心理師陪在自己身邊，而不會將這次經驗視為平常。你或許會過度概括某種感受（所有人群都令我感覺很糟糕，所以他們都很危險），對另一種感受的概括又太不足（雖然那一次經驗沒那麼糟，但這並不能改變我的感受）。

＊＊＊

若是心理治療奏效了，便能動搖患者原本懷抱的信念與期待，鼓勵他們做出新預測。我實驗室裡的兩位研究人員，昆汀·德孔（Quentin Dercon）和莎拉·梅若傅（Sara Mehrhof），主導了一項實驗，並發現心理治療的其中一項目標，就是藉由負面回饋提升學習能力。[10]

我們訓練 900 位實驗參與者（部分患有心理健康疾病）練習一種名為「**認知距離**」（cognitive distancing）的技巧，這常被心理師使用於認知行為治療[11]以及正念治療之中，要在事件發生當下、自己產生情緒反應時「退一步」，與情緒拉開距離。接著，便讓他們進行電腦上的獎勵學習任務（學習預測哪個符號會帶來酬賞），並測量此時參與者的行為與情緒發生了什麼變化。

令人意外的是，倘若受試者在進行任務前已練習過認知距離，表現就會更好——與尚未練習的人相比，他們從負面結果中學習到的經驗增加了。這就表示，認知距離能讓當事人將負面預測誤差整合到他們看待世界的方式當中，而這也是認知心理治療改善心理健康的其中一種方式：**訓練當事人在面對負面事件時，能夠想辦法應用該經驗，而非只是做出反應**。

希契卡克則注意到了認知行為治療究竟對哪些人有效的有趣規律。有些人的「**內在獨白**」（internal monologue）很強烈，會在心中用口語敘述生活上遇到的各種情況，他們甚至可能「聽到」獨白，也就是自己內心的聲音。倘若希契卡克在進行認知行為治療時，請內在獨白傾向強烈的人解釋某些事件發生前（或當下）自己在想什麼（如：為何要躲避人群、在人群中會閃過哪些念頭等），他們確實能從大腦中提取出這些資訊。「你當時在想什麼？」這對他們來說是個合理的問題。

不過，也有另一群人的腦海中並沒有內在獨白——這不是一種病，只是特質。他們無法以口語輕鬆地敘述自己的思緒，其內在世界可能主要以畫面構成。若以同種方式詢問沒有內在獨白的人，他們可能很難確切地回答。「在那個當下，你腦中閃過了哪些念頭？」「我真的不知道。」天生沒有內在獨白的人，更難以辨識出令他們適應困難的關鍵，但這卻是改善無益思維和行為的第一步。

＊＊＊

除了以上從臨床角度出發的觀點之外，和所有的其他療法一樣，我們無法確實預測哪種心理治療會對哪個人最有效，即便只是比較藥物和心理治療也一樣。因此，你可能會想，不如乾脆結合兩種療法，畢竟這樣就能同時針對兩種神經路徑了。

儘管學界常爭論到底哪一種方法比較有用（視乎他們來自哪一個學派），但在現實生活中，大多數患者接受的治療，其實都多少結合了藥物與心理諮商。這種以實用為目標的解方，也許確有其好處：一項匯集 11,000 位中度至重度憂鬱症患者資料的統合分析研究顯示，結合兩種療法所得到的效果，比單獨進行藥物療程或心理治療的效果都要好。[12]

或許這兩種方式以不同卻互有關聯的腦神經為作用目標，所以提升了彼此的效力。即便並非如此，在無法辨別誰能從哪種療法獲益的情況下，雙管齊下代表了患者更有可能好轉（只是你無法知曉到底是什麼順利治癒了患者）。

認知行為治療與抗憂鬱藥物之間有許多共通點：它們都能刺激患者的思緒與行為，使其產生極小改變，並隨著時間慢慢累積成更大的影響，例如改變患者心情等。抗憂鬱藥物為患者帶來的變化，來自感知的細微差異——對事物的即時解讀不一樣了；認知行為治療則讓患者更有意識地主動付出努力，換個角度詮釋內在思維與外在環境。

兩種療法發揮效用的方式與安慰劑效應相同，都是讓患者的信念與期待產生重大變革。倘若認知行為治療成功了，你的眼光會從此扭轉，從總是預期負面結果（如：對生活的期待、在人群中的感覺等），變得能以更平衡、更有彈性、知道正面與負面事件都有可能出現的態度看待世界，而且在各種情境下，都能以更合時宜的方式思考、行動。

• 心理治療與身體健康

普羅大眾認為，心理療法（如：抗憂鬱劑、心理治療等）與身體治療（如：手術、物理治療、消炎藥物等）之間涇渭分明，但這道界線其實並非那麼明確。對某些憂鬱症患者來說，消炎藥也可能是極有效的治療方式；而假手術的安慰劑作用，有時甚至能治療關節炎等生理疾病。

心理治療同樣模糊了這條界線。就像安慰劑能透過大腦的預期系統有效改善身體狀態一樣，心理治療雖以提升心理健康效果著稱，但在許多情況下也能增進生理健康。這或許是因為認知行為治療會改變信念與預期，而就人體來說，這屬於內在而非外在世界。

一般情況下，大家只會在心理問題（如：憂鬱症、焦慮症、強迫症等）出現時才想到心理治療。不過，心理治療之所以能處理這些疾病，是因為它能改變我們看待自我與世界的方式，也就是大腦解讀經驗並建構預期的方向，而這與感知身體狀態的方式相同（請見第三章），因此，心理治療也有可能改變我們的生理狀態。這非常實用，因為許多心理疾患都伴隨著生理症狀，舉例來說，恐慌症最主要的症狀就是多種生理反應（如：過度換氣、昏厥、頭暈等）。

有些疾病就恰好處於身心健康之間的界線上。舉例來說，某種疾病的患者會沒來由地突然跌倒，這種情況又被稱為「跌墜發作」（drop attack）。跌墜發作十分危險，有可能導致患者身受重傷；然而，就和功能性神經疾患一樣，這不是一般疾病或退化所造成的。

近年針對這些患者進行的研究發覺，跌墜發作可能會在患者因醫療或力學原因跌倒並產生創傷後出現。[13]研究人員推斷，最初的跌倒經驗（結合其他生物與社會因素），會導致患者過度關注、擔憂跌倒的可能（本人也許對此渾然不覺，全是由大腦自動處理身體訊號所產生），而這種關注與擔憂，令他們產生了「必須盡可能避免摔倒」的信念，實際避開跌倒的行為，則進一步強化了此信念。[14] 在某些可能觸發反應的條件出現時，大腦就會受到刺激，再現過去的那次跌倒，因此導致患者跌墜發作，形成惡性循環：**對某種生理症狀的經驗與恐懼，卻會導致當事人盡力避免的那種症狀再度發生**。

這是由經驗與心理因素結合而衍生的問題，但不代表它是患者故意或假裝出來的。就跟功能性神經疾患一樣，跌墜發作是由大腦產生生物變化的認知歷程引發，因為這種變化的類型跟疾病或退化不一樣，所以需要靠心理治療處理。這樣的生理症狀通常會疊加在現有的大腦或人體疾病上，例如多發性硬化症、中風或關節炎（請見第二章）。某些疾病患者的生理症狀，可能會因為感知和期待改變，而加劇或具體化。

＊＊＊

說到這裡，你應該看得出來認知行為治療為何能處理這些症狀了：就算它們是生理而非心理問題，依然是由無助益的思緒與行為形成惡性循環所導致。

在心理治療過程中，希契卡克會協助患者重新評價自己的生理症狀，將對身體疼痛或不適的災難性解讀，轉變為面對小病小痛的看法。在恐慌症發作時，這是最有用的緩解方式：認清自己不是心臟病發，也不會因此死去。心理治療能扭轉我們對世界的信念，世界不僅包含周遭的環境，也包含自己的身體。

對患有慢性生理疾病的人（無論病因為何）來說，以平衡的態度（認清它、接受它，不過分關注）面對，能確實降低症狀的嚴重性。認知療法之所以對這些病症特別有幫助，是因為認清身體經驗其實來自心智活動並非容易的事：這種思維違反直覺，畢竟**人都傾向認為自己能有意識地掌控身體、清楚體察行為與反應**。

即便我自己就專門研究這個主題、腦子總繞著它打轉，但在疼痛、想吐時，「我應該可以控制身體」的直覺還是難以動搖。然而，對任何體會過認知歷程引發的生理症狀，進而導致失能經驗的人來說，理解心智活動也可能驅動生理症狀，是走向康復不可或缺的一步。

一項針對功能性神經疾患的大型認知行為治療研究顯示，唯一能測量患者是否因接受治療而好轉的條件，就是「患者是否接受從心理角度解釋症狀」。[15]心智活動可能在許多情況下導致或加劇生理上的疼痛、疲倦、不適，乍看確實違反直覺，而且我也想強調，我並不認為這是生理症狀的唯一肇因。辨別疾病或退化的根源絕對是必要的，但即使已找出外在原因，**接受認知歷程可能是造成症狀的其中一項因素，也是認識自我身體健康的關鍵**。

• 正念的大腦

那些無法靠認知行為治療好轉的人呢？雖然認知行為治療對許多心理健康疾患及部分生理疾病十分有效，卻不是唯一可以改變大腦的治療方式。正念療法能透過另一種途徑改變我們的大腦，而近來這類能提升幸福感的介入措施，不管是在普羅大眾之間，還是臨床治療的場域，都愈來愈受歡迎了。

正念，就是練習將注意力放在當下（也就是我在瑜伽課上表現不太好的那部分）。正念練習是一種思考技巧，訓練我們在每個當下不帶批判地接受自己的感官與思緒，減少想法與伴隨而來的情緒或身體反應之間的關聯。正念能幫助我們放慢大腦運轉的速度，有些人或許會靠酒精或大麻達到這個目的。

近期的理論指出，**專注於每分每刻的感知，能讓感覺變得更具體、精準。要是注意力成功轉變，就能鬆動我們原本對世界抱持的堅定信念**。舉例來說，關注當下的感受能幫助我們體會自己無法掌握生命中的每一件事，有時某些事情就是必然會發生。[16]我想提醒你，認知行為治療與此相當不同：它會訓練患者主動挑戰對世界的信念，這對某些人或許更有效。

希契卡克表示，對接受正念療法的人來說，接受自己的思緒不重要，或許比接受自己的思緒錯了更容易。舉例來說，要是患者認為自己很失敗，希契卡克可能就會回應：「那又怎樣？即便你真的失敗了，這件事能定義你的人生嗎？這次失敗難道囊括了你這個人的所有層面嗎？」

正念療法通常被用於已從憂鬱症康復的患者身上，防止他們復發。有時候，即便認知行為治療已順利在短期內改變患者對世界的期待，但舉凡新情境這類的微小改變，都有可能使過往令他們適應不良的世界觀再次躍居主掌地位。而正念訓練所教導的技巧，就是透過自我關愛與接納，斬斷（或至少漠然對待）負面思維交織而成的網絡[17]，淡化新情境帶來的衝擊。以友善、包容的態度回應痛苦的想法，進而減弱讓你適應不良的世界觀。

減弱無益的世界觀後，大腦解讀、控制情緒的方式也會隨之改變。一項實驗讓受試者在進行大腦掃描時接受正念練習指導，結果發現，若在預期將有負面影像出現在螢幕上時進行正念練習，便會增加大腦前額葉區域（與調節情緒、決策有關）的活動。[18]我們可以將此解讀為**正念能令人有意識地調控對負面資訊的回應方式，增加對自我的接納、包容，幫助我們在預期壞事會發生的前提下，以「那又如何？」的態度思考**。這項研究也發現，倘若受試者在真的看到負面影像出現時練習正念，處理情緒的腦區（如：杏仁核）的活動便會降低，[19]這表現出了正念的立即效果：降低負面影像的影響力，淡化其對受試者世界觀的影響。

話雖如此，但也不是所有人都擅長正念，例如我，即便大量練習也依然很難上手。研究顯示，與不善此道的人相比，天生精通正念的人*[20]在預期負面影像出現時，前額葉的活動比較弱，[21]這或許是因為他們的大腦需要調動的資源較少。在這項實驗中，需要靠正念克服的難題，就是降低對負面影像的情緒反應，將注意力轉移到當下的思緒與感覺上，並使思考與情緒脫鉤。這對大多數人而言，都是需要主動付諸努力的心智歷程。

儘管如此，對我們這些需要花費更多力氣的人來說，練習正念或許格外重要。它能讓我們在遭遇各式各樣的困難時，維持平衡及良好的心理健康狀態，降低因對世界負面印象而產生的影響力。

＊＊＊

＊ 天生善於正念這項特質，是透過名為「正念覺察量表」（Mindful Attention Awareness Scale，MAAS）的問卷所得出的結果。受試者會針對自身狀態回答以下陳述：「我很難專注在當下發生的事情上」、「我發現自己會心不在焉地做某些事」。

正念聽起來似乎很美好，至少就我而言是如此。在最糟的情況下，就算它沒有幫助，也應該不會造成危害才對？

你可能以為只有藥物才會有副作用。確實，抗憂鬱劑以及其他精神科藥物都有多不勝數的潛在副作用，有些甚至可能導致患者在換藥或停止服藥時造成嚴重問題；然而，所有療法都有風險，正念當然也不例外。較不為人所知的是，心理治療也可能產生不良反應，它的副作用甚至不像藥物會清楚地被列在警語標籤上。

患者在接受正念治療期間或之後，反而感到憤怒和痛苦的狀況並不少見。倘若有創傷經驗，正念冥想甚至可能讓患者產生嚴重的症狀（如：解離〔dissociation〕）。[22]解離由嚴重心理壓力引發，症狀使人彷彿靈魂脫離身體，從第三者角度看著自己。你應該能夠想見，這種經驗會令當事人十分恐懼、痛苦。

大多數研究都並未解釋，導致患者產生副作用的究竟是不是正念冥想；但在那些提及副作用的研究當中，約有 15% 的患者產生了解離經驗。[23]這項數據不能當作絕對的說法，因為也有其他研究發現，以位列等待名單為條件的對照組，與進行正念冥想的實驗組相比，前者產生有害「副作用」的比例或許還更高。[24]另一方面，目前有系統性測量副作用的研究還是不夠，因此無法確知解離的發生率。更糟糕的是，那些真的經歷了副作用的受試者，或許也會因此直接退出臨床實驗，導致研究人員無法追蹤他們後續的狀態，更無法估計確切數據。[25]

即便相對罕見，但能為某些人創造光明未來的心理治療技巧，為何會使其他人產生解離這類痛苦的副作用呢？這是因為心理治療與藥物還有另一項共通點：同一種療法，可能會在不同人身上出現截然不同的效果，而變化的關鍵，很有可能在於患者腦迴路的差異（如第六章所提）。

有時候，光從行為就能看出腦迴路差異對患者治療反應的影響。舉例來說，某些臨床症狀的患者（如：創傷、強迫症等）更容易在正念治療中解離。有時候，則需要靠大腦成像，才能看出患者反應不一的原因究竟為何。相關研究目前仍在持續進行，不過我們已經發現，前扣帶迴膝部皮質（perigenual anterior cingulate cortex，也就是該弓形區域的近「拐彎」處）特別活躍的患者，通常對抗憂鬱藥物的反應較好、對心理治療的反應較差；反之，該腦區活動度較低的患者，通常對抗憂鬱藥物的反應沒那麼好、對心理治療的反應較佳。[26]

你的基因與經歷會影響腦迴路的基準狀態，導致對各種療法以及任何改變腦迴路事物（如：一杯葡萄酒、一劑迷幻蘑菇，或是專注在呼吸上）的反應截然不同。而基準狀態也並非固定，可能會在人生的不同階段改變，當然也包含了治療前的那一刻。於是，我們可以利用現代的合併治療，透過在心理治療前為大腦「加強」準備，以提升患者的正面反應。

• 加強治療

「說說你最近一次感到憂鬱的經驗吧。」這句話常被用在憂鬱症心理療程的開場白中。許多治療都需要患者舊事重提，追溯記憶並找出特定事例，來解釋自己當天的感受；然而，要是你正經歷如憂鬱症或創傷後壓力症候群這樣的心理健康問題，記憶也會隨之改變。你看待過往的觀點會偏向負面，而且各事件之間的概括性會升高，分際也會變模糊。這就是為什麼前面那句開場白，通常會得到以下答覆：「這麼說吧，我的人生一塌糊塗。」

在認知行為治療當中，治療師可能會請個案在表達想法的同時舉出實際事例，但很多人就是講不出來，因此只好回答：「一直都是這樣，所以我舉不出例子。」這種概括性的思考方式，會導致治療師難以深入探究導致個案產生這些感受的問題點到底在哪，不易區辨其中無益的思考與行為模式是什麼，因此無法找出能提升心理健康的癥結點。即便是極富經驗的治療師，也可能因此陷入僵局。

所以，才會有許多治療師（包含希契卡克）為了提升效果，著手研究增強記憶的手段。在進行認知行為治療之前，可以採取一些簡單而實用的思考方式，使患者更容易回想起特定經歷。其中一個方法，就是訓練患者的自傳式記憶（autobiographical memory），幫助他們回溯過去發生的事件。即使這些特殊記憶都是負面事件，但只要有了具體事例，就能找到努力的方向。理想上，訓練患者回憶的能力，也能幫助他們想起正面的記憶，在治療過程中需要證據挑戰負面信念時，這就可以派上用場。

除此之外，增強記憶的技巧也有助行為面向的治療。過度概括的記憶，會導致患者難以制定未來計劃，記憶訓練則能協助患者利用具體事例，看出自己的計劃可能遇到哪些阻礙，針對問題作出行動。另外，治療師也可以運用記憶訓練，幫助患者發展出使治療變得更有效的思考方式。本質上來說，就是讓患者更聽得進建議。

＊＊＊

記憶訓練是間接地令患者大腦對治療有更正面的反應，也就是透過外界輸入的事物（如：對話、實際演練）來影響大腦，而不是直接靠化學物質或電刺激進行調節。除此之外，當然還有其他能夠加強心理治療效果的措施，例如在暴露治療法中加入規律眼動，*[27]或一些比較直接的方式，例如藥物。不過，這裡提到的藥物不必像抗憂鬱劑那樣長期服用；反之，可以將其與心理治療療程的部分內容或某個目標結合，以追求更好的效果。

舉例來說，倘若治療師認為暴露在新經驗中對患者有幫助（這是處理社交焦慮症的常見手法），就可以將暴露治療法與藥物結合，加強患者從經驗中學習的神經作用。**把藥物使用侷限在特定治療目標上，能夠避免長期服用的風險，同時從藥物對大腦的短期影響中獲益**。在接受引導下，短暫暴露於全新情況中學習經驗的同時，輔以多巴胺藥物，或許就能夠提升患者大腦的學習與預測系統，最終建立起更加正面的期待。

啟靈藥以及其他類似藥物能強烈影響我們看待世界的眼光，因此，或許也能用來加強心理治療的效果。但是回顧過去的臨床實驗，幾乎未曾有過單獨讓受試者使用裸蓋菇素的案例，大多都與心理治療搭配進行。也許部分看似大有前景的臨床實驗，只是因為藥物加強了心理治療的療效，而不是它本身有用。

這些藥物或許也和提升患者記憶的手法一樣，透過對治療至關緊要的認知歷程來產生作用。舉例來說，對某些創傷後壓力症候群患者來說，標準的創傷焦點治療法（trauma-focussed therapy）反而

＊ 通常被稱為「眼動減敏與歷程更新療法」（eye movement desensitization and reprocessing therapy，EMDR）。可惜，近期的臨床研究顯示，在蜘蛛恐懼症患者的暴露治療法當中加入此療程，並無法加強治療效果。

會帶來巨大的挑戰，甚至令他們難以承受：要那些曾經歷嚴重創傷的患者，在治療中思考並接受過去的駭人經驗，實在太過困難。在一項大型隨機對照組臨床實驗中，研究人員在進行三次療程之前，都為有嚴重創傷後壓力症候群的患者施以一劑搖頭丸。研究人員期許，搖頭丸能夠催化心理治療的效果，使患者更投入，並避免他們在過程中因創傷經驗湧上心頭而難以承受。[28]最後的實驗結果，甚至比他們的預期還要出色：將搖頭丸與心理治療結合，與靠安慰劑加強心理治療相比，前者降低患者痛苦的效果是後者的近兩倍。

這項實驗結果實在令人振奮；然而，不是所有人都願意嘗試搖頭丸。幸好，科學家已開始試驗其他數種比較隱晦的手段，例如在治療之前運動；或根據個案的晝夜節律，在特定時間進行治療；連咖啡因、尼古丁或其他合法藥物，也都可能幫助人們更投入心理治療。

想為每個人找出最適合的治療方式，我們就得徹底檢視目前使用的各種手段，尤其得嘗試填補心理與生理治療途徑之間的巨大隔閡。要拉近這兩個領域間的距離，就得了解藥物對心理的作用，以及心理治療對生理的影響。

＊＊＊

有時候，處理生理機能問題的最佳方法，其實是間接手段。大家都知道，對跌打損傷最有效的就是物理治療（可單獨進行或搭配手術）；對大腦最有效的療法，則是心理治療。你可以把它想成一種聚焦於目標的間接手段，為的是改變對心理健康而言最重要的大腦作用：預期與學習。物理治療能改變身體的習慣與能耐，心理治療則會挑戰長久以來深植於個人心中，對生活並無幫助的心智歷程，進而改變我們的大腦，使其接觸、學習全新的經驗。經過這些，我們就能發展出全新的實用策略，應對接踵而至的人生挑戰。

只要效果產生，心理治療就能在生活因原本的思維模式而遭到破壞、干擾的時候，改變我們對世界的預期。然而，跟其他介入措施一樣，這有時候也會帶來嚴重的副作用。除了解離以外，心理治療也可能導致患者的焦慮症、憂鬱症，及種種與創傷有關的症狀惡化。研究指出，心理治療確實為患者帶來了某些負面的人生轉變（如：失業），這些變化都可歸入「副作用」這個廣泛的分類之中。[29]

在神經科學界多年耕耘之下，科學家想必研發出某些比心理治療更直接，且不須用藥的方式，來操縱大腦迴路了吧？我們姑且可以回答「沒錯」——目前確實有數種「腦部刺激」療法可以做到。

某些情況下，腦部刺激能最直接地治療會導致心理疾病的腦迴路功能失調，有些「神經駭客」（neuro hacker）甚至會用它來追求更美好的人生——他們相信，腦部刺激能改善大腦。多年來，我一直都在實驗這種技術，它雖然為我們對心理健康的疑問提供了許多解答，但因此而產生的林林總總問題，也實在與好處不相上下。

CHAPTER 09

電刺激治療

—透過觸電振奮大腦—

「我有時候真的生氣到想直接把它丟到地上！」彼得一面指著他頭上的電刺激裝置，一面對我說道。

臨床研究已持續了幾週，這是彼得第六次進行為時 30 分鐘的憂鬱症腦部刺激療程，但他倒是初次對治療表現出如此強烈的感受。他從未顯露出憤怒的情緒，一直以來都是和善的人，卻因為深陷於悲傷之中，而急於嘗試任何可能幫助他逃離長期憂鬱的全新療法。

我問他：「你確定你還想繼續治療嗎？我們可以馬上停下來。」他回答道：「不，不，我們一定得繼續，我覺得治療後真的有感覺比較好。我只是想讓你們知道我真的很痛恨這個療程而已，我想這可能對研究有幫助。」我點了點頭，認真地在副作用紀錄表寫下他的意見。這是第一次有患者在實驗中對腦部刺激表現出憎惡的態度。

腦部刺激是一種不管感覺起來或看起來都很怪的全新科技，有部分科學家認為它能治療憂鬱症，但因為只進行過幾個小型實驗，所以我們還無法確認它是否真的有效（所以我才要做臨床實驗）。偶爾會有受試者向我抱怨實驗很無聊、惱人、無用；也有些人在療程後感覺大幅好轉；至於憎惡的情緒，我真的還沒聽過。

幾年過去以後，腦部刺激療法在全世界愈發盛行，而我在接到《新科學人》（New Scientist）撰文記者的一通電話後，想起了彼得。臺灣有一項針對兩位精神醫學中心患者的個案報告指出，憤怒的情緒可能是憂鬱症電刺激治療的罕見副作用。該名記者問道：「你有遇過患者因為用腦部刺激治療憂鬱症而出現憤怒的副作用嗎？」我一邊回答：「有，有一名患者是如此。」一邊想起了彼得那份轉瞬即逝的憎惡。

那項來自臺灣的研究也出現了跟彼得一樣的情況。只要電刺激停止，患者的憤怒就消失了，差不多就在情緒出現後20分鐘左右。不過，臺灣的個案報告還詳細記錄了那些在治療中感到憤怒的患者，確實在療程後出現憂鬱症大幅緩解的現象。

經過頭骨傳遞的小小電流，怎麼有辦法令人感到憤怒，甚至減輕憂鬱呢？難道這都是安慰劑效應帶來的效果嗎？用電刺激腦部是否存在隱患，抑或確有效益？

• 會放電的大腦

此時此刻，各位的所有腦細胞都可能正在放電：**釋放電流，就是腦細胞之間傳遞訊息的方式**。電流訊號傳到腦細胞後，會促使它釋放化學物質，藉此刺激或抑制電流訊號在神經元之間的傳遞。這一刻，你的部分腦細胞早已釋放完電流、有些才剛剛放電，還有些處於這兩個階段間的蓄勢待發，只要訊號一出現，就隨時準備放電。

腦細胞放電涉及電流訊號的傳遞，因此，我們也可以透過施加電流來操縱大腦放電。倘若將一股較大的電流直接輸入腦細胞，便會驅使其放電；要是輸入的電流比較微弱，則會提升放電的可能性。在多項人體實驗中，科學家發現，他們可以靠各種形式的腦部刺激，來扭轉大腦神經元自然的放電模式——概念上來說，有點像靠電刺激改變或重啟心臟的電訊號（心臟是除了大腦以外，另一個會透過電訊號運作的人體器官）。

當然，所有心理健康疾病療法（如：藥物、心理治療、運動）都會改變腦細胞的放電，電能並非唯一途徑。化學或機械性質的作用，也會產生類似影響。其中，腦部刺激能做到、藥物與心理治療卻無法的，是直接刺激特定腦區或迴路，藉此改變腦細胞的電化學性質。科學家能藉由觀察腦區活動的改變來確認能否改善症狀，以驗證「某腦區是否對某心理健康症狀特別關鍵」的假設。腦部刺激就此成了部分患者窮盡各種治療方式，卻不見療效後的另一選擇。

可能與你想像不同的是，腦部刺激其實是一件有點無聊的事。不那麼無趣的部分在於，這其實跟心臟節律器差不多，我們會靠手術在腦內植入裝置，並透過此裝置精準傳遞電訊號至微小的腦區，長期下來，就能校正失調的大腦訊號，而患者則可以使用遙控器控制、開關訊號。其他不會使用侵入性手術植入裝置的腦部刺激，可能改成經由頭皮傳遞非常微小的「經顱」電流（跟彼得一樣讓電流穿過頭骨），也可能使用像心臟除顫器那樣更加強烈的電擊來改變大腦訊號。

＊＊＊

有一種腦部刺激法，最常被眾人提起：電擊痙攣休克治療法（electroconvulsive therapy，ECT）。它會以 100 伏特的電流刺激大腦，比其他類型的腦部刺激強烈許多，足以引起短暫抽搐發作。儘管惡名昭彰，但它治療重度憂鬱症的效果卻比任何方法都好，甚至連安慰劑（假療程）的療效，也大幅超越抗憂鬱藥物[1]和經顱磁刺激術（transcranial magnetic stimulation，這是另一種腦部刺激療法，接下來會探討）。[2]

讓憂鬱症患者接受電擊痙攣休克治療法後好轉的機率，比讓他們使用抗憂鬱藥物後多上 4 倍。[3]然而，出於某些原因，醫界其實很少（且愈來愈少）採用電擊痙攣休克治療法。

很少有醫療方式在大眾看法與臨床實用性之間存在如此巨大的落差。電擊痙攣休克治療法因為 1975 年的電影《飛越杜鵑窩》（*One Flew Over the Cuckoo's Nest*）變得臭名昭著，它導致普羅大眾以為這是種危險、不人道，且受到濫用的治療方式，就算自從該電影與原著小說推出的時代起，此療法經過許多改善，藉以提升對安全性及道德倫理的追求（這點同樣重要）；然而，至今為止，大多數人卻依然認定電擊痙攣休克治療法弊大於利。

最常被提到的壞處分為兩大類：其一，會傷害大腦構造；其二，會導致記憶喪失——第一點倒是很容易就能被推翻。過去 70 年來，科學家一直努力尋找電擊痙攣休克治療法導致大腦損傷的證據，他們測量了接受此療法的患者的各項指標，確認他們是否因此產生小至細胞、大至整體大腦功能等規模不一的改變，結果卻一無所獲。[4]

精神科醫師薩米爾．喬哈爾（Sameer Jauhar）以及戴克蘭．麥克洛林（Declan McLoughlin）在《英國醫學期刊》（British Medical Journal）的討論中寫道：「科學界對電擊痙攣休克治療法的爭論早已在數十年前結束。」[5]即便如此，也不代表公眾對該治療法的爭議已然平息，反而因為許多醫師及患者分享了與此有關的可怕經驗，而甚囂塵上。[6]

在科學界的討論消退的原因，是這些所謂的可怕經驗，並沒有任何高品質的神經科學研究佐證。想說服科學家，就得拿出實驗組與對照組比較。確實有經過治療的研究對象產生大腦損傷的證據，但腦細胞本來就會自然凋亡，且（正如本書一直在探討的）大腦會因為各種條件而變化，而這種變化並不能當作它受到損傷的佐證。

更甚者，倘若電擊痙攣休克治療法真的與用顯微鏡才能觀察到的細小變化有關，那接受了該治療法的患者因而中風[7]或癡呆[8]的機率應該會上升才對；然而事實並非如此。在動物實驗中，電擊痙攣休克治療法反而增加了大腦細胞新生（也就是神經生成），對海馬迴的影響則尤為顯著。此現象也有人體實驗結果支持：接受電擊痙攣休克治療法以後，受試者海馬迴的其中一個區域明顯變大了，證明該處確實有新的腦細胞生成。[9]總而言之，比起大腦凋亡，電擊痙攣休克治療法更有可能催生新的腦細胞。

第二種可能造成的傷害，則比較合乎實際情況：確實有許多具說服力的證據指出，患者在接受電擊痙攣休克治療法後，可能出現記憶損傷的嚴重副作用，不過據信，幾乎所有案例產生的都是短暫的記憶損傷。有項囊括了 84 項研究的分析，在追蹤 24 種不同的記憶與認知變項後發現，患者在接受電擊痙攣休克治療法之後，認知下降的現象持續了 3 天。到了第 4 天，這 24 項測量結果中有 23 項顯示，患者接受治療前後的表現並無差異或提升；經過兩週後，則無任何變項呈現患者的認知受損，包括記憶在內的認知能力，反而比接受治療前的表現更佳。[10]

別忘了，就算此數據來自龐大的群體（以此處提及的研究而言，是 2,981 位患者），就科學研究的角度來看，確實相當可信；但無論是何種療法（藥物、心理治療、裸蓋菇素），在每個人身上產生的副作用必然不同：仍有許多人表示他們出現長期記憶喪失的問題。我們絕對不該輕忽這些人的親身經驗，也不該忽略任何本以為某種治療安全無害，卻因此而經歷不良感受的患者。

當然，主觀的記憶喪失問題可能來自患者的憂鬱症：它確實可能造成難以忽視的記憶損傷。[11] 但不可否認，這也可能是一小部分患者會有的嚴重副作用，只是從大型研究看不出來而已。倘若能深入研究哪些人可能遭遇記憶喪失、其背後原因為何，醫師便更能在治療前辨別出可能的風險，患者也能得到治療利弊的完整資訊。

然而，令人遺憾的是，無論是上述研究，還是有關療效的科學證據，都不足以改變大眾對電擊痙攣休克治療法的觀感。我曾在某次會議上，聽到一位精神科醫師如此說道：「關於電擊痙攣休克治療法的輿論論戰，我們已全盤皆輸。沒有任何證據能夠扭轉大眾的既有認知，還是努力研究其他腦部刺激療法吧。」

正因如此，自 2000 年代始，美、英等各國的相關主管機關批准了多種用於醫療的腦部刺激法，也已順利將它們應用於各種心理健康與神經疾病的治療中。

＊＊＊

雖然聽起來有點科幻，但將電流從腦外輸入腦內以改變大腦狀態，其實已經是年代久遠的概念了。在即將進入 19 世紀時，義大利物理學家兼醫師喬凡尼．阿爾蒂尼（Giovanni Aldini）提出理論，認為輕微電流能夠治療某些精神疾患。在此論述的推波助瀾之下，歐洲各地於 19 世紀末開始出現提供電療的診所，且許多都位在海濱水療中心和度假村裡。[12]

然而不久後，在精神藥理學革命期間，科學界研發了許多抗憂鬱劑與其他藥物，電療的效果相形失色。在這之後，靠電療治療精神疾患或提升幸福感成了過時的手法，藥物（還有初期的電擊痙攣休克治療法）則取而代之成為主流治療方式。

到了今日，腦部刺激的風潮再次興起。不過，現代的腦部刺激在許多層面上都與過去大不相同：因為科技的進步，我們更能精準針對特定（神經科學研究發現與某些疾患有關）的腦區，並使用經嚴格規範與安全性測試的方式刺激。儘管遠不及藥物或心理治療那麼普遍，但已有許多醫療院所採用腦部刺激技術來治療心理健康疾患，其中最常見的是憂鬱症，除此之外也有強迫症與慢性疼痛等。早期一連串極具開創性的腦部刺激的神經科學研究，啟發了後續成千的科學與治療研究，而我的臨床實驗（彼得自願擔任受試者的那個）也是其中之一。

早在 19 世紀的電療診所出現之前，物理學家與科學家就已經廣泛地將電用在醫療上了。有些人認為，電療最早的臨床使用紀錄應該是在公元 47 年左右，羅馬的宮廷醫師斯克里波尼烏斯・拉傑斯（Scribonius Largus）運用電來治療偏頭痛以及其他症狀——他會將電鰻直接放在病人的肌膚上，或是將患者的四肢放進裝著電鰻的水缸裡。[13]

到了 18 世紀中期，電療的形式又稍微變得複雜了一些。當時，義大利與德國的科學家都曾運用早期的電池電擊患處，來測試是否能靠這樣治療癱瘓與麻痺。[14]剛開始的效果看起來大有希望：這確實治好了患者癱瘓或虛弱的部位，甚至對積疾多年的人也有效。

關於電療的各種正面實驗結果在在顯示其前景看好，因此很快就傳到了當時的美洲殖民地。該世紀數一數二偉大的人物，位於賓夕法尼亞州的班傑明・富蘭克林（Benjamin Franklin）開始接到許多電話，這些人聽說了他在物理學上的長才，希望「接受電療」[15]來治療自己的疾病。然而，富蘭克林卻發現這些自願者接受電擊後，癱瘓或中風的症狀僅被暫時緩解，而且他認為其中有部分效果是來自安慰劑效應（後來大家也普遍認為，嚴重的中風或癱瘓患者中，只有極小比例能因電療獲得長期效益）。

即便如此，富蘭克林與許多人依然對電療治癒疾病的可能性懷抱希望，而且也確實有一些案例成功了，包括一位有功能性（而非癲癇性）抽搐發作問題的女性。[16]與此同時，英國也有許多罹患類似疾病的人因為電療而順利痊癒：其中有位拄了七年拐杖的患者，單靠一次電療就能再次自由行走了；[17]另一位幾乎全身癱瘓的患者，也被電療完全治癒。[18]

即便這些案例確實與富蘭克林少數幾次成功治癒患者的經驗吻合，卻與大多數患者並無長期改善的現象背道而馳。以現代的眼光來看，成功案例或許是罹患了功能性神經疾患，所以比因中風或其他原因而癱瘓的患者，更有機會藉由電療痊癒。

雖然富蘭克林的多數患者的症狀都在短期內有所緩解，不過他認為那只是安慰劑效應所致。倫敦的神經科學家威爾佛雷德・哈里斯

（Wilfred Harris）也和富蘭克林有同樣的直覺反應：「電池體積越大，效果通常就越好，因為大的電池比小的更令人印象深刻。」[19] 我們在第五章也探討過了，安慰劑效應確實十分強大，不管是電池還是電刺激本身，都會影響患者對身體症狀變化的預期。

還有一項相當具說服力的假設提到，刺激大腦或人體末梢，使本來虛弱或癱瘓的四肢產生暫時性的移動，就能改變患者原本對身體的預期、學習新的經驗，使症狀有所緩解。[20] 對失能原因是大腦的學習與期待功能受到干擾的患者來說，光是這樣的變化，或許就能令他們徹底痊癒。

• 現代的電刺激治療

我做過許多次腦部刺激——身為神經科學家，擔任實驗中的小白鼠也是工作的一部分。這次你朋友需要試驗新的裝置，所以由你當實驗對象；下次就輪到對方當你的實驗受試者了。

經顱電刺激術（transcranial electrical stimulation）就像彼得接受的治療一樣，會引起些微刺痛感，有時則更強烈一點，感覺像有細小針尖在頭皮上戳刺。進行刺激時，會把僅幾平方公分大的電極用膠黏在你的頭皮上，也可能先把它包在海綿裡，以降低與頭皮之間的電阻抗。有時候，電極下面的那塊頭皮會溫溫、癢癢的；除此之外，沒有什麼太戲劇性的變化。你的肌肉不會抽動，你也不會突然變得絕頂聰明（許多人一開始還因此感到失望）。

這種療法的電流十分微弱（大約 2 毫伏特），因此對腦細胞的影響也非常溫和。輕微的電流刺激，能使在電極位置附近的腦細胞更容易放電，也會讓腦細胞產生與神經可塑性有關的變化。與其他腦部刺激形式不同的是，它通常不會引起腦細胞放電。

經顱磁刺激術（transcranial magnetic stimulation）則是第二種常見的腦部刺激。它利用磁場來進行治療，對腦部的影響比前者更大：將一個又大又沉的 8 字形線圈精準地放在頭部某個位置，線圈所形成的磁場，就會使大腦該特定區域的腦細胞放電。與經顱電刺激術的些微刺痛感相比，經顱磁刺激術會讓患者產生更強烈的被拍打感，有時候甚至有點惱人。

在某些有趣的神經科學實驗中，科學家會將線圈放在大腦運動皮質上。該腦區的不同位置對應人體各部位，而當線圈直直指向掌管手指動作的區域時，人的手指便會不由自主地抽動。這個過程完全無痛，只是有點令人驚訝罷了。科學家甚至可以刺激該腦區的周邊區域，使手指一根接一根輪流抽動。經顱磁刺激術非常安全，只會暫時左右你的腦細胞放電，雖然當下造成的影響顯而易見，卻是來得快去得快，一旦放電恢復正常，手指就能重回你的掌握之中了。

正因為腦部刺激的影響只是暫時的，一旦停止就會恢復原狀，若希望可以產生長期變化，就得進行更長時間的刺激，重複以電擊或磁場影響大腦。經過一段時間，大腦的電興奮性就會改變，即便停止刺激了，變化也能持續存在。[21] 多次療程後，相應變化便能維持更久，這正是我們能靠腦部刺激處理憂鬱症及其他心理健康疾病的前提。

現代科學界中，已有大量藉由長期重複腦刺激來提升心情的相關研究。其中，經顱磁刺激術與電刺激術最常被用來刺激太陽穴正上方的背外側前額葉皮質（dorsolateral pre-frontal cortex）：此腦區所屬的網絡與注意力焦點、短期記憶力、決策力息息相關，在罹患憂鬱症後，它的活躍程度會下降。

憂鬱症患者大部分皆有以下共同經驗：變得無法專注、難以做決定。雖然大多數人都有很難專心的時刻（有些人則比其他人更常發生），但罹患憂鬱症會令人喪失集中力，因猶豫而總躊躇不前——這大概是令人數一數二痛苦難耐的症狀了。腦部刺激能暫時提升背外側前額葉皮質的活躍度，[22]藉此嘗試改善患者聚焦在自身思緒上，以及控制情緒的能力。

在經顱磁刺激術（會產生被拍打感的腦部刺激）的臨床實驗中，重度憂鬱症患者通常會連續幾週前往診所，接受一週約 5 次的治療。許多人的憂鬱症症狀在接受 20 次 40 分鐘的經顱磁刺激術後確實減緩了，[23]而且好轉機率是安慰劑的 2 倍以上。[24]某些新興治療方式，則採用更短、更密集的療程：近期有項研究，以連續五天、每天 10 次療程的頻率進行治療，其中超過 90% 的患者症狀大幅改善。[25]

＊＊＊

不管是臨床實驗還是醫療院所，通常只會在患者對抗憂鬱劑或心理治療的反應都不如預期以後，才會選擇進行腦刺激，[26]這也是其效果更令人印象深刻的關鍵所在。跟其他方法一樣，經顱磁刺激術也不是在所有人身上都能發揮療效；即便如此，其效果的優異程度，依然促使愈來愈多醫療院所選擇該療法，並讓許多患者因此受益。

然而，與藥物或心理治療相比，經顱磁刺激術有實作上的條件限制，包括治療儀器及工具太昂貴且龐大、需要由經合格訓練的技師操作等等，這並非大多數診所可以輕易跨過的門檻。我們的實驗則使用經顱電刺激法治療彼得，雖然不像經顱磁刺激法那麼聲譽卓著，但所需器材更便攜且實際，同時也能刺激到背外側前額葉皮質。

一開始，經顱電刺激法的臨床實驗確實看似前景大好：其中一項研究中，憂鬱症患者接受了 5 次歷時 20 分鐘的療程，而這種溫和的電刺激治療確實大大降低了他們的憂鬱。[27] 這樣看來，電刺激似乎不僅能單獨進行，也能增進其他療法（如：心理治療）的效用，提升患者有良好反應的機率。

所以，在我攻讀博士時，大半時間都於倫敦各家憂鬱症治療中心來回奔波，為彼得這樣的人們進行經顱電刺激治療。我們認為，提升前額葉的腦部活動，或許就能增加患者接受認知行為治療後康復的機會——這個假設的前提是腦部刺激能幫他們更深入參與心理治療的過程。患者通常可能會因難以集中注意力及做決定而不易投入於療程之中，這往往也是憂鬱症令患者苦惱不已的關鍵。

這項實驗[28]花費了多年時間進行，盡心盡力投身其中的除了我、我的指導教授約翰．羅瑟、與我關係密切的同事精神科醫師卡米斯．哈拉昆（Chamith Halahakoon）之外，還有其他數十位科學家和臨床醫學專家。然而，要是將整個過程快轉就會發現，簡單來說，我們原先的假設錯了。

經過兩個月的電刺激與心理治療後，患者確實有所好轉；但與接受假電刺激（安慰劑）的患者相比（他們也接受了心理治療），實際進行腦部刺激的改善效果並沒有特別顯著。接受了腦部刺激的實驗組中，大約有 20% 的患者好轉情況比安慰劑對照組更佳；但這差異並沒有大到可以讓我們斷言腦部刺激的效果優於安慰劑效應。

除此之外，還有幾項原因。最顯而易見的是，平均來說，腦部刺激的效果沒有比安慰劑好——安慰劑就已經很有效了，受試者還都有接受心理治療，而那也很有用——有時候就是這樣，你的假設就算經過了謹慎評估、精心設計，也依然可能是錯誤的論述。

另一種可能性則是，腦部刺激或許真的多少有效，但需要規模更大的臨床實驗，才能測量出相關數據（就統計而言，就算只是要驗證小小的效應，還是需要有很多受試者進行實驗）。總之，在思量了這兩種可能性後，我的直覺告訴我，至少平均而言，腦部刺激的作用就是不如預期。

不過，我還是想讓你知道，確實有部分患者意外地因為腦刺激和心理治療的結合而好起來了。記得其中一位患者艾瑞克告訴我：「心理治療對我從來都沒有用，就算服用了抗憂鬱劑也毫無起色，但經過每週的腦部刺激以後，心理治療好像不像以前那麼無用了。它真的對我有幫助。」

事實上，有些患者跟艾瑞克一樣，對腦部刺激的反應特別好。而在研究了每位受試者的大腦成像後，我們找出了原因。因為腦部刺激而好轉的患者，其背外側前額葉皮質在療程開始前的活躍度就比較高、更接近一般人的狀態，而且前額葉皮質越活躍，康復的機率就越高。不過，在安慰劑對照組的患者身上就沒有這種現象了：他們的前額葉活躍程度與是否因療程好轉並無關聯性。

腦部刺激會在目標腦區本來就比較活躍的大腦中發揮效果。因為每位受試者接受的刺激量都一樣，這讓我不禁思索，也許那些好轉的受試者的大腦，並不需要太多額外的刺激，就能變得活躍；而沒有好轉的那些人，則需要更強或更久的刺激。

我們還沒有定論，不過這種生物性差異或許解釋了為何腦部刺激只對一部分的人有效。倘若真是如此，未來便可以根據患者大腦的基準狀態來調整刺激的強度：假如患者腦區活躍的程度與健康的人差異較小，腦部刺激的強度就弱一點；若差異較大，腦部刺激的強度就強一點。

如果腦部刺激的優點是能精準作用於特定位置，那想必也能隨著患者的個體差異，被應用在不同腦區上；但它依然受到限制。因為刺激源自外部，所以只能影響到相對接近頭骨的腦區。

提升這些腦區（如背外側前額葉皮質）的活躍度，確實能有效治療某些疾病；然而，有許多同樣重要的腦區則位在刺激能企及的範圍之外。來自頭部外的刺激，無法安全、準確地影響像杏仁核這樣位於大腦深處的腦區（還有其他先前討論過的，與心理健康疾患有關的大腦深層結構）。

因為這樣，有些腦部刺激技術捨棄了穿透頭骨的途徑，從更深處著手。深層腦部刺激會透過手術將電極植入特定結構，直接將電流傳導至該處的腦細胞。此技術與第四章在腦中植入電極的實驗相仿，但更加細緻。

• 深層腦部刺激

現代深層腦部刺激原本是用於治療晚期帕金森氏症的手術。提升患者腦內多巴胺含量的其中一種方式，是使用左旋多巴類型的藥物，但藥物並非每次都能奏效，而且高劑量的左旋多巴還可能導致危險的副作用。

就在數十年前，科學家發現，透過手術植入裝置刺激大腦深層結構，幾乎可以取代多巴胺在移動行為上扮演的角色。將微小的電極植入負責抑制或激發多巴胺釋放的腦區，它就能掌握失調的腦迴路，讓運作恢復到接近正常的狀態。雖然乍聽之下很像科幻小說的情節，但全球已有超過 100 萬位患者因為此技術而獲益。它成了重要的救命索，令重度帕金森氏症患者能不受那麼多苦，就重拾走路、說話、移動的能力。

2000 年代初期，神經學家海倫．梅伯格（Helen Mayberg）因該技術對帕金森氏症的優異療效而受到啟發，率領了一群科學家與醫師，首次進行了以深層腦部刺激治療憂鬱症的臨床實驗。[29]

這次實驗的 6 位患者都患有「頑固型」憂鬱症，這代表他們經過了 4 種包含藥物、心理治療或電擊痙攣休克治療法在內的治療方式以後，依然沒有好轉。研究團隊在患者的深層腦區「膝下前扣帶皮質」（subgenual anterior cingulate cortex）植入電極：梅伯格早先曾提出該處是導致憂鬱症的關鍵所在。膝下前扣帶皮質的活動會在受試者感到悲傷時增加，若是成功治療憂鬱症，該腦區的活躍度就會降低。[30]這個結論成了梅伯格與科學團隊將此腦區當作研究目標的合理依據，認為只要利用電流改變它的活躍度，就能扭轉患者的心情。

這項臨床實驗的 6 位受試者當中，有 4 位的憂鬱症因為深層腦部刺激而有了「驚人且持續」的緩解，[31]而且每位患者都表示，在手術過程中感受到了心情變化：電極開啟時，他們覺得「空虛感消失了」，或是感覺舉目所及的景象變得更加銳利，色彩也強化了。

這效果確實鼓舞人心，畢竟過去無論什麼療法都對這些患者沒用。而且梅伯格與團隊挑選的腦區，也確實是減緩憂鬱的關鍵點：在其中一位患者身上，他們發現，該腦區變得越不活躍，患者的感覺就越好。**深層腦部刺激改善了憂鬱症，而且它對受刺激腦區的影響，確實是患者好轉的原因所在——隨著大腦的活躍度愈來愈接近正常狀態，他們的感覺也一點一點更好。**

梅伯格的臨床實驗，顛覆了大家對心理健康疾患的思維。突然間，直接改變特定腦區似乎成了重症合理、可行的治療方式。如今，世界各地都在嘗試針對不同腦區的深層刺激術，也因此治癒了許多患有強迫症[32]或妥瑞氏症[33]等神經精神疾患的患者（不過手術仍存在風險，因此目前只會在症狀非常嚴重，且其餘療法皆無效果的患者身上嘗試此療法）。

＊＊＊

儘管直接刺激特定腦區是一條革命性的全新治療途徑，這條路卻沒那麼平順好走。

如同梅伯格的實驗，部分患者在腦中植入電極後，憂鬱症便奇蹟般地康復了。對這些人來說，深層腦部刺激確實救了他們一命；然而，在一開始的成功之後，此療法卻陷入爭議。

2013 年進行了史上規模最大的深層腦部刺激臨床實驗，卻因初步成果不如贊助方預期而遭到腰斬。[34]實驗終止引發科學界與醫學界的瘋狂臆測，坊間流傳著外洩的副作用報告，神經學家與精神科醫師則從同事那裡聽到各種傳言，包括深層腦部刺激不僅無法治療憂鬱症，甚至對患者有害。大眾輿論又退回了黑暗的起點。

除此之外，許多科學家也開始認為，起初那些奇蹟般康復的案例，只是再次證明了安慰劑效應可以多有效。老實說，每一種療法中，都有安慰劑效應的功勞，而非比尋常的侵入性治療對預期的影響，就如我們先前所提——「電池的體積越大」，患者對順利康復的期待就越高。

臨床實驗雖然失敗，受試者身上卻出現了有趣的現象。該臨床實驗終止後，再也沒有新患者進行深層腦部刺激，但先前已植入電極的人仍可繼續接受治療，研究人員也獲准持續進行數月至數年的後續追蹤。在這段時間內，有愈來愈多人漸漸康復，兩年後，半數受試者的憂鬱症都明顯減緩。以症狀這麼嚴重的憂鬱症患者而言，這實在是非常驚人的數字。[35]我們可以透過這個例子清楚了解，臨床實驗真的不容易。研究終止得太早，結果就可能宣告失敗，因此永遠與有實際療效的療法失之交臂。

深層腦部刺激是一個相當極端的例子，讓我們意識到對某些人有用的療法，反而可能對其他患者造成危害。部分負面傳聞所言不虛，有些患者確實在接受深層腦部刺激後病情惡化，有些人的腦部出現感染現象，甚至有些患者自殺身亡。綜觀各種結果，搞清楚療法對患者造成截然不同影響的原因，以及該如何減少副作用發生，才是真正的關鍵。

***

和經顱電刺激術一樣，深層腦部刺激對大腦的作用以及對心理健康疾病的療效，都與患者原本的大腦狀態息息相關。這簡單的事實，或許也是影響抗憂鬱劑、心理治療等療法能否發揮效果的主因。

照理來說，腦部刺激應該更能應對這種變動因素才對，畢竟我們可以按需求調整刺激的強弱程度。然而，客製化腦部刺激治療的最大阻礙在於，我們很難即時測量患者當下的腦部活動。我的研究會在治療前先透過功能性磁振造影來評估每位受試者的腦部活動基準，但每個人每一天、甚至每一刻的腦部活動，都可能產生變化。要是能知道那瞬間的腦部活動情形，就能夠根據大腦當下的狀態，來調整刺激的強弱。

將個人化醫療應用於深層腦部刺激，在近來變得實際可行了。患者腦內植入的電極不僅可以監控腦細胞，也可以刺激特定腦細胞的活動，不過這種方法目前仍處於發展初期。對任何療法都沒有反應的憂鬱症患者，可以在腦部植入電極，讓電極「傾聽」他們當下的腦部狀態，據此調整刺激腦細胞的電流。[36]

根據每位患者的腦部狀態變化，來進行客製化、細緻入微的治療，對能接受此療法的患者來說，無疑是一大福音；但是，實際執行卻得花費龐大的心力。除了進行手術以外，還得做繁瑣的紀錄，而且大規模用於治療的可行性也還充滿未知。

深層腦部刺激或許能為那些已一籌莫展、沒有其他選擇的憂鬱症患者帶來一線生機；然而，跟其他心理健康療法一樣，它的效果對部分患者來說，也可能和安慰劑差不多。因為患者還必須承受手術風險，找到方法辨別能真正受益的群體、盡可能優化患者接受刺激的方式，正是我研究領域的當務之急。我期盼，「真正適合」的患者未來能有機會選擇這種風險較高的治療方式，因為它確實在一些人身上發揮了絕佳療效。對別無選擇的患者來說，深層腦部刺激療法或許能成為他們的最後希望。

對其他人來說，非侵入性的腦部刺激雖然無法精準影響深層腦區，但它的治療風險相對較低，因此或許會慢慢變得和藥物及心理治療一樣普及。除此之外，目前科學界正在研發非侵入性的腦部刺激術，能在不進行手術的前提下影響深層腦區（如杏仁核），因此，將來或許會有介於兩者之間的全新選擇出現。

• 優於常態

既然腦部刺激可以改善心理健康與神經疾患患者的大腦，那是否也能合理地想像，它能讓安然無恙的大腦提升至優於常人的狀態？

2010 年代關於腦部電刺激的實驗，令許多「神經駭客」冒出在家親自嘗試的靈感。他們從網路上購買非醫療器材裝置，或用 9 伏特電池自行組裝設備，希望藉此令自己的心情、聰明才智，甚至打電動的技巧變得比平常更好。你應該看得出來他們為何被吸引：對神經駭客來說，腦部刺激就像聰明藥一樣，能夠提升天賦。

我在開始研究腦部刺激之前（大約 2012 年）花了點時間細讀神經駭客的建議。他們公開了自己的裝置設定，主張大家該以每天、甚至一天數次的頻率刺激腦部，並且嘗試不同的腦區——其中有些意見卻未經試驗。

令人印象深刻的是，每個人的分享都十分透徹，詳盡記錄了裝置組成、設定、實際進行的每一次調整，當然，也不會忘了闡述自己的成功經驗：他們在論壇中貼文，說自己如何因為腦部刺激而在某款電動遊戲中戰無不勝；在校成績從 C 提升至 A；甚至有些因焦慮和心情低落而掙扎的人，得以不再為其所苦。

我知道你現在在想什麼：這些人都是受到了安慰劑效應影響！哎，對許多人來說或許確實如此。輕微的腦部電刺激到底能否造成這麼巨大的變化（甚至超越你把裝置綁到頭上時的那份期望），目前仍沒有一致的科學證據。

儘管結果比預期的更微妙、多變，但在條件受到控制的實驗環境下進行電刺激時，似乎真的能為認知與心情帶來某些益處。不過，即便在實驗室中獲得了明確佐證，神經駭客所使用的方法，與他們聲稱在模仿的神經學研究之間，關聯性卻相當模糊。這是因為他們的實驗基礎通常來自十分吸引人的網路傳言，因此無法合理解釋腦部刺激帶來的巨大安慰劑效應，可能導致他們的實驗結果遠遠超過任何實驗室的研究結果。

嘗試未經試驗的實驗裝置，也會帶來出乎意料之外的副作用：神經駭客就常因電流強度過大或傳導出錯而燒傷頭皮，我還讀到有人因此失去色覺的紀錄（我甚至不知道他們的裝置到底可不可能導致這種結果）。受試者堅信自己因為單一次的腦部電刺激，再也看不到除了黑與白之外的顏色；然而在數量龐大的實驗室研究之中，這種副作用卻是前所未見。失去色覺的問題，或許與腦部刺激本身無關；或許是某種「反安慰劑」效應；也或許是超乎尋常的刺激或裝置所導致的副作用。

無論如何，糟糕的副作用似乎沒有澆熄神經駭客對腦部刺激技術的熱忱，也並未打擊科學家的熱情。他們仍潛心投入研究各種腦部刺激的方式，以求直接提升與心理健康有關的大腦迴路，覺得這個議題實在令人興奮不已的我當然也不例外。

某些腦部刺激方式，或許會為心理健康療法帶來翻天覆地的變化；有些方法最後則可能被證明只是徒勞無功——老實說，我也還在努力搞清楚哪些是前者，哪些會走向後者的結局。話說回來，還是建議大家現階段不要在家親自嘗試打造腦部刺激裝置。假如你對此真的很有興趣，可以在自己的所在地附近找找有沒有相關的實驗室，並前往應徵成為受試者；要是你真的想自己來，那麼，以接下來兩章的內容為基礎會更加安全。

我們接著要提到的方式歷史悠久，卻永遠不退流行——從消化系統、睡眠到運動習慣，藉由改變身體系統來促進心理健康。

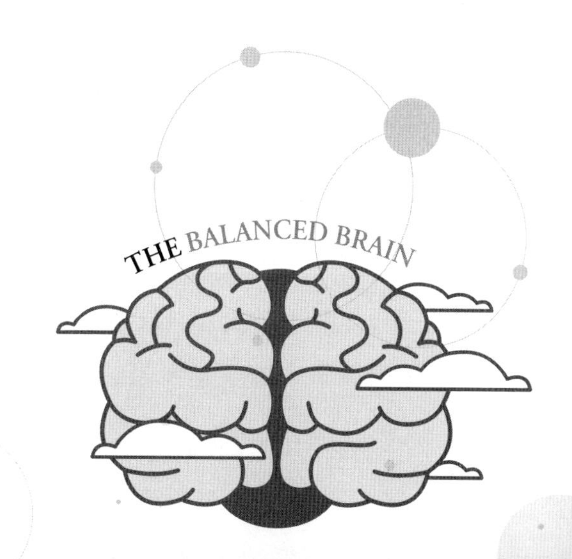
THE BALANCED BRAIN

CHAPTER 10

改變飲食、睡覺和運動習慣，能讓我們更快樂嗎？

多數人的一生也許不會經歷嚴重到需要進行電刺激治療的憂鬱症，但心理狀態一定有潮起潮落，思考「該如何讓自己快樂一點？」也是難免。

聽到這個問題，可能有人會滔滔不絕：「啊，我要是千萬富翁，一定會更快樂。」沒錯，假如各項條件都居於平均值的一般人在中了樂透後辭掉工作、搬到郊區，他們的心理狀態確實會迅速提升。不過，這也只是暫時性的變化，等到習慣了新的生活型態後，幸福感又會回到與原來差不多的程度。

這不只是無法成為千萬富翁的平凡人用來寬慰自己的鄉野傳說。即使科學家們使用的數據與快樂的測量標準各有不同，但許多研究確實顯示，收入由低提升至中等（根據各國標準）時，快樂感會有所提升。然而，部分研究也表明，收入達到平均標準後，幸福感提升的可能性會大幅減緩：一些人會就此「滿足」。事實上，快樂甚至可能會在收入超過臨界點（根據各研究數值不同）後開始減少，例如在西歐，每年收入 145,000 英鎊的人，比年收入 73,000 英鎊的人不快樂（根據多項指標）。[1]

即便發生重大事件（無論好壞），我們的幸福感依然會根據環境做出調整，這就是所謂的**享樂適應**（hedonic adaptation）。儘管因為高收入而產生的快樂會因為享樂適應而消減，但它也能令我們在遭遇災難或創傷後繼續走下去。不過，有些磨難實在太過強烈（如：貧困、疾病、戰亂、虐待等），無法靠接下來要討論的生活模式調整、提升快樂感。

我們應該不難理解，持續遭受創傷的人會有不佳的心理狀態；真正令人費解的是，為何多數人在經歷了可怕的事件以後，仍能維持心理健康？[2] 正如第三章所提，我們在心理健康的科學領域中，將這種特質稱為「韌性」。每個人的生命中都會出現各種可能導致心理健康疾病的風險，同樣地，能使我們自我保護的因子也存在：**面對鋪天蓋地的巨大挑戰，大腦的某些特質能保衛我們的心理健康**。

韌性扮演的角色有點像心理健康的免疫系統。正如有些訣竅能促進人體免疫力一樣，也有方法能加強心理免疫力（在生理和心理的免疫力之間，其實還有些共通的影響因素）。**遺傳也多少決定了一個人在面對困難時所展現出的韌性高低，但大部分的影響來自可控環境條件（包含體內環境）**。

這也是為何許多人宣稱他們靠某些身體上的改變提升了幸福感，包括飲食、運動、手術，甚至更實驗性的手段（如：糞便移植）。長久以來，無論是不是科學家，許多人都認定某些運動與飲食方法能保護心理與身體健康，古希臘的醫師希波克拉底（Hippocrates）就曾寫道：「單靠飲食無法維持健康，必得輔以運動。」時至今日，有些科學證據則顯示，飲食與運動不僅能預防生理及心理疾病，還能廣泛地維持或提升心理健康。你我吃下肚的食物、做出的各種行動，究竟是如何辦到這件事的呢？

＊＊＊

要解釋改變生活型態為何能在某些情況下促進心理健康，我們得先回頭看看第一章提到的慢性疼痛。慢性疼痛導致心理健康惡化的部分原因顯而易見：疼痛是件不舒服的事，而這種不適感會使人悶悶不樂。然而，它帶來的影響遠遠不止如此——**慢性疼痛會導致與維持心理健康有密切關係的腦區和大腦網絡改變，使當事人在面對危及到心理健康的情況時更加脆弱**。

韌性則是另一個面向。能在短期內提升身體狀態的事物（如：休息、食物、棲身之所等）可以改善心理健康，不僅是因為它讓我們得以從疲憊、飢餓、寒冷中脫身，也因為它改變了負責保持身體與情緒恆定的腦區活動（請見第二章），增強了我們的「心理免疫力」。這也是為什麼運動、新的飲食習慣、更嚴格的睡眠規律會成為受歡迎的心理健康促進方式，使大家躍躍欲試的原因。即使沒有心理疾病，大多數人也都能因為培養心理免疫力，得以應對生活中的各種困難。

改變生活型態是如此風行，導致大眾在開始運動以提升幸福感之前，通常不會深究背後的科學機制。不過，科學研究確實顯示**生活型態的轉變，或許真的能影響某些大腦迴路，而更成熟的醫療方式（如：藥物或心理治療等），也正是在這些大腦迴路發揮效用**。

因為它對健康有益的優點不證自明，多數人會認定這對每個人都有效，而且不會有副作用；但這可不一定。研究也表明了，**改變生活型態，和其他改善心理健康的方式一樣，對某些人有效的同時，也會對某些人造成危害**。潛在影響因子仍有待探索，科學界目前還在研究能為心理健康帶來最大效益的時機及方式。

• 運動改變身心

「運動真的令我狀態更好、更有活力，也更快樂了！」不知道你從熱愛運動的人口中，聽過多少次這句無比惱人的話？

對某些人來說，這只是健身狂用來自我安慰的台詞。他們得靠此來說服自己，運動雖然無聊又痛苦，卻能得到社會欣賞的眼光；也有不少人會暗自同意這句話，只是不見得會洋洋得意地四處嚷嚷。

古希臘的醫師及哲學家加倫（Galen）說：「錯誤的飲食與運動習慣對心性有害。」[3] 加倫對飲食與運動在身心健康中扮演的角色有諸多著墨，認為健康會受多項外在因素影響，包括空氣、飲食、睡眠、運動、消化與排泄、情緒等（這份清單即便是如今看來，也相當合理）。[4] 他也主張，這些要素都有「最佳劑量」，得講求適度，其中標準則因人而異。舉例來說，運動量與強度應以身體素質為基準增減，就像要根據個人體重及耐受性來調整藥物劑量一樣。

加倫衡量運動量的標準，依照人們進行活動後喘不過氣的程度而定。他強調，對某人來說算運動的事，對另一個人或許不是：「……不會造成呼吸改變的活動稱不上是運動。若是某人的呼吸因為某種活動而增快或減慢，這對這個人來說就是運動。」[5] 這個觀點對後世有深遠影響，如今我們依然抱持著類似的概念：根據身體素質差異，每個人對運動的標準都不一樣。

＊＊＊

現代研究證實，運動（不管是單獨進行，或與其他療法結合，如：冥想等）確實對某些疾病有著極大好處，尤其是憂鬱症。有 25 項隨機對照實驗結果顯示，運動（尤其是中度至劇烈程度的有氧運動）具有強大的抗憂鬱效果；[6]不過，各項研究之間卻有頗大差異。多項研究的規模較小，無法代表所有患者的狀況，且不同研究囊括的受試者條件也不一（可能包括：無憂鬱症、輕微憂鬱、重度憂鬱症），更別說他們做的是不同運動了。

因此，若有某項大型實驗表示，在憂鬱症患者的照護中納入身體活動沒有任何影響，[7]可能是因為這項實驗的受試者比其他呈現正面結果的實驗受試者更憂鬱（所以運動或許對輕度憂鬱者比較有效）；可能是因為其他實驗的規模較小，且找來的受試者都是想運動的人；甚至可能是因為它鼓勵受試者從事的運動類型，沒有其他實驗那麼激烈。綜上所述，顯然**「運動能改善心理健康」的說法並非那麼簡單直接，會被運動或心理健康的具體細節左右**。

但這些健身狂說的話仍不無道理。一項針對 120 萬人進行的大型研究發現，有運動習慣的人心理健康狀況確實較佳。其中定期運動的人，與其他條件相似、但沒有運動的人相比，過去一個月內心理狀態不佳的天數少了 43%（受試者自評）。[8]不分年齡、性別、種族、家庭收入，也跟活動項目無關，運動與心理健康之間的正相關性確實存在。其中，團體運動、騎自行車、有氧運動、健身的效果格外優異。

這是一系列說明「運動越多對心情越有益」研究中最新的一項。當然，各研究結果之間互有關聯性，要是沒有先前的隨機對照實驗，我們很可能就會從此研究合理推斷「心理健康狀態越好的人，越可能運動」。這個方向的因果關係雖然也沒錯，卻無法解釋一連串研究之間的相關性。我們得以明白這點，是因為此研究的作者在分析時，謹慎平衡了運動者與未運動者的統計數據，以顧及受試者年紀、種族、性別、婚姻狀態、收入、教育水準、身體質量指數、健康狀況、憂鬱症病史的差異，因此使我們可以較合理地解釋，定期運動與心理健康狀態之間，某程度上確實存在因果關係。

不快樂的天數減少 43% 是個可觀的數字，但要是你真的超討厭運動，或許會說服自己，即使差距乍看之下很大，也只不過是每個月快樂的日子增加大約一天半而已，並沒有很多。然而，要是拿來跟其他預期可改善幸福感的事物相比，運動帶來的那一天半快樂，其實相當龐大。再拿收入來舉例：將收入從 11,000 英鎊提升至 38,000 英鎊（這是相當大幅度的加薪）所帶來的快樂換算成日子，連一天都不到。這個結果代表，與在西方國家從低收入提升至中等收入相比，定期運動所增加的快樂日子，是前者的逾 2 倍之多（數據來源為美國）。

此結果對某些群體的影響力甚至更大。舉例來說，在曾被診斷出憂鬱症的族群當中，有運動的人心理健康狀態較佳的日子，竟然比沒運動的人多了將近 4 天。其中，瑜伽和太極對提升心理健康的效果，比其他類型的運動（如：走路）更好——做瑜伽、打太極的人，每個月心理狀態不佳的天數，比完全不運動的人少了 23%。[9]

在你把書本丟下、開始運動之前，應該先評估自己目前運動的頻率。**儘管研究表明「運動整體來說就是有極大益處」，但這僅限於某個臨界點（甜蜜點）之前**，也就是每週 3 至 6 次，每次 45 分鐘的中強度或劇烈運動（或 70 分鐘的輕度運動）。運動頻率比此標準高的人，快樂的天數會比運動量稍低的人少一些。

事實上，太頻繁運動的人的快樂程度，與每週運動少於 3 次的人差不多，因此，現代那套多動多健康的觀念，或許不適用於心理健康。它們之間的關聯性，會在某個臨界點之前持續存在；超過以後，情況就可能反轉。假如此因果關係為真，就正好印證了加倫對世人的呼籲：「身體需要活動時，運動有益健康，而休息有損；身體需要休息時，休息有助健康，而運動有害。」他也提出了解方：「一旦身體開始感到痛苦，就該停止運動。」

除此之外，或許也有某些隱性因子多少影響了運動頻率過高與心理健康狀態較差之間的關聯性。不管是什麼研究，一定都存在不能被測量、統計的因素，此處指的則是其他心理健康症狀（而非憂鬱症，因為憂鬱症已被測量且考慮進去了）。舉例來說，假如某個沒有憂鬱症的人因為飲食疾患而頻繁運動，那麼，就算他的問題無法被數據包含，也會增加兩者間的相關程度。而其他心理健康問題（如：強迫症）也可能導致強制性的運動習慣，所以，在極端投入運動的群體中，或許有很多人是因為承受著額外的心理負擔，才會導致自評的快樂感比較低。

老實說，在這項研究發布時，我才發現自己也屬於太常運動的那群人，而且一旦有壓力，頻率就會更高。在疫情開始蔓延的頭幾個月，我甚至每天運動兩次，因為當時在英國，運動是唯一能踏出家門的理由。數年來，我也認識了許多跟我一樣的人，藉由運動減少焦慮與不安，在面臨挑戰時則動得更勤、更劇烈。照理來說，這種應對策略在某程度上確實有用。

目前已有足夠的證據顯示，適度運動能提升許多人的心理健康。但，真正的問題來了：為什麼？到底是運動帶來的身體變化，還是伴隨而生的某種心智活動（如：成就感），改變了心理健康？

＊＊＊

運動，以及廣義上的身體活動，對大腦的許多功能有著廣泛的影響。人體在運動的當下及之後，會釋放出數種神經傳導物質與荷爾蒙，其中之一，是我們早在第一章就提過、與愉悅感有關的「內源性類鴉片物質」。一般認為，這種物質在運動帶來的短暫快感及增加疼痛耐受度的效果裡，佔了一部分的作用。[10]

然而，想真正透過運動左右心情，還是得仰賴大腦的長期變化。其中一種可能的解釋，是運動會導致神經元的數量改變：它能使與記憶有關的左側海馬迴，[11]以及與決策、自我調控有關的前額葉和前扣帶迴皮質增大；[12]憂鬱症則相反，會導致這些腦區縮小。[13]雖然單憑人類腦區體積的變動僅能做出推測，不過也有動物實驗顯示，運動之所以能改變大腦結構大小，是因為它能促進腦細胞成長與存活。因此，其中一種主張認為，運動能夠抵禦、防止大腦縮小，從而對心理健康產生長期影響。

這僅是其中一種推測，畢竟我們無法直接測量人類大腦裡究竟有多少新生的腦細胞，只能靠其他指標（如：體積、血流量增加）來做出替代判斷，但這些指標的變化，也有可能是不同狀況導致。不過，在人類大腦中發現的現象，正好與從老鼠身上觀察到的相呼應：運動引發的血流量增加，與促進神經生成具有關聯性。[14]

另外，運動不只能直接影響大腦來提升心理健康，也可以透過降低發炎現象，[15]讓人體與大腦相互作用（第二章討論過），藉此扭轉心理狀態。

雖然上文只是非常簡短的概述，不過這項研究展現了運動如何影響人的周邊（身體）與中樞（腦）系統。它透過多種生物途徑以構築心理健康，其中大多屬於我們尚未知曉的領域。

在各種解釋運動與心理健康關聯的理論當中，也有一些與生物機制無關。舉例來說，許多人都認為**運動能提升自尊與「自我效能」（self-efficacy）等心理因素，亦即增強我們相信自己可以達成某些事情的信念**。[16][17]

不管提升的是自尊還是自我效能，都可以保護心理韌性、促進心理健康免疫系統活躍，降低罹患憂鬱症的風險。[18][19]然而，這些心理因素如何與運動對生理造成的影響（如：神經生成或減緩發炎）交互作用、介導，如今仍是未知。

＊＊＊

我們已經知道，運動會在許多層面上帶來與心理韌性有關的轉變，包含大腦、身體、思考模式等，卻無法確定為何它能改善心理健康。可惜的是，如今還沒有規模夠大、夠完整的人類研究，能讓我們了解這些轉變到底是怎麼提升幸福感，又是如何左右各種與改善心理狀態有關的心智活動（如：驅力、學習等）。

或許對熱愛運動的人來說，背後原因並不重要，總之有效就是有效。從這個角度來看，運動可以說是所有提升心理健康的方式當中，最吸引人、但也最不吸引人的一種。說它最吸引人，是因為從表面上來看，運動似乎比藥物、心理治療或腦部刺激更簡單便宜，沒什麼糟糕的副作用（除非你過量），又容易達到目標；說它最不吸引人，則是因為運動不僅令人疲累，而且也不是每個人都有足夠的時間和動機。有時候，心理健康疾患的常見症狀（如：失樂、疲倦、對未來悲觀、缺乏動力）會令患者更難起身，覺得運動不值得他們花費力氣。對某些人來說，就算「只是」運動，也比尋求其他治療要來得困難許多，或者只有在其他療法順利減緩提不起勁的症狀之後，運動才會成為一個可行的選擇。

值得慶幸的是，運動並非唯一靠改變生活型態來影響心理健康的手段。第二種方式，即使是痛恨運動的人應該也會喜歡，而且是你我生命中，最首要、最關鍵的事：睡眠。睡得好，心理韌性就會好；睡得不好，即使是再健康的人，也可能導致心理狀態惡化。

• 睡眠問題

大家都知道睡得不好的感覺有多糟：記憶與注意力下降、心情低落，連對疼痛的敏感度也都會增加。這些負面影響或許已經大到根本不需實驗就能證明，但這可阻擋不了科學家的研究熱忱。

他們找來了許多慷慨獻身於實驗的受試者，讓這些人睡眠不足以後，再量測他們表現出來的心理症狀：焦慮、憂鬱、感到壓力。不出所料，就算是沒有任何心理疾病的人，心理健康也一定會因為急性睡眠不足而惡化。[20] 在外面（有寶寶或失眠的人也可能是在家）混了一整夜以後，你或許會有以上部分、甚至所有症狀；比較少見的情況下，還可能產生幻視或幻聽。

我 19 歲時就有過這種經驗。當時我在大學上課，卻聽到了一些難以辨別的說話聲，而當下我已經超過 24 小時沒有睡覺了。記得我那時心想：聲音不是真的，是來自我的腦海；然而無論源頭是哪裡，那都一樣令人不安。到了隔天，腦海裡的聲音終於不再出現，我也大大鬆了一口氣——這就是「精神病症狀」，已知可能會因睡眠不足引起。

精神病症狀包含妄想與幻覺（例如我經歷的幻聽，但也可能在其他感官產生），[21]雖然通常與思覺失調症掛鉤，但也不限於此。100人當中，就有5至6人會經歷精神病症狀，[22]這個數字比罹患思覺失調症的人數高出300倍。

有項研究嚴格限制受試者每週有三個晚上只能睡4小時。與一整週都有正常睡眠的人相比，這些人產生精神病症狀的比例更高、[23]負面心情與擔憂感增加、短期記憶力則惡化了。最有趣的是，這些不同症狀之間並非獨立。**因睡眠不足而心情差的人，更容易產生妄想與幻覺**。對此現象的其中一種解釋是，睡眠限制會使心理狀態不佳，因此衍生出精神病症狀。

睡眠問題在心理健康疾患中也扮演了相當重要的角色，超過90%的憂鬱症患者都曾表示他們的睡眠品質不佳。[24]有些研究運用風險模型解釋了這個現象：**失眠是心理健康問題的風險因素之一，也可能造成憂鬱症復發。反之，良好睡眠有助提升韌性，能保護我們遠離各種心理健康疾病**。

舉例來說，若是某人在經歷創傷之前就有睡眠問題，經歷創傷後便更有可能產生創傷後壓力症候群。[25][26]這是個惡性循環，因為失眠可能引發心理健康問題，而心理健康問題又會令人睡不好（然後周而復始）。

＊＊＊

睡眠與心理健康之間的交互影響，不僅限於精神病症狀與創傷後壓力症候群。睡不好顯然是許多心理健康疾病的致病風險因素，良好睡眠則是能促進心理免疫力的韌性因子。一項研究以逾 15,000 位軍士受派駐前後的表現為樣本，調查結果呈現，在接受部署之前就有失眠問題的軍士，之後發展出創傷後壓力症候群、憂鬱症或焦慮症的機率更高。[27]

睡眠多項生理檢查（polysomnography）則顯示，幾乎所有心理健康疾病，皆伴隨著睡眠障礙的問題。[28] 有 92% 的憂鬱症患者表示睡眠受到干擾，其中嗜睡（睡太多）與失眠（睡太少）都是常見症狀，同位患者甚至可能一次有這兩種問題。[29] 除此之外，有 75% 的焦慮症患者主張自己有睡眠問題，而它也預示了創傷後壓力症候群患者五年後恢復的機率：無睡眠障礙的患者中，有 56% 痊癒了；有睡眠障礙的患者中，則僅 34% 康復。[30] 被首次診斷出精神病症狀的患者中，80% 的人至少有一種睡眠障礙。[31] 這可以說明，糟糕的睡眠是眾多心理健康問題之間的共通點，我們稱之為「跨診斷因素」，意指此因素會導向數種心理疾病。

睡眠受到干擾，會改變大腦維持心理健康的認知歷程，包括本書中提到的各種途徑：導致認知障礙，讓注意力、語言能力、記憶力產生變化，[32] 增強人對於疼痛的敏感度，加劇慢性疼痛症狀。[33] 除此之外，身體不適的感受也會增加：睡眠不足者常表示有胃痛、肌肉痠痛、前額部位緊繃的症狀。[34] 這代表，**在生活中經歷讓睡眠受到干擾的壓力（如：生病、創傷、痛苦的事件），容易從生理層面上（睡眠障礙）引發心理健康狀態的惡化**。

不過，每個人的心情、認知、疲憊感及身體症狀受睡眠影響的程度都不同。有些人對此特別敏感，一旦睡眠問題發生，就可能導致會同時影響大腦與身體系統的各種疾病。舉例來說，以慢性疼痛為特徵的纖維肌痛症（fibromyalgia）通常由身體或心理壓力引發，睡眠障礙就被認為是一大肇因。[35]

睡眠不足會影響廣泛大腦系統、助長多種心理健康問題，因此改善失眠問題，顯然就與提升心理韌性有正相關性。舉例來說，若睡眠障礙真的是造成精神病症狀的元兇之一，那麼，改善睡眠想必能減緩症狀吧？

幾年前，科學界透過大型隨機對照臨床實驗證明了這一點。[36]實驗中，超過 3,700 位有失眠問題的大學生，被隨機分配到會實施心理治療（透過手機進行認知、行為、正念的心理治療，進行睡眠衛生教育，讓受試者寫睡眠日記）的實驗組，和不進行任何治療處置的對照組。10 週後，實驗組成員出現妄想與幻覺的比例較低，失眠也減輕了。其中，不可忽視的是，受試者睡眠習慣的變化，正是療程能夠減緩精神病症狀的一大原因：根據統計，受試者妄想症狀降低的原因，有 60% 仰賴睡眠狀況的改善。

除此之外，失眠治療也對其他影響心理健康的因素（如：憂鬱、焦慮、幸福感）有所助益。睡得更好，或許是提升心理治療療效的一種方式，甚至能讓某些人從根本降低未來需要進階治療的可能性。

最後還有一件事想探討。儘管睡眠不足確實會造成生理及心理的負擔，卻有一種神秘的例外，令人難以忽視：它對心理健康有著極大（但也只是暫時）的好處。

幾十年來，科學家發現，部分重度憂鬱症患者在經歷急性睡眠不足後，心情會有突然且劇烈的提升。然而，這種戲劇性的影響力轉瞬即逝：短短兩週後，效果就會消失。[37]這或許是透過晝夜節律紊亂對心情的影響來發揮作用，此假設後來也透過「生物時鐘治療法」（chronotherapy）得到證實。此治療法需要剝奪當事人一定程度的睡眠，再令他們接受清晨日光的照射。[38]

請注意，急性睡眠不足療法只對約 45% 的重度憂鬱症患者有效。即便如此，能暫緩憂鬱症還是令人感到安慰，我的不少患者也都對此十分受用。最重要的是，短暫的緩解或許能成為啟動長期介入措施（無論是藥物、心理治療或其他療法）效果的臨門一腳。[39]即便只是暫時改善心理健康狀態，有時也對個案大有助益，對一小部分的憂鬱症患者來說，短時間的睡眠剝奪，恰好就能做到。

＊＊＊

睡眠展現了體內恆定對生存來說多麼重要。我們可以為了做實驗或治療憂鬱症暫時剝奪睡眠，但只要生而為人，終究得睡覺才能活下去。要是把它與心理健康一同放在「生存」的框架下檢視，就能明顯看出兩者的連結：用以維持心理健康的大腦認知歷程（如：愉悅感、疼痛、學習、內感覺、驅力等）能幫助我們建立出精準有用的心智模型（mental model），而心智模型則能讓我們避開對生存有害的事物（如：疼痛、飢餓等）、尋求對生存有利的條件（如：愉悅感、睡眠等）。

倘若生存因素面臨危害，我們對世界的認知就會受到影響，例如睡眠不足與疼痛，會間接影響其他幫助我們維持生命的認知歷程。

同理，荷爾蒙（如：性荷爾蒙、壓力荷爾蒙，以及其他能表現體內狀態的荷爾蒙）也會導致心理健康狀態週期性下降，例如女性在經前與經期中時，憂鬱症與精神病症狀可能加劇。[40]

但是，從正面的角度來看，我們也有機會藉由滿足低層次的生存訊號，來改變心智模型，例如靠著進食迅速撫平「餓極生怒」。這些生存機制，包含睡眠、對感染源的發炎反應、迴避危險、進食的生物過程等，都有帶來良好心理健康狀態的能力。

接續這點，我將在下文帶你了解最後一種能改善心理健康的生活型態：飲食習慣。飲食會影響心理健康的概念，已深植於我們的文化之中，且不斷成長茁壯。不管是在社群媒體或平時與朋友的對話，只要涉及健康，總不免俗地會提到這個議題。它確實有部分為真，但在談這件事時，我們還是得抱持一定的疑心，不可大意。

• 人是否真如其食？

若是和那些對藥物抱持懷疑態度、崇尚「自然」的心理健康專家聊聊，他們立刻就會要你好好檢視吃進肚子裡的食物，因為「飲食就是良好心理健康的來源」。這種說法確實有部分根據：貧血或嚴重缺乏維生素可能導致某些心理症狀（如：疲倦），飢餓也會大大影響情緒與心理健康，畢竟這是生存受到威脅的危險訊號。

儘管如此，飲食的侷限依然頗大。在此，我想認真探討兩個問題：除了極端失衡的狀況以外，我們吃下肚的東西是否真的能改善心理健康？為了追求良好的心理狀態而改變飲食，又是否會造成危害（副作用）？

我跟千禧世代的年輕人一樣愛吃藜麥，但不會因此嘗試說服他人改變因壓力而生的不良飲食習慣。在此也順便告訴你，其實到目前為止，沒有太多科學證據顯示高脂飲食對心理健康有害。

支持這個觀點的研究發現，以高脂飲食餵食老鼠，確實會引發類焦慮與類憂鬱行為（有趣的是，這種飲食也會提高牠們血液中的壓力荷爾蒙與發炎反應，這可能就是行為改變的主因）；[41] 但是，尚未有人體研究能證明，攝取垃圾食物與糟糕的心理狀態之間，確實存在因果關係——實在有太多因素，會同時導致心理健康不佳，與飲食習慣充滿「垃圾」了（如：貧窮）。

也有一些初步證據表現出相反的情況，即某些食物確實能增進心理健康。不過，這可能僅適用於一開始狀況就比較不好的人，也未知原因何在。研究指出，健康的飲食習慣（尤其是所謂的地中海飲食）能一定程度地「預防」憂鬱症，[42] 通常包含了大量的水果、蔬菜、堅果，加工肉品則相對較少（再加上適量酒精）。已有少數隨機對照實驗顯示，這兩者間不只是有所關聯而已。

一項實驗便將 152 位自陳有憂鬱症的受試者隨機分組，一些人會收到三個月份的地中海飲食餐盒和六個月份的魚油補充劑；其他人則會在六個月內以兩週一次的頻率參與社交團體（這項用來當作對照組的介入措施確實很不錯，但還不夠完美，因為它雖然確實能提升心理健康，卻會令受試者明白自己被分配到的是對照組）。[43]

跟對照組相比，收到地中海飲食餐盒的受試者的憂鬱症確實大幅減緩了，心理健康狀態也有所提升。該研究團隊表示，提升各種必要營養素的攝取，或許真能改變大腦功能、改善心理健康；但我們實在很難證明後面這個推測。

這套論點還是有些道理，因為膳食營養素對大腦的各個功能來說都不可或缺，例如維持神經元訊號正常傳遞，或減緩大腦與身體的發炎反應。[44]然而，我們無法透過實際測量腦部變化來確認此推論是否為真。目前，的確有部分研究結果顯示補充某些營養素能改善心理健康，但背後原因為何，還沒有明確答案。

＊＊＊

跟睡眠一樣，飲食對改善心理健康的作用也具有多面向，可能是因為它對相關生理作用的間接影響（包含發炎反應）；也可能是部分食物，與某些對心理健康很重要的大腦功能之間，有直接的關係（但這個論點的猜想成分很大）。就我推斷，比起進一步提升均衡的飲食習慣，也許補足既有的營養缺乏問題，更有機會促進心理健康（這就撇除了超級食物營養補充品能讓所有人感覺更好的可能性）。

目前有種備受矚目的飲食方式，以改變腸道菌群為目標。正如第二章所提到的，過去幾年來，因為幾個相當具說服力的動物實驗，我一直相信，調控動物的腸道菌群，可以改善牠們與心理健康有關的行為。不只是我，大眾與科學家也都大受相關研究吸引。

其中一項研究中，老鼠經歷了早期壓力（在幼年時便讓牠們與母鼠分離幾天），因此導致類焦慮行為產生。令人吃驚的是，這些類焦慮行為，竟然因為益生菌改變了腸道菌群而有所緩解——[45]甚至不需要抗憂鬱劑，僅靠飲食習慣就得以改善。這些老鼠的腸道菌群變成了牠們抵抗焦慮的韌性因子，也就是（源自腸道的）心理免疫力。很多食物裡都有益生菌，例如優格、泡菜、康普茶（市售益生菌補充劑當然也是），於是我第一次看到相關資料時便心想，假如這對人類有效，拜託也算我一份吧（我正好很愛發酵食物，所以這對我來說犧牲不大）。

相較於運動鍛鍊或調整睡眠，修正飲食習慣聽起來實在簡單多了。然而，有項近期研究集合並分析了所有嚴謹的臨床實驗結果，卻發現腸道菌群對改善憂鬱與焦慮只有些微成效，其中對憂鬱症患者的影響較大。*[46]目前，這個領域的研究如雨後春筍；然而，能證明補充益生菌與改善心理健康之間有因果關係的證據還是不多，而且也還不清楚它在過往的實驗中有效的原因。

支持益生菌的科學研究，時常宣稱一種可能性：腸道菌群的多樣性，與心理健康有直接關係。他們認為，腸道內的微生物能透過多種途徑傳送生物訊號、藉此跟大腦溝通，其中或許有某一種（或多種）管道，能直接扭轉心理健康。

不過，我在第二章已提出了另一種可能性，亦即腸道菌群落會間接影響心理健康。你可以試著想像其中一種解釋：加強腸道菌群落多樣性（或是其他與飲食相關的人體生物機制），能減緩某些生理問題（如：脹氣和消化不良）。這似乎是一種合理的假設，畢竟身體更好顯然對心理健康有益，只是透過間接的方式實現（不適或疼痛得到舒緩）而已。另一種假設則是，來自腸道菌群的訊號也許能提升某個層面的心理健康（如：減緩疲勞），當這些因素改善以後，便能對整體心理狀態產生連帶的正面影響。

因為心理推論偏誤，我們無法判斷以上幾種解釋孰是孰非。除了不可能得知實驗老鼠的感受之外，就算受試對象是可以描述感覺的

＊ 些微成效的其中一種解釋是，這些被隨機分組的憂鬱症患者中，與服用安慰劑的人相比，服用益生菌後好轉的可能性多出了17%。

人類，也得盡可能取得完整的生理數據，才能搞清楚益生菌究竟是如何改善（或無法改善）他們的心理健康；但目前這方面的能力仍舊有限。

以上只是我的簡述。如今，相關研究瞬息萬變，也許很快就會有人提出其他的最佳解釋。說實話，因為這個議題真的太吸引人了，科學家和大眾有時會操之過急，畢竟改變飲食再簡單不過，要是真的有機會靠吃來治好憂鬱症，你可能也會想嘗試吧。不過，我很清楚，**我們需要更多確切證據，才能判斷改變飲食是否真能提升心理健康；要是真的奏效，也得弄懂背後的運作機制才行**。

因此，現階段而言，我的建議是：如果你本來就喜歡德式酸菜或其他富含益生菌的食物，那就吃吧；若非如此，那就別吃。至少益生菌的好處，以及它跟心理健康之間的關係，在有更多更強而有力的證據背書之前，別這麼做。最理想的情況，則該等釐清它的作用方式與原理之後再吃。更重要的是，現在已有證據顯示，**假如你正為憂鬱症所苦，抗憂鬱劑帶來有感助益的可能性，比微調飲食要高上許多**。

•「健康生活」的副作用

假如你曾有過心理狀態不佳的經驗（就算只是些微或短暫惡化），一定多少聽說一些可以「輕鬆」改善心理健康的方法，例如慢跑、多吃巴西莓、少吃蛋糕等等。你或許會認為它不夠科學而選擇忽略，也可能全心投入，或是抱著姑且一試的心態淺嘗則止。

無論嘗試的是什麼方法，我猜你都已經體會到，能讓別人快樂的飲食或運動習慣，卻可能使你痛苦。跟藥物、心理治療等臨床療法一樣，飲食、運動和其他「生活型態」的介入措施也會導致生理變化，可能成為令某些人順利康復的蜜糖，也可能是對其他人毫無作用、甚至造成危害的毒藥。

因此，我們一定要了解任何療法或介入措施究竟會改變哪些大腦系統，以及可能的益處與風險，而不是一視同仁地大肆推薦某種治療方式。無論這些方式是否真正有效，你都該搞清楚背後的原理。

談到抗憂鬱藥物、啟靈藥，或是電擊痙攣休克治療法這樣的腦部刺激時，副作用會成為首當其衝的議題；然而，與心理治療相同，在討論非醫療性質的「生活型態」介入措施時（無論是生理或心理層面），我們常常忽略其中的風險或副作用。

儘管改變飲食或許真的有助於身體健康（甚至可能改善心理健康），但它也確實與某些潛在危險有關。一項研究顯示，越常控制飲食的人，產生心理健康問題的可能性也越高，包括情緒調節能力下降、自尊心降低、罹患飲食疾患等。[47]該研究也詢問了受試者是否曾「節食減重」，但就算只是增加「健康食物」攝取量的飲控方式，也可能造成危害。

近年，還出現了「健康食品癡迷症」（orthorexia）一詞，指人過度著迷於攝取健康食物。[48]一個人在健康食品癡迷症傾向測驗中的得分越高（包括會考量食物的營養成分、吃了「不健康」的食物會有罪惡感等），在憂鬱症（以及暴食症〔bulimia〕）症狀測驗中的得分也會越高。

＊＊＊

對大多數人來說，飲食限制似乎是能改善健康、又相對無害的方式：至少它不像藥物那樣，貼著不良作用的警語標籤。至於前述節食與心理狀態惡化的關聯，也可能是因為心理健康狀態較差的人，本來就傾向有控制飲食的行為；而不一定是因為控制飲食，才導致心理狀態變差。

不過，有著名的臨床研究顯示，控制飲食並非完全無害。在最極端的情況下，它可能導致罹患飲食疾患的潛在風險浮上檯面，例如神經性厭食症（anorexia nervosa）——它是所有心理健康疾病中死亡率最高的一種。若進行飲食控制的是青少女，這種風險甚至會比一般高得多，舉例來說，14 歲就曾有節食行為（吃得少、擔心變胖而拒絕飲食、注意自己吃下的東西等）的青少女，未來四年內產生飲食疾患的可能性會大幅上升。[49]

以人口統計數據來看，群體中飲食疾患的罹病率與節食的盛行率呈正比，具有家族史或其他心理疾病者，得到飲食疾患的風險也特別高。[50]即使節食與飲食疾患之間的關係是雙向的，前者也可能是後者的初步表現，所以控制飲食其實真的沒有乍看之下那麼無害。

並非每個人都會因節食引發飲食疾患。你或許對控制飲食的各種好處不為所動，甚至哀嘆自己無法讓它變成根深柢固的習慣——但這其實代表你很幸運。這種抵抗力源自人類為了生存的自我保護，包括（大多數人）對食物酬賞的強烈渴望、飢餓時的不舒服，以及飽足帶來的舒適感。**節食的困難與不適大於獎勵，這恰好與生存本能背道而馳。**

但是，因為大腦處理酬賞（尤其是飢餓感與飽足感）的差異，會導致有些人覺得節食比進食更能得到回報。厭食症都是從節食開始的（不一定是為了減重），過程中其他人和自己的讚美與肯定，可能會強化對節食的正面連結，進而導致患者從刻意控管飲食變成不由自主地限制，最終產生飲食疾患。這跟從娛樂性轉為強迫性使用藥物相當類似，可能牽涉到大腦中負責形成習慣的深層神經元（如：背側紋狀體〔dorsal striatum〕）的敏感度。[51]

或許在確診飲食疾患後，大腦處理飢餓感的方式，會產生某些基層的改變。大多數人都討厭飢餓、喜歡飽足，然而，我訪問過的厭食症患者通常都表示，吃飽令他們感到痛苦、不適；飢餓反而可以使他們放鬆、減輕焦慮。過往的一項心理學研究中，研究人員請厭食症患者與非患者在飽足狀態下評比自己的心情，結果厭食症患者表示負面感受的比例較高，沒有厭食症的受試者則反之（此研究中，兩個群體飢餓時的感受沒有差異）。[52]

這就代表，對許多人來說舒適、有益的事（擺脫飢餓、飽足），反而會令厭食症患者感到嫌惡。而理論上，人類追求飽腹的本能，也真的可能被避免負面感受的驅力蓋過。歷史中，多個極具影響力的厭食症理論模型都指出，患者的胃會因此產生正向迴路：他們吃得越少，就越能從中獲得更大的飽足感；吃下較多（一般份量）的食物時，則會感到不舒服。[53]

不過，近代研究則表示，對人體內在訊號（內感覺）太過敏感，可能是此現象的肇因：當預期即將用餐時，厭食者會表示自己的心跳與呼吸加強了。[54]內感覺受到干擾，反映出身體與大腦之間的訊號傳遞有所改變，因此成為某些人容易罹患厭食症的原因，導致他們對即將用餐這件事感到焦慮，並促使他們閃躲飽足感。[55]除此之外，有厭食症風險的人，更善於從負面回饋中學習並建立預期，[56]這會令他們比較努力閃躲內在感受帶來的負面經驗。舉例來說，倘若飽足感被視為懲罰，他們就可能避免攝取食物、願意餓肚子並抑制進食。

每個人對內在狀態的感受，究竟為何如此不同？過去的厭食症理論模型並未解釋，為什麼只有少數人容易產生正向迴路；大型的基因研究則發現，某些基因差異可能導致罹患厭食症的機率提高，其中部分與新陳代謝有關。[57]所以，飲食疾患可能是由新陳代謝（而不只是大腦）導致：基因差異與節食行為結合後，造成大腦與新陳代謝的變化，進而構成飲食失序的生理模式，此模式可能持續數年，甚至終生。

厭食症只是許多飲食疾患的其中一種，其他還包括暴食症和嗜食症等。不同疾病之間的神經變化可能只有部分重疊，但節食是它們的共同風險，也都會對健康造成令人擔憂的負面影響。即便並未達到診斷標準，但長期限制食物攝取、過度關注體重、痴迷於「健康飲食」等，都可能導致心理與身體健康下滑——只要問問有這些習慣的人就知道了。

對公共衛生的宣傳來說，飲食疾患是一個棘手的難題。將目標訂為「減少肥胖問題」的公共衛生活動，幾乎都將焦點放在體重增加的危險性，以及減重對健康的好處上。活動單位這麼做確實有正當理由，畢竟目前大部分的人都有過重問題，而這確實會引發許多疾病（但也不一定是肇因）。不過，在接收這些宣傳資訊的人當中，有些人可能正面臨飲食紊亂的處境，這些訊息反而會導致他們的心理健康惡化、提升飲食疾患的風險。總而言之，飲食失調對大眾健康也有著深遠的影響。

＊＊＊

沒有一種生活型態能提升每個人的心理健康，但對某些人來說，改變某些生活方式真的有效。我們得以努力透過各種方法改善心理健康，是因為背後有共通的神經與生理作用支持，這些共通作用提供了線索，幫助我們尋找哪種方式行得通。

某些介入措施確實對多數有心理問題的人有效，例如運動。假如你感到低落，卻不曾以任何手段提升心情，增加運動量就很有可能（但也不一定）有用。然而，多運動或改善睡眠等習慣或許無法馬上實踐，對那些心理疾病較嚴重的人來說，甚至可能得等到找出適當的藥物或腦部刺激療法，使病情有所好轉後，才有辦法改變。

假如你嘗試了攝取維他命、參加運動課程、採用新的飲食習慣來提升心理健康，可能會發現這些努力確實有所回報。不過，真正令你好轉的原因並不單純；其中，當事人對效果的預期（也就是安慰劑效應）不容小覷。而容易受安慰劑效應影響不見得是件壞事，畢竟這讓你更能體會到介入措施的正面效果，即便不是透過傳統途徑生效的方法也一樣。

前文中討論過的所有生活型態改變，不太可能都是因為安慰劑效應才發揮效果。不過，一切還蘊含許多未知。確實有許多飲食習慣，能提升缺乏某些營養的人的心理狀態；但我們卻不清楚，這對本就健康的人會有什麼作用。除此之外，比較細微的改變（如：補充益生菌）是否真有超越安慰劑效應的影響力，目前也無從確定。

不出所料的是，事實一再表明，**無論是哪種方法，當這些行為（如：嚴格控制飲食或運動過度）讓你變得不快樂，對心理健康造成的傷害，就會遠大於原來「不健康」的習慣**。假如你不喜歡某些事，就不該為了追求心理健康，忍受它帶來的痛苦。為了不確定能不能得到的益處而受傷，並不值得。

最後一章想討論的是文化對心理健康與心理疾病的影響。兩者的定義是由社會構築，約定俗成的觀念會因時空背景產生差異。身處不同環境時，對心理壓力的認知會大相逕庭，此認知也可能改變對心理疾病的體驗。

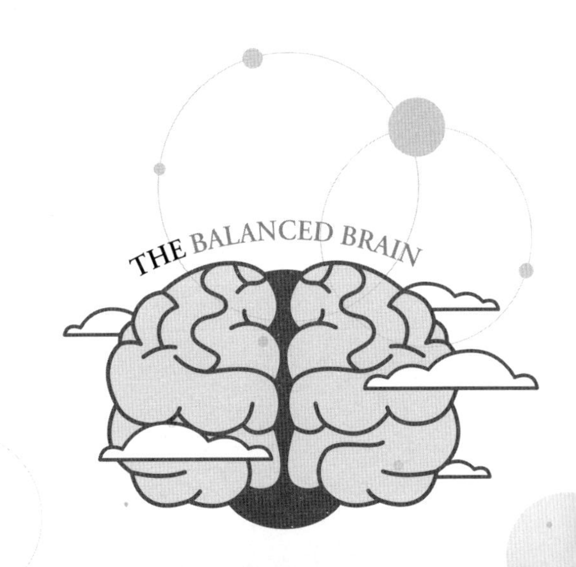
THE BALANCED BRAIN

CHAPTER 11

心理健康與相關疾病的變化

現今社會造成世人心理健康愈趨惡化的說法層出不窮，而且這也不是歷史上的頭一遭。古往今來，新潮文化大多透過年輕人的行為展現，而且總會成為眾矢之的，被指責為國民心理狀態惡化的根源。倫敦的《泰唔士報》（Times）就曾刊載：「我們責無旁貸地警告所有家長，應避免讓自己的女兒受到如此有害的傳染。」這就像我們現在會讀到的那些批評抖音（TikTok）的意見，但它卻來自 1816 年對華爾滋的評論。[1]

這些保守人士的想法，某方面來說也沒錯。文化確實形塑出了我們的心理健康，而且不見得都是好的那種。然而，這些人為了改善現狀所提出的、更「優秀」的文化，卻通常不甚明確，而且大多是那些令更以前的世代感到不滿的事物。舉例來說，現在會提倡多看小說、少滑 Instagram，但在英國的維多利亞時代，女性閱讀小說其實被視為危險的休閒娛樂。[2]

不過，大眾似乎有志一同地認為人類正面臨「心理健康危機」，其中以兒童與青少年最為嚴重。早在新冠疫情到來以前，*[3]英國人的焦慮症、憂鬱症、飲食疾患、自傷行為確診率就已穩步上升：2003 年至 2018 年，在某些年齡層中，焦慮症與憂鬱症患者的數量增幅超過一倍；[4]除此之外，注意力不足過動症（attention deficit hyperactivity disorder，ADHD）以及自閉症類群障礙（autism spectrum disorder，ASD）的確診率，也在這段時間翻倍增長。[5]

大多數人都認為，這個現象（以及其他國家、群體的類似數據）代表年輕人的心理健康日漸惡化；不過也有人批評，心理疾病的盛行率上升，可能代表獲取診斷變得更加容易、對心理健康的意識提高，甚至診斷標準的變動。[6]

值得琢磨的是，確診率並不完全與其他心理健康不佳的指標吻合。一項大型研究發現，**儘管兒少的心理疾病確診率急遽上升，但報告中精神困擾和情緒健康的程度，卻沒有呈現一致的趨勢。這種矛盾現象，或許是人們對心理疾病的認知改變所致**。[7]

人類會受到文化形塑並與之互動，隨著世代和地理位置而產生不同程度的變化。所以有些心理健康疾病似乎只會在某些時空出現，但最常見的那些卻橫跨了國家與時代，呈現出相似症狀。精神疾病與文化密不可分的特質，說明了某些心理健康的通用經驗。對相似神經變化的感受，可能因為身處迥異的文化環境而有所差距；不同的分類標準與多樣的文化因素，更可能成為形塑疾病特質的關鍵。

＊＊＊

舉一歷史上的知名病症為例：歇斯底里（hysteria）。19 世紀的西歐國家中，這是一種針對女性的醫學診斷，但類似的疾病記載可追溯回十分久遠之前，典型症狀包括昏厥、類癲癇發作（今日稱為非腦癇發作〔non-epileptic seizures〕）、失憶、癱瘓、疼痛，以及其

＊ 一項加拿大研究，總結了兒童與青少年在疫情期間的心理健康狀況：「每況愈下，偶爾好轉。」1,000位年輕受試者當中，有70%以上表示，他們至少有一項心理健康範疇惡化；不過也有大約25%的研究對象表示，他們至少有一項心理健康範疇改善。

他各種身體與心理症狀。歇斯底里原本被視為生理問題，後來卻被歸類為精神疾病，此轉變深受佛洛伊德的影響。佛洛伊德認為，會確診歇斯底里的不只女性，並隨後在 1905 年診斷自己患有歇斯底里。它在精神病學上的定義關鍵是，患者通常會表現出與生理疾病有關，卻無法用病理學解釋的症狀。[8]

今日，歇斯底里這個診斷結果已不復見，許多人甚至主張，它根本未曾真的存在過。這會不會只是一種廣泛的診斷結果，將許多因癲癇、疼痛或其他生理疾病所苦的女性，誤診為精神病患？

歇斯底里究竟是真實的臨床現象，或只是醫學界的性別偏見，無疑引起了諸多爭論。確實，這個診斷結果包含了許多厭女元素，甚至連名稱都充滿性別歧視：hystera 為希臘文，意指子宮。在西元前 400 年的古希臘，歇斯底里這個詞被用來描述「子宮在身上亂跑」造成的眾多症狀，早婚、多生幾個小孩則可以避免這些問題。[9] 有些人認為，希臘人是從古埃及那邊承接了這個概念，但證據不多。[10]

然而，說它不存在吧，歇斯底里的精神病學症狀，卻在各文化中都有驚人的一致性。多數的科學與醫學研究都以小部分特定群體為對象，心理學界將之稱為 W.E.I.R.D.，分別代表：西方（Western）、受過教育（Educated）、工業化（Industrialized）、富裕（Rich）、民主（Democratic）。即便歇斯底里的症狀在各地的稱呼不同，但它的盛行率，以及在各社會文化群體裡的表現方式，都相當一致。[11] 只要想想非腦癇發作就會知道，多數關於這種病症的研究都以 W.E.I.R.D. 為對象，[12] 但不管是在巴西、[13] 中國西南部 [14] 或印度，[15] 它的盛行率、年齡範圍、性別比、風險因子都十分相似。

歇斯底里橫跨時空，只是在不同世代中被賦予了各種名稱，如：「瘋舞」（dancing plague）、「砲彈恐懼」（shell shock）等。早在中世紀，歇斯底里成為常見的診斷結果之前，就已記載過如今稱為「集體歇斯底里」（mass hysteria）的現象，[16]在當時被描述成具傳染性的痙攣與舞動行為。19 世紀，歐洲出現愈來愈多歇斯底里的醫學診斷以後，便開始將非腦癇發作稱為癔病性癲癇（hystero-epilepsy，又稱歇斯底里癲癇），[17]在那之後，第一次世界大戰的軍士表現出的歇斯底里症狀（那些並非源自疾病，且能透過既有臨床檢測，與神經疾患區別的症狀）則被稱為「砲彈恐懼」（shell shock）。[18]

每個時代都有不同疾病出現、消亡，但疾病發生的機制會橫跨時空持續存在。那些在歷史上曾確診「歇斯底里」的患者，在今日今時，或許會依症狀不同，分別被診斷為功能性神經疾病、精神疾病（如：恐慌症）或傳統神經疾病（如：癲癇），也可能不會得到任何診斷。現代已沒有「歇斯底里」的診斷結果，但相關症狀並未隨之消失，畢竟那些都是真實的醫學現象。就此看來，「歇斯底里」仍以某種形式存在著。

＊＊＊

既然疾病會隨文化轉變消逝，當然也就會隨之誕生。2002 年，美國生物學家瑪莉·雷濤（Mary Leitao）曾用「莫吉隆斯症」（Morgellons）來解釋她兒子持續搔癢的症狀，[19]這個病症在 1600 年代被用來診斷法國孩童出現的皮膚感染問題。她發現兒子身上出現了某些不明「纖維」，因此認為這與之相符。[20]

自從雷濤將有關論述發表在網路上，又進一步上了新聞以後，全美國民眾紛紛開始覺得，自己也罹患了這種疾病；然而，大多數人的病況卻與法國史上記載的莫吉隆斯症不符（現代患者幾乎都是成人，且多為女性）。

這些號稱得了莫吉隆斯症的現代患者，症狀正好吻合論壇、部落格、各種文章裡的描述：極劇烈的搔癢感、皮膚下有異物爬動的感覺、傷口處有纖維狀物質。在此疾病終於獲得命名的頭十年內，自我診斷為莫吉隆斯症的患者數量急遽增加，遍布全球的 15 個國家，人數超過 15,000 位。[21]

經過多年的請願後，美國疾病管制與預防中心（US Centers for Disease Control and Prevention，CDC）終於著手正式調查，評估「莫吉隆斯症」到底是不是一種全新的流行病。2012 年，他們提出報告，[22] 表示這些患者的傷口中，並不存在任何寄生蟲或分歧桿菌（mycobacteria）。他們臨床表現出的皮膚損傷，其實與昆蟲叮咬或慢性搔癢的表徵一致；至於那些「纖維」，則是皮屑或棉花纖維素的混合物。

這份詳盡的調查報告指出，莫吉隆斯症似乎並非寄生蟲感染病。經他們判斷，患者表現出的症狀，其實與寄生蟲妄想症（delusional parasitosis）相符。[23] 寄生蟲妄想症是一種嚴重的心理健康疾病，患者會堅信自己的身體受到昆蟲或寄生蟲等病原體侵擾，造成他們極度不安。此結論也與其他可信的大型研究一致，舉例來說，其中一項在歐洲進行的皮膚感染妄想症研究，就沒有在自稱罹患莫吉隆斯症的患者身上，發現任何遭受感染的證據。[24]

然而，就算有再多的研究報告背書，那些患者的感受也不會憑空消失。現在，仍有許多患者及倡議組織堅稱，莫吉隆斯症是受病原體感染所致（他們會通常將此歸咎於與萊姆病有關的螺旋體屬〔*Borrelia*〕細菌），認為醫學界刻意掩蓋或忽視其存在。倡議組織資助了許多似乎支持此論述的科學研究（但這些研究的成果並不明確，甚至有某些無症狀的人被檢驗受到感染），不過截至目前，未有任何獨立調查單位能複製出研究結果。[25]除此之外，甚至還出現一些以動物為對象的代理型寄生蟲妄想症：全球的上百位獸醫表示，有些飼主堅信自己的寵物身上有水蛭、跳蚤或罹患莫吉隆斯症，但牠們沒有任何受感染的徵象。[26]

我並不是要忽視（也並非想掩蓋！）莫吉隆斯症對患者造成多大影響。只是，根據目前最具可信度的證據，它最可能的成因是妄想（我是指大多數案例，另外一些患者可能是其他皮膚問題）。網路上出現病友社群也很合理，因為這顯然令患者痛苦不已，而且也難以治療。他們先是滿心恐懼於自己生病了，再來還感受到醫師的忽視。

寄生蟲妄想症不是患者假裝出來的，而是來自他們對「自己身上有寄生蟲」的預期與信念。這些預期與信念，可能受到行為強化（如：抓、摳、洗太多次澡等），因此造成生理症狀。

不過我認為，莫吉隆斯症在網路上的能見度與社群影響力，也是導致某些症狀受到放大，甚至在虛擬世界中傳播的原因之一。這彰顯了，文化也可能導致疾病蔓延。

＊＊＊

讀到這裡，你可能會質疑：假如文化真的會影響精神疾病的概念與分類、甚至導致其傳播，那麼疾病顯然具有可塑性。這跟我在本書中所擁護的觀點（亦即心理健康與疾病都以生物學為基礎），又該如何結合呢？

我認為，二者其實是一樣的概念：心理健康不佳的人，身上確實存在某些獨特的生物變化，但這些變化也會因情境相異，得到不同的詮釋和體驗。社會與文化在任何疾病中都扮演了相當重要的角色，心理健康疾病尤甚。它不僅能左右我們描述疾病的方式，還會形塑疾病的經驗、決定誰是患者。而在現代社會中，「群體」也是重要的影響因素。

假如你在社會上屬於飽受偏見的群體（可能因為性別、種族、性傾向，以及其他種種因素），罹患心理健康疾病的可能性便會增加。少數族群的身分（定義隨地域及文化不同），會讓你更容易經歷創傷、霸凌、遭親友排斥等負面經驗，而我們知道，這將導致罹患心理健康疾病的風險增加，雖然並不足以單獨成為病因，通常還與其他社會因素構成錯綜複雜的關係。

舉例來說，許多人認為，歧視少數種族或民族會導致這些群體的心理健康疾患盛行率增加，[27]而在1990年代的倫敦，蘇格蘭或愛爾蘭出生的倫敦居民的自殺率，確實比在倫敦出生的居民高上2至3倍。[28]另外，非白人少數族裔（多為非洲裔加勒比人〔African Caribbean〕）的精神病發病率，也真的與他們在某地的人口比例呈反比：在少數族裔比例最低的社區中，該族群的發病率最高[29]（值得注意的是，後續研究探討了少數族裔社會地位與相對人口密度之間的關係，並發現他們之中嘗試自殺的人數與人口占比呈倒U形，也就是說，在少數族裔的人口比例非常低或非常高時，嘗試自殺的人數都會較少）。[30]

無論性別，同性戀與雙性戀比異性戀更容易產生精神病症狀，這有一部分來自遭到霸凌與歧視的個人經驗。[31] 風險因素會交互作用，導致各種的心理健康問題，舉例來說，同性戀或雙性戀男性，罹患重度憂鬱症與恐慌症的比例，分別為異性戀男性的 3 倍與 4.7 倍；同性戀或雙性戀女性，罹患廣泛性焦慮疾患（generalized anxiety disorder）的比例，更是異性戀女性的近 4 倍。[32]

＊＊＊

最後，我還想再提一種能證明精神疾病會隨時間推移不斷變化的病症：阿茲海默症。

等等！我聽見你的反駁了。有些人可能會抱持異議，認為阿茲海默症與其他失智症應該是神經疾病，而不是精神疾病；然而，在 20 世紀初期，思覺失調症與阿茲海默症確實都被歸類為失智症：當時的思覺失調症，被稱為早發性失智（dementia praecox，或稱 premature dementia）。[33] 在我們愈來愈了解阿茲海默症與其他神經退化性失智症的生理機制後，才開始將它們與精神疾病分開（有些組織會因為精神疾病背負的污名，而格外強調這點）。

醫學界對失智症的分類隨著時間而轉變，是因為我們愈來愈清楚疾病的生物機制；即便如此，存在於認知障礙（及大腦變化）光譜上的各種疾病能否被分類為失智症，仍會因嚴重程度與情境差異而有所不同。這與心理健康疾患的特質相仿：它與人生經歷的轉變有關，而只有在影響生活的程度超過某標準時，我們才會得到診斷或開始治療。

跟失智症一樣，本書中所有心理健康疾病的分類，也可能隨著時間推移而被修正。老實說，我真希望我們能更了解那些呈現出相同（或相異）症狀的生物作用，藉此改變診療方式。

對任何疾病來說，社會與文化都深具影響力，在精神疾病中則尤為如此。心理健康疾患的產生，需要會導致心理狀況不佳的社會因素，與本書探討過的各種生物途徑交互作用。艱難的經歷會經過大腦的學習，改變我們對世界的期待、影響心情，左右我們對疼痛或愉悅的感受，以及對身體的認知，而這正是心理健康疾病本質上是生物學問題的原因。

＊＊＊

儘管心理健康疾病的風險顯然源自某些社會因素，但最終還是得經由人體作用才能實現。我常拿呼吸道疾病來類比：顯而易見地，增加呼吸道疾病風險的是環境因素（如：污染、吸菸）；然而，不管是肺氣腫、慢性支氣管炎還是肺癌，導致罹病的最後一根稻草，其實還是人體的生物作用（最終共同途徑是呼吸道系統）。你可以把吸菸想成遠因，肺部、喉嚨、支氣管等器官的生理變化則是近因。同理，在心理健康疾患中，影響心理健康的遠因是社會因素（如：創傷、長期壓力、經濟不穩定），近因則是大腦與身體產生的生理變化（最終共同途徑是神經系統）。

即便曾經歷困難時刻，許多人卻從未罹患心理健康疾病，是因為其他經驗造就的各種遠因，都可能影響支持心理健康的生理系統（近因）。換句話說，那些被我們視為社會保障的因子，例如家庭、友誼、相對穩定的經濟狀況等，都會在你我面對逆境時，經由生理途徑來保障我們的心理健康。

疾病的界線與歸類可能隨時隨地改變，但心理健康與相關疾病的經驗卻共同存在。最重要的是，各種經驗、治療方式與生物性變化，不一定與我們最熟悉的診斷標準一致。就算症狀類似，也有可能因為時空相異，而被以不同的方式歸類；即便時空背景相同，科學家也愈來愈質疑，將心理健康疾病獨立於其他疾病之外，是否有失實用性。

如今，許多神經科學家都認為，從生物學的角度來看，精神疾病這個分類，已經不像過去那麼有意義了。它現在最實用的地方，就是幫助患者了解自身症狀；但多數患者都符合不只一種疾病的診斷標準，甚至連同種疾病的症狀，也可能非常多變（因為潛在的神經作用相當多元）。那些以某一種疾病命名的療法，例如「抗憂鬱劑」或「抗精神病藥物」等，其實都是跨診斷的治療方式，也能用來治療「憂鬱症」或「精神病」以外的問題。

說到這裡，我們好像光繞著語義學或哲學打轉了，但這說法其實很實際。倘若疾病的分類沒有和人體生物機制及治療方式完全吻合，就代表我們對心理健康和相關疾病的理解方向出了錯，這反而會減損發展更完善療法的可能性。舉例來說，科學家與其試圖找出符合現有診斷的療法，不如嘗試研發能改變特定生物或認知模式的療法，這樣才更能根據患者生理或認知上的特質（而不是他們的診斷結果）對症下藥。

***

為了朝全新模式發展，社會也需要有相應的進步。大眾普遍認為，倘若某種疾病能讓身體或大腦有生物性的變化，那就一定是「真的生病」，而不是「胡思亂想」。這解釋了失智症被重新歸類為神經性疾病，而不再是精神疾病的原因；也常常被拿來爭辯新疾病「長新冠」究竟是生理問題，或是心理問題。在病源不明的情況下，任何生物性變化都會被當作證據，用以支持該疾病是「生理」問題。

此主張蘊含了一個假設，也就是有一種獨立的疾病分類只會影響心理，與生理變化完全無關；但這種疾病分類並不存在。舉例來說，在長新冠患者[34]與重度憂鬱症患者[35][36]的血液中，名為白血球介素-6（interleukin-6）、白血球介素-1β（interleukin-1β）以及腫瘤壞死因子（tumour necrosis factor）的發炎指標都會上升。以此例看來，我們並不能單靠生物性變化是否存在，來區辨生理或心理疾病。*

生理、心理現象之間那條模糊的界線，意味著我們生病時的所有經驗，其實都與生理變化有關，因為是身體決定了我們是健康還是病懨懨；然而，嚴格地說，這些生理經驗又都源自心理，因為我們是靠心理來認知身體的感受。這也是為什麼，有些疾病剛好位於生理與心理的交界點。

確實，許多生理疾病的最佳治療方式是改變身體（如：抗生素治療感染、手術修復韌帶斷裂），但生理療法的應用範圍不限於此：一部分憂鬱症患者對這些介入措施（如：抗發炎藥物）的反應也十分良好。[37]同理，心理療法也可能成為改善生理問題的重要途徑：心理社會干預措施能有效改善關節炎疼痛[38]以及大腸激躁症。[39]

這並不是說你該在受感染時不用抗生素、改用心理治療（！），而是要理解，疾病雖然會導致生理感受，卻不代表生理療法就永遠是最佳解答。某些長期受生理疾病（如慢性疼痛）所苦的患者，也許能被傳統的心理健康療法治療；心理健康疾病患者則反之，或許能從生理療法獲益。

這解釋了生理與心理疾病之間的一些重疊，包括帶來的感受或疾病的源頭。舉例來說，我們很難區分「功能性症狀」與「因疾病或受傷引起的症狀」有什麼差別。想治療這些問題，就得更了解人類對生病的主觀體驗究竟以哪些生物機制為基礎，這或許正是疾病的重要肇因或影響因子。

＊＊＊

現代心理健康療法發展如此多元，我認為是相當正面的改變。無論是腦部刺激、啟靈藥，或是飲食、睡眠、運動，各式各樣實證有效的治療方式，想必會日益壯大。然而，實現一切的必要前提，是大眾對心理健康的想法有所轉變，而這項轉變則仰賴我們盡快達成以下兩點：

首先，我們必須跨越僅針對特定心理健康診斷治療的舊模式，更清楚界定各種生理、心理作用受損時所對應的治療方式。為此，**該著眼於現代心理健康領域的最大挑戰：為每位患者找出最符合個人需求的治療方式**。歷史已告訴我們，追求人人適用的統一療法是行不通的，無論擁護這個論點的聲浪有多大，都不該繼續走回這條老

＊ 這種生物學上的共通性，不代表長新冠和憂鬱症是同一種問題，而是彰顯了某些生理機制的存在，不能用來區別生理與心理疾病。我認為，長新冠或許囊括了許多病毒感染衍生的現象，而不是單一種疾病——當然，我也很樂見未來能有其他證據推翻此論述。

路。未來，我們應從僅根據診斷出的具體症狀來治療，轉為量測對個體有關鍵影響的作用，並以造成影響的系統為目標，使用最適切的治療方式（無論是既有的或全新的）。

第二項目標，是**摒棄過往「生理」與「心理」的分界**。這種區分方式不僅在科學界已過時，更會傷害許多介於兩者間的族群。那些看似無形且難以捉摸的、「想出來的問題」（如：精神痛苦、心理困擾），其實都真切存在，且可以被科學細細拆解、測量、改變。人的經驗皆由外界輸入（身體的感知）與自身輸出（大腦的期待）構成，它們以複雜難解的方式交互作用，也決定了我們的感受。理解讓人們生理或心理健康不佳的近因，正是改善問題的關鍵。

未來的社會，不會有僅屬於心理健康的重大突破。我們不會找到能克服所有痛苦的靈丹妙藥，而是會透過系統性的科學方法，探究是哪些生理或心理作用帶來了痛苦，並且找出可能具有療效的介入措施，甚至超越特定診斷結果，為每個人量身打造療法。各種作用的變化過程及相應的治療方式，將不再侷限於精神性或生物性、生理或心理的傳統框架中，而是會強調彼此間密不可分的關係。

我們的終極目標，則是將大腦適應環境、從各種經驗中學習的潛力化為現實，藉此構築每人專屬的幸福感。倘若心理健康（不論好壞）是由神經系統建構而成，那麼，它應該也能被重建才對。各種介入措施，不管是藥物、安慰劑還是談話療法，都是透過大腦與身體中負責維持恆定的系統間的連鎖反應，來改變我們對外在與內在世界的期待，藉以「打造幸福腦」。**對心理健康來說，喜悅雖稍縱即逝，但平衡卻是永恆的**。

—謝詞—

我很榮幸能夠寫作本書，為此我想衷心感謝令一切化為可能的每個人。

感謝我無與倫比的經紀人凱莉·普利特（Carrie Plitt），從無到有、一路看顧本書逐漸成形，花費數月時間，跟我一起努力促使本書誕生。

衷心感謝我的多年好友希西利·蓋福德（Cecily Gayford）慷慨貢獻時間閱讀原稿，而且沒有為此建議我還是好好當科學家就好。

很榮幸能在這段時間與企鵝出版集團的編輯喬瑟芬·格雷伍德（Josephine Greywoode）合作。不管是對本書的一致願景，還是將所有零散的獨立章節集結成書的心力，以及所有切中要點的建言，我都萬分感謝。

再來，也想向所有好友、合作對象、共事同仁致上最高謝意。感謝你們在閱讀各章節以後，慷慨地給了許多建議：莎拉·加芬克爾、羅博·魯特萊奇、露西·富爾克斯（Lucy Foulkes）、凱特琳·希契卡克、塞米·切克羅德（Sammi Chekroud）、勞里·努門瑪、瑞貝卡·勞森、約翰·羅瑟。正因為有各位和眾多科學家的研究，我才能構築出屬於本書的故事。在此，特別感謝約翰：您的指導一直都是支持我職業生涯的最大力量。說真的，假如我們未曾謀面，我的生活一定與如今大不相同！

過去三年半以來，身邊的親朋好友都以最大的耐心包容我對本書的喋喋不休（就算以學術研究的角度來看，三年也是很長的時間，大家都該聽膩了吧）。我要特別感謝身為作家的母親對我的啟發，感謝父親在我寫作本書之前多年，就不斷陪我構思點子。感謝所有家人永無止盡的溫暖支持。

感謝優秀的眾多好友，其中要特別謝謝凱特琳．希契卡克、鄧肯．艾斯托（Duncan Astle）、安東尼．道爾（Anthony O'Dwyer）、瓊尼．荷姆斯（Joni Holmes）、梅爾．邦斯（Mel Bunce）、珍諾薇．羅利爾（Genevieve Laurier），謝謝你們在我寫作的這段時光，為我的生活貢獻了許多寶貴心力，真的很幸運有你們在身邊。

最後我要謝謝奧托萊（Ottoline），你的存在為我訂下了完成本書的期限，讓我有動力盡可能以最高效率工作。謝謝我的妻子瑞貝卡（Rebecca）給了我奧托萊這個孩子，有你們在，再平凡的生活都充滿喜悅。

參考資料

前言

1. Bylsma, L. M., Taylor-Clift, A. & Rottenberg, J. Emotional reactivity to daily events in major and minor depression. Journal of Abnormal Psychology 120, 155 (2011).
2. Bentham, J. Deontology Or the Science of Morality in which the Harmony and Coincidence of Duty and Self-interest, Virtue and Felicity, Prudence and Benevolence are Explained and Exemplified. vol. 2 (Longman, 1834).
3. Kahneman, D. & Tversky, A. Experienced utility and objective happiness: A moment-based approach. The Psychology of Economic Decisions 1, 187– 208 (2003).
4. Jebb, A. T., Tay, L., Diener, E. & Oishi, S. Happiness, income satiation and turning points around the world. Nature Human Behaviour 2, 33– 38 (2018).
5. Berridge, K. C. & Kringelbach, M. L. Building a neuroscience of pleasure and well-being. Psychology of Well-Being: Theory, Research and Practice 1, 1– 26 (2011).
6. Disabato, D. J., Goodman, F. R., Kashdan, T. B., Short, J. L. & Jarden, A. Different types of well-being? A cross-cultural examination of hedonic and eudaimonic well-being. Psychological Assessment 28, 471 (2016).
7. Disabato, D. J., Goodman, F. R., Kashdan, T. B., Short, J. L. & Jarden, A. Different types of well-being? A cross-cultural examination of hedonic and eudaimonic well-being. Psychological Assessment 28, 471 (2016).
8. Trautmann, S., Rehm, J. & Wittchen, H. The economic costs of mental disorders: Do our societies react appropriately to the burden of mental disorders? EMBO reports 17, 1245–1249 (2016).
9. Arsenault-Lapierre, G., Kim, C. & Turecki, G. Psychiatric diagnoses in 3275 suicides: a meta-analysis. BMC Psychiatry 4, 1–11 (2004).
10. World Health Organization. Suicide. https://www.who.int/news-room/fact-sheets/detail/suicide (2021).
11. Newcomer, J. W. & Hennekens, C. H. Severe mental illness and risk of cardiovascular disease. JAMA 298, 1794–1796 (2007).
12. Steptoe, A., Deaton, A. & Stone, A. A. Subjective wellbeing, health, and ageing. The Lancet 385, 640–648 (2015).
13. Diener, E. & Tay, L. A scientific review of the remarkable benefits of happiness for successful and healthy living. Happiness: Transforming the Development Landscape 90–117 (2017).
14. Kiecolt-Glaser, J. K., McGuire, L., Robles, T. F. & Glaser, R. Emotions, morbidity, and mortality: New perspectives from psychoneuroimmunology. Annual Review of Psychology 53, 83–107 (2002).
15. Kim, E. S., Sun, J. K., Park, N. & Peterson, C. Purpose in life and reduced incidence of stroke in older adults: 'The Health and Retirement Study' . Journal of Psychosomatic Research 74, 427–432 (2013).

16. Davidson, K. W., Mostofsky, E. & Whang, W. Don't worry, be happy: positive affect and reduced 10-year incident coronary heart disease: the Canadian Nova Scotia Health Survey. European Heart Journal 31, 1065–1070 (2010).
17. Cohen, S., Doyle, W. J., Turner, R. B., Alper, C. M. & Skoner, D. P. Emotional style and susceptibility to the common cold. Psychosomatic Medicine 65, 652–657 (2003).

Chapter 01

1. Hermesdorf, M. et al. Pain sensitivity in patients with major depression: differential effect of pain sensitivity measures, somatic cofactors, and disease characteristics. The Journal of Pain 17, 606–616 (2016).
2. Hooten, W. M. Chronic pain and mental health disorders: shared neural mechanisms, epidemiology, and treatment. Mayo Clinic Proceedings 91, 955–970 (2016).
3. Hermesdorf, M. et al. Pain sensitivity in patients with major depression: differential effect of pain sensitivity measures, somatic cofactors, and disease characteristics. The Journal of Pain 17, 606–616 (2016).
4. Butler, R. K. & Finn, D. P. Stress-induced analgesia. Progress in Neurobiology 88, 184–202 (2009).
5. Terman, G. W., Morgan, M. J. & Liebeskind, J. C. Opioid and non-opioid stress analgesia from cold water swim: importance of stress severity. Brain Research 372, 167–171 (1986).
6. Bagley, E. E. & Ingram, S. L. Endogenous opioid peptides in the descending pain modulatory circuit. Neuropharmacology 173, 108131 (2020).
7. Killian, P., Holmes, B. B., Takemori, A. E., Portoghese, P. S. & Fujimoto, J. M. Cold water swim stress-and delta-2 opioid-induced analgesia are modulated by spinal gamma-aminobutyric acidA receptors. Journal of Pharmacology and Experimental Therapeutics 274, 730–734 (1995).
8. Janssen, S. A. & Arntz, A. Real- life stress and opioid-mediated analgesia in novice parachute jumpers. Journal of Psychophysiology 15, 106 (2001).
9. Terman, G. W., Morgan, M. J. & Liebeskind, J. C. Opioid and non-opioid stress analgesia from cold water swim: importance of stress severity. Brain Research 372, 167–171 (1986).
10. Terman, G. W., Morgan, M. J. & Liebeskind, J. C. Opioid and non-opioid stress analgesia from cold water swim: importance of stress severity. Brain Research 372, 167–171 (1986).
11. Terman, G. W., Morgan, M. J. & Liebeskind, J. C. Opioid and non-opioid stress analgesia from cold water swim: importance of stress severity. Brain Research 372, 167–171 (1986).
12. Rivat, C. et al. Non-nociceptive environmental stress induces hyperalgesia, not analgesia, in pain and opioid-experienced rats. Neuropsychopharmacology 32, 2217–2228 (2007).
13. Maihöfner, C., Forster, C., Birklein, F., Neundörfer, B. & Handwerker, H. O. Brain processing

during mechanical hyperalgesia in complex regional pain syndrome: a functional MRI study. Pain 114, 93–103 (2005).

14. Gureje, O., Simon, G. E. & Von Korff, M. A cross-national study of the course of persistent pain in primary care. Pain 92, 195–200 (2001).
15. Currie, S. R. & Wang, J. More data on major depression as an antecedent risk factor for first onset of chronic back pain. Psychological medicine 35, 1275 (2005).
16. Brandl, F. et al. Common and specific large-Scale brain changes in major depressive disorder, anxiety disorders, and chronic pain: a transdiagnostic multimodal meta-analysis of structural and functional MRI studies. Neuropsychopharmacology 47, 1–10 (2022).
17. Eisenberger, N. I. & Moieni, M. Inflammation affects social experience: Implications for mental health. World Psychiatry 19, 109 (2020).
18. Moseley, G. L. & Vlaeyen, J. W. Beyond nociception: the imprecision hypothesis of chronic pain. Pain 156, 35–38 (2015).
19. Moseley, G. L. & Vlaeyen, J. W. Beyond nociception: the imprecision hypothesis of chronic pain. Pain 156, 35–38 (2015).
20. Wiech, K., Ploner, M. & Tracey, I. Neurocognitive aspects of pain perception. Trends in Cognitive Sciences 12, 306–313 (2008).
21. Wiech, K., Ploner, M. & Tracey, I. Neurocognitive aspects of pain perception. Trends in Cognitive Sciences 12, 306–313 (2008).
22. Wiech, K., Ploner, M. & Tracey, I. Neurocognitive aspects of pain perception. Trends in Cognitive Sciences 12, 306–313 (2008).
23. Moseley, G. L. & Vlaeyen, J. W. Beyond nociception: the imprecision hypothesis of chronic pain. Pain 156, 35–38 (2015).
24. Hawkes, C. H. Endorphins: the basis of pleasure? Journal of Neurology, Neurosurgery, and Psychiatry 55, 247 (1992).
25. Hambach, A., Evers, S., Summ, O., Husstedt, I. W. & Frese, A. The impact of sexual activity on idiopathic headaches: an observational study. Cephalalgia 33, 384–389 (2013).
26. Darwin, C. & Prodger, P. The expression of the emotions in man and animals. (Oxford University Press, USA, 1998).
27. Berridge, K. C. Measuring hedonic impact in animals and infants: microstructure of affective taste reactivity patterns. Neuroscience & Biobehavioral Reviews 24, 173–198 (2000).
28. Blood, A. J. & Zatorre, R. J. Intensely pleasurable responses to music correlate with activity in brain regions implicated in reward and emotion. Proceedings of the National Academy of Sciences 98, 11818–11823 (2001).
29. Hornak, J. et al. Changes in emotion after circumscribed surgical lesions of the orbitofrontal and cingulate cortices. Brain 126, 1691–1712 (2003).
30. Kringelbach, M. L. & Berridge, K. C. Towards a functional neuroanatomy of pleasure and happiness. Trends in Cognitive Sciences 13, 479–487 (2009).

31. Smith, K. S., Mahler, S. V., Peciña, S. & Berridge, K. C. Hedonic hotspots: Generating sensory pleasure in the brain. Pleasures of the brain. (eds. Kringelbach, M. L. & Berridge, K. C.) 27–49 (Oxford University Press, 2010).
32. Calder, A. J. et al. Disgust sensitivity predicts the insula and pallidal response to pictures of disgusting foods. The European Journal of Neuroscience 25, 3422–3428 (2007).
33. Smith, K. S., Mahler, S. V., Peciña, S. & Berridge, K. C. Hedonic hotspots: Generating sensory pleasure in the brain. Pleasures of the brain. (eds. Kringelbach, M. L. & Berridge, K. C.) 27–49 (Oxford University Press, 2010).
34. Smith, K. S., Mahler, S. V., Peciña, S. & Berridge, K. C. Hedonic hotspots: Generating sensory pleasure in the brain. Pleasures of the brain. (eds. Kringelbach, M. L. & Berridge, K. C.) 27–49 (Oxford University Press, 2010).
35. National Centre for Health Statistics. U.S. Overdose Deaths In 2021 Increased Half as Much as in 2020 – But Are Still Up 15%. (2022).
36. Manninen, S. et al. Social laughter triggers endogenous opioid release in humans. Journal of Neuroscience 37, 6125– 6131 (2017).
37. Manninen, S. et al. Social laughter triggers endogenous opioid release in humans. Journal of Neuroscience 37, 6125– 6131 (2017).
38. Fabre-Nys, C., Meller, R. E. & Keverne, E. Opiate antagonists stimulate affiliative behaviour in monkeys. Pharmacology Biochemistry and Behavior 16, 653–659 (1982).
39. Scott, S. K., Lavan, N., Chen, S. & McGettigan, C. The social life of laughter. Trends in Cognitive Sciences 18, 618–620 (2014).
40. Yuan, J. W., McCarthy, M., Holley, S. R. & Levenson, R. W. Physiological down-regulation and positive emotion in marital interaction. Emotion 10, 467 (2010).
41. Sirgy, M. J. The Psychology of Quality of Life: Hedonic Well-being, Life Satisfaction, and Eudaimonia. vol. 50 (Springer Science & Business Media, 2012).
42. Woolley, J. D., Lee, B. S. & Fields, H. L. Nucleus accumbens opioids regulate flavor-based preferences in food consumption. Neuroscience 143, 309–317 (2006).
43. Caref, K. & Nicola, S. M. Endogenous opioids in the nucleus accumbens promote approach to high-fat food in the absence of caloric need. eLife 7, e34955 (2018).
44. Caref, K. & Nicola, S. M. Endogenous opioids in the nucleus accumbens promote approach to high-fat food in the absence of caloric need. eLife 7, e34955 (2018).
45. Beaver, J. D. et al. Individual differences in reward drive predict neural responses to images of food. Journal of Neuroscience 26, 5160–5166 (2006).
46. Calder, A. J. et al. Disgust sensitivity predicts the insula and pallidal response to pictures of disgusting foods. The European Journal of Neuroscience 25, 3422–3428 (2007).
47. Miller, J. M. et al. Anhedonia after a selective bilateral lesion of the globus pallidus. American Journal of Psychiatry 163, 786–788 (2006).
48. Disabato, D. J., Goodman, F. R., Kashdan, T. B., Short, J. L. & Jarden, A. Different types

of well-being? A cross-cultural examination of hedonic and eudaimonic well-being. Psychological Assessment 28, 471 (2016).
49. Beck, A. T., Steer, R. A. & Brown, G. K. Beck depression inventory-II. San Antonio, TX 78204–2498 (1996).
50. Koob, G. F. & Le Moal, M. Drug addiction, dysregulation of reward, and allostasis. Neuropsychopharmacology 24, 97–129 (2001).
51. Ahmed, S. H. & Koob, G. Transition from moderate to excessive drug intake: change in hedonic set point. Science 282, 298–300 (1998).
52. Pfaus, J. G. et al. Who, what, where, when (and maybe even why)? How the experience of sexual reward connects sexual desire, preference, and performance. Archives of Sexual Behavior 41, 31–62 (2012).
53. Hawkes,C.H.Endorphins:thebasisofpleasure?JournalofNeurology, Neurosurgery, and Psychiatry 55, 247 (1992).
54. Berridge, K. C. Measuring hedonic impact in animals and infants: microstructure of affective taste reactivity patterns. Neuroscience & Biobehavioral Reviews 24, 173–198 (2000).
55. Ukponmwan, O., Rupreht, J. & Dzoljic, M. REM sleep deprivation decreases the antinociceptive property of enkephalinase-inhibition, morphine and cold-water-swim. General Pharmacology 15, 255–258(1984).

Chapter 02

1. Swami, V., Hochstöger, S., Kargl, E. & Stieger, S. Hangry in the field: An experience sampling study on the impact of hunger on anger, irritability, and affect. PLOS ONE 17, e0269629 (2022).
2. Schachter, S. & Singer, J. Cognitive, social, and physiological determinants of emotional state. Psychological Review 69, 379 (1962).
3. Barrett, L. F., Quigley, K. S., Bliss-Moreau, E. & Aronson, K. R. Interoceptive sensitivity and self-reports of emotional experience. Journal of Personality and Social Psychology 87, 684 (2004).
4. Erdmann, G. & Janke, W. Interaction between physiological and cognitive determinants of emotions: Experimental studies on Schachter's theory of emotions. Biological Psychology 6, 61–74 (1978).
5. Marshall, G. D. & Zimbardo, P. G. Affective consequences of inadequately explained physiological arousal. Journal of Personality and Social Psychology 37, 970–988 (1979).
6. Rogers, R. W. & Deckner, C. W. Effects of fear appeals and physiological arousal upon emotion, attitudes, and cigarette smoking. Journal of Personality and Social Psychology 32, 222 (1975).

7. Manstead, A. S. & Wagner, H. L. Arousal, cognition and emotion: An appraisal of two-factor theory. Current Psychological Reviews 1, 35–54 (1981).
8. Barrett, L. F., Quigley, K. S., Bliss-Moreau, E. & Aronson, K. R. Inter- oceptive sensitivity and self-reports of emotional experience. Journal of Personality and Social Psychology 87, 684 (2004).
9. Barrett, L. F., Quigley, K. S., Bliss-Moreau, E. & Aronson, K. R. Inter- oceptive sensitivity and self-reports of emotional experience. Journal of Personality and Social Psychology 87, 684 (2004).
10. Barrett, L. F., Quigley, K. S., Bliss-Moreau, E. & Aronson, K. R. Inter- oceptive sensitivity and self-reports of emotional experience. Journal of Personality and Social Psychology 87, 684 (2004).
11. Jenewein, J., Wittmann, L., Moergeli, H., Creutzig, J. & Schnyder, U. Mutual influence of posttraumatic stress disorder symptoms and chronic pain among injured accident survivors: a longitudinal study. Journal of Traumatic Stress: Official Publication of the International Society for Traumatic Stress Studies 22, 540–548 (2009).
12. Morley, S., Eccleston, C. & Williams, A. Systematic review and meta- analysis of randomized controlled trials of cognitive behaviour therapy and behaviour therapy for chronic pain in adults, excluding headache. Pain 80, 1–13 (1999).
13. Craig, A. D. How do you feel? Interoception: the sense of the physi- ological condition of the body. Nature Reviews Neuroscience 3, 655 (2002).
14. Garfinkel, S. N. et al. Fear from the heart: sensitivity to fear stimuli depends on individual heartbeats. Journal of Neuroscience 34, 6573–6582 (2014).
15. Garfinkel, S. N. et al. Fear from the heart: sensitivity to fear stimuli depends on individual heartbeats. Journal of Neuroscience 34, 6573–6582 (2014).
16. Dalmaijer,E.,Lee,A.,Leiter,R.,Brown,Z.&Armstrong,T.For- ever yuck: oculomotor avoidance of disgusting stimuli resists habituation. Journal of Experimental Psychology: General 150, 1598–1611 (2021).
17. Nord, C. L., Dalmaijer, E. S., Armstrong, T., Baker, K. & Dalgleish, T. A causal role for gastric rhythm in human disgust avoidance. Cur- rent Biology 31, 629–634 (2021).
18. Gialluisi, A. et al. Lifestyle and biological factors influence the relationship between mental health and low-grade inflammation. Brain, Behavior, and Immunity 85, 4–13 (2020).
19. Gialluisi, A. et al. Lifestyle and biological factors influence the relationship between mental health and low-grade inflammation. Brain, Behavior, and Immunity 85, 4–13 (2020).
20. Gialluisi, A. et al. Lifestyle and biological factors influence the relationship between mental health and low-grade inflammation. Brain, Behavior, and Immunity 85, 4–13 (2020).
21. Gialluisi, A. et al. Lifestyle and biological factors influence the relationship between mental health and low-grade inflammation. Brain, Behavior, and Immunity 85, 4–13 (2020).
22. Gialluisi, A. et al. Lifestyle and biological factors influence the relationship between mental

health and low-grade inflammation. Brain, Behavior, and Immunity 85, 4–13 (2020).

23. Strike, P. C., Wardle, J. & Steptoe, A. Mild acute inflammatory stimu- lation induces transient negative mood. Journal of Psychosomatic Research 57, 189–194 (2004).
24. Brydon,L.etal.Synergisticeffectsofpsychologicalandimmunestress- ors on inflammatory cytokine and sickness responses in humans. Brain, Behavior, and Immunity 23, 217–224 (2009).
25. Harrison, N. A. et al. A neurocomputational account of how inflammation enhances sensitivity to punishments versus rewards. Biological Psychiatry 80, 73–81 (2016).
26. Kuhlman, K. R. et al. Within-subject associations between inflamma- tion and features of depression: Using the flu vaccine as a mild inflammatory stimulus. Brain, Behavior, and Immunity 69, 540–547 (2018).
27. Bonaccorso, S. et al. Depression induced by treatment with interferon- alpha in patients affected by hepatitis C virus. Journal of Affective Disorders 72, 237–241 (2002).
28. Harrison, N. A. et al. A neurocomputational account of how inflammation enhances sensitivity to punishments versus rewards. Biological Psychiatry 80, 73–81 (2016).
29. Lynall, M.-E. et al. Peripheral blood cell-stratified subgroups of inflamed depression. Biological Psychiatry 88, 185–196 (2020).
30. Dinan, T. G. & Cryan, J. F. Melancholic microbes: a link between gut microbiota and depression? Neurogastroenterology & Motility 25, 713–719 (2013).
31. Cryan, J. F. et al. The microbiota-gut-brain axis. Physiological Reviews 99, 1877–2013 (2019).
32. Dominguez-Bello, M. G. et al. Delivery mode shapes the acquisition and structure of the initial microbiota across multiple body habitats in newborns. Proceedings of the National Academy of Sciences 107, 11971– 11975 (2010).
33. Dominguez-Bello, M. G. et al. Delivery mode shapes the acquisition and structure of the initial microbiota across multiple body habitats in newborns. Proceedings of the National Academy of Sciences 107, 11971– 11975 (2010).
34. Morais, L. H. et al. Enduring behavioral effects induced by birth by caesarean section in the mouse. Current Biology 30, 3761–3774 (2020).
35. Morais, L. H. et al. Enduring behavioral effects induced by birth by caesarean section in the mouse. Current Biology 30, 3761–3774 (2020).
36. Morais, L. H. et al. Enduring behavioral effects induced by birth by caesarean section in the mouse. Current Biology 30, 3761–3774 (2020).
37. Elvers, K. T. et al. Antibiotic-induced changes in the human gut microbiota for the most commonly prescribed antibiotics in primary care in the UK: a systematic review. BMJ Open 10, e035677 (2020).
38. Elvers, K. T. et al. Antibiotic-induced changes in the human gut microbiota for the most commonly prescribed antibiotics in primary care in the UK: a systematic review. BMJ Open 10, e035677 (2020).

39. Lach, G. et al. Enduring neurobehavioral effects induced by microbi- ota depletion during the adolescent period. Translational Psychiatry 10, 1–16 (2020).
40. Tamburini, S., Shen, N., Wu, H. C. & Clemente, J. C. The microbi- ome in early life: implications for health outcomes. Nature Medicine 22, 713–722 (2016).
41. Zhang, T. et al. Assessment of cesarean delivery and neurodevelop- mental and psychiatric disorders in the children of a population-based Swedish birth cohort. JAMA Network Open 4, e210837 (2021).
42. Zhang, T. et al. Assessment of cesarean delivery and neurodevelopmental and psychiatric disorders in the children of a population-based Swedish birth cohort. JAMA Network Open 4, e210837 (2021).
43. Korpela,K.etal.Intestinalmicrobiomeisrelatedtolifetimeantibiotic use in Finnish pre-school children. Nature Communications 7, 1–8 (2016).
44. Korpela,K.etal.Intestinalmicrobiomeisrelatedtolifetimeantibiotic use in Finnish pre-school children. Nature Communications 7, 1–8 (2016).
45. Lavebratt, C. et al. Early exposure to antibiotic drugs and risk for psychiatric disorders: a population-based study. Translational Psychiatry 9, 1–12 (2019).
46. Valles-Colomer, M. et al. The neuroactive potential of the human gut microbiota in quality of life and depression. Nature Microbiology 4, 623–632 (2019).
47. Tillisch, K. et al. Consumption of fermented milk product withprobiotic modulates brain activity. Gastroenterology 144, 1394–1401 (2013).
48. Schmidt, K. et al. Prebiotic intake reduces the waking cortisol response and alters emotional bias in healthy volunteers. Psychopharmacology 232, 1793–1801 (2015).
49. Schmidt, K. et al. Prebiotic intake reduces the waking cortisol response and alters emotional bias in healthy volunteers. Psychopharmacology 232, 1793–1801 (2015).
50. Schmidt, K. et al. Prebiotic intake reduces the waking cortisol response and alters emotional bias in healthy volunteers. Psychopharmacology 232, 1793–1801 (2015).
51. Beaumont, W. & Osler, W. Experiments and Observations on the Gastric Juice and the Physiology of Digestion. (Courier Corporation, 1996).
52. Konkel, L. What Is Your Gut Telling You? Exploring the Role of the Microbiome in Gut–Brain Signaling. Environmental Health Perspectives 126 (2018).
53. Lishman, W. A. Organic Psychiatry: The Psychological Consequences of Cerebral Disorder. (Blackwell Science Ltd, 1998).
54. Stone, J. et al. Who is referred to neurology clinics?—The diagnoses made in 3781 new patients. Clinical Neurology and Neurosurgery 112, 747–751 (2010).
55. Stone, J., Burton, C. & Carson, A. Recognising and explaining functional neurological disorder. BMJ 371, (2020).
56. Voon, V. et al. The involuntary nature of conversion disorder. Neurology 74, 223–228 (2010).
57. Stone, J., Burton, C. & Carson, A. Recognising and explaining functional neurological

disorder. BMJ 371, (2020).
58. Brown, R. J. & Reuber, M. Psychological and psychiatric aspects of psychogenic non-epileptic seizures (PNES): a systematic review. Clinical Psychology Review 45, 157–182 (2016).
59. Stone, J. et al. The role of physical injury in motor and sensory conversion symptoms: a systematic and narrative review. Journal of Psychosomatic Research 66, 383–390 (2009).
60. Walzl, D., Solomon, A. J. & Stone, J. Functional neurological disorder and multiple sclerosis: a systematic review of misdiagnosis and clinical overlap. Journal of Neurology 269, 654–63 (2021).
61. Kutlubaev, M. A., Xu, Y., Hackett, M. L. & Stone, J. Dual diagnosis of epilepsy and psychogenic nonepileptic seizures: systematic review and meta-analysis of frequency, correlates, and outcomes. Epilepsy & Behavior 89, 70–78 (2018).
62. Kutlubaev, M. A., Xu, Y., Hackett, M. L. & Stone, J. Dual diagnosis of epilepsy and psychogenic nonepileptic seizures: systematic review and meta-analysis of frequency, correlates, and outcomes. Epilepsy & Behavior 89, 70–78 (2018).
63. Critchley, H. et al. Transdiagnostic expression of interoceptive abnor- malities in psychiatric conditions. SSRN 3487844 (2019).
64. Nord, C. L., Lawson, R. P. & Dalgleish, T. Disrupted dorsal mid- insula activation during interoception across psychiatric disorders. American Journal of Psychiatry 178, 761–770 (2021).
65. Campayo, J. G., Asso, E., Alda, M., Andres, E. M. & Sobradiel, N. Association between joint hypermobility syndrome and panic dis- order: a case–control study. Psychosomatics 51, 55–61 (2010).
66. Eccles, J. A. et al. Brain structure and joint hypermobility: relevance to the expression of psychiatric symptoms. The British Journal of Psychiatry 200, 508–509 (2012).
67. Eccles, J. A. et al. Brain structure and joint hypermobility: relevance to the expression of psychiatric symptoms. The British Journal of Psychiatry 200, 508–509 (2012).

Chapter 03

1. Munoz, L. M. P. From Conditioning Monkeys to Drug Addiction: Understanding Prediction and Reward. Cognitive Neuroscience Society https://www.cogneurosociety.org/series1predictionreward/ (2013).
2. O' Doherty, J. P., Dayan, P., Friston, K., Critchley, H. & Dolan, R. J. Temporal Difference Models and Reward-Related Learning in the Human Brain. Neuron 38, 329–337 (2003).
3. Rutledge, R. B., Skandali, N., Dayan, P. & Dolan, R. J. A computational and neural model of momentary subjective well-being. Proceedings of the National Academy of Sciences 111, 12252–12257 (2014).

4. Rutledge, R. B., Skandali, N., Dayan, P. & Dolan, R. J. Dopaminergic modulation of decision making and subjective well-being. Journal of Neuroscience 35, 9811–9822 (2015).
5. Kieslich, K., Valton, V. & Roiser, J. P. Pleasure, reward value, prediction error and anhedonia. Cultural Topics in Behavioral Neurosciences 58, 281–304 (2022).
6. Kieslich, K., Valton, V. & Roiser, J. P. Pleasure, reward value, prediction error and anhedonia. Cultural Topics in Behavioral Neurosciences 58, 281–304 (2022).
7. Peeters, F., Nicolson, N. A., Berkhof, J., Delespaul, P. & deVries, M. Effects of daily events on mood states in major depressive disorder. Journal of Abnormal Psychology 112, 203 (2003).
8. Kieslich, K., Valton, V. & Roiser, J. P. Pleasure, reward value, prediction error and anhedonia. Cultural Topics in Behavioral Neurosciences 58, 281–304 (2022).
9. Peeters, F., Nicolson, N. A., Berkhof, J., Delespaul, P. & deVries, M. Effects of daily events on mood states in major depressive disorder. Journal of Abnormal Psychology 112, 203 (2003).
10. Eshel, N. & Roiser, J. P. Reward and Punishment Processing in Depression. Biological Psychiatry 68, 118–124 (2010).
11. McCabe, C., Woffindale, C., Harmer, C. J. & Cowen, P. J. Neural processing of reward and punishment in young people at increased familial risk of depression. Biological Psychiatry 72, 588–594 (2012).
12. Eshel, N. & Roiser, J. P. Reward and Punishment Processing in Depression. Biological Psychiatry 68, 118–124 (2010).
13. Beats, B. C., Sahakian, B. J. & Levy, R. Cognitive performance in tests sensitive to frontal lobe dysfunction in the elderly depressed. Psychological Medicine 26, 591–603 (1996).
14. Matsumoto, M. & Hikosaka, O. Representation of negative motiva- tional value in the primate lateral habenula. Nature Neuroscience 12, 77–84 (2009).
15. Matsumoto, M. & Hikosaka, O. Representation of negative motiva- tional value in the primate lateral habenula. Nature Neuroscience 12, 77–84 (2009).
16. Matsumoto, M. & Hikosaka, O. Lateral habenula as a source of negative reward signals in dopamine neurons. Nature 447, 1111–1115 (2007).
17. Li, K. et al. βCaMKII in lateral habenula mediates core symptoms of depression. science 341, 1016–1020 (2013).
18. Lawson, R. P. et al. Disrupted habenula function in major depression. Molecular Psychiatry 22, 202–208 (2016).
19. Drevets, W. C. et al. Amphetamine-induced dopamine release in human ventral striatum correlates with euphoria. Biological Psychiatry 49, 81–96 (2001).
20. Ahmed, S. H. & Koob, G. Transition from moderate to excessive drug intake: change in hedonic set point. Science 282, 298–300 (1998).
21. Friedman, A. K. et al. Enhancing depression mechanisms in midbrain dopamine neurons achieves homeostatic resilience. Science 344, 313–319 (2014).
22. Friedman, A. K. et al. Enhancing depression mechanisms in midbrain dopamine neurons

achieves homeostatic resilience. Science 344, 313– 319 (2014).

23. Chaudhury, D. et al. Rapid regulation of depression-related behaviours by control of midbrain dopamine neurons. Nature 493, 532–536 (2013).
24. Zimmerman, M., Ellison, W., Young, D., Chelminski, I. & Dalrymple, K. How many different ways do patients meet the diagnostic criteria for major depressive disorder? Comprehensive Psychiatry 56, 29–34 (2015).

Chapter 04

1. Milner, P. M. The discovery of self-stimulation and other stories. Neuroscience and Biobehavioral Reviews 13, 61–7 (1989).
2. Milner, P. M. The discovery of self-stimulation and other stories. Neuroscience and Biobehavioral Reviews 13, 61–7 (1989).
3. Milner, P. M. The discovery of self-stimulation and other stories. Neuroscience and Biobehavioral Reviews 13, 61–7 (1989).
4. Milner, P. M. The discovery of self-stimulation and other stories. Neuroscience and Biobehavioral Reviews 13, 61–7 (1989).
5. Bishop, M., Elder, S. T. & Heath, R. G. Intracranial self-stimulation in man. Science 140, 394–396 (1963).
6. Heath, R. G. Pleasure and brain activity in man. Deep and surface electroencephalograms during orgasm. The Journal of Nervous and Mental Disease 154, 3–18 (1972).
7. Bishop, M., Elder, S. T. & Heath, R. G. Intracranial self-stimulation in man. Science 140, 394–396 (1963).
8. Heath, R. G. Electrical self-stimulation of the brain in man. American Journal of Psychiatry 120, 571–577 (1963).
9. Bishop, M., Elder, S. T. & Heath, R. G. Intracranial self-stimulation in man. Science 140, 394–396 (1963).
10. Heath, R. G. Pleasure and brain activity in man. Deep and surface electroencephalograms during orgasm. The Journal of Nervous and Mental Disease 154, 3–18 (1972).
11. Heath, R. G. Pleasure and brain activity in man. Deep and surface electroencephalograms during orgasm. The Journal of Nervous and Mental Disease 154, 3–18 (1972).
12. Heath, R. G. Pleasure and brain activity in man. Deep and surface electroencephalograms during orgasm. The Journal of Nervous and Mental Disease 154, 3–18 (1972).
13. Portenoy, R. K. et al. Compulsive thalamic self-stimulation: a case with metabolic, electrophysiologic and behavioral correlates. Pain 27, 277–290 (1986).
14. Berridge, K. C. Pleasures of the brain. Brain and cognition 52, 106–128 (2003).
15. Portenoy, R. K. et al. Compulsive thalamic self-stimulation: a case with metabolic,

electrophysiologic and behavioral correlates. Pain 27, 277–290 (1986).
16. Oliveira, S. F. The dark history of early deep brain stimulation. The Lancet Neurology 17, 748 (2018).
17. Heath, R. G. Exploring the Mind-Brain relationship (Moran Printing, Incorporated, 1996).
18. Berridge, K. C. Pleasures of the brain. Brain and cognition 52, 106–128 (2003).
19. Berridge, K. C. Pleasures of the brain. Brain and cognition 52, 106–128 (2003).
20. Garris, P. A. et al. Dissociation of dopamine release in the nucleus accumbens from intracranial self-stimulation. Nature 398, 67–69 (1999).
21. Abbott, A. The molecular wake-up call. Nature 447, 368–370 (2007).
22. Abbott, A. The molecular wake-up call. Nature 447, 368–370 (2007).
23. Husain, M. & Roiser, J. P. Neuroscience of apathy and anhedonia: a transdiagnostic approach. Nature Reviews Neuroscience 19, 470–484 (2018).
24. Husain, M. & Roiser, J. P. Neuroscience of apathy and anhedonia: a transdiagnostic approach. Nature Reviews Neuroscience 19, 470–484 (2018).
25. Brissaud, É. Leçons sur les maladies nerveuses. (Masson, 1899).
26. Prange, S. et al. Historical crossroads in the conceptual delineation of apathy in Parkinson's disease. Brain 141, 613–619 (2018).
27. Sherrington, C. Man on his Nature (Cambridge University Press, 1951).
28. Cools, R., Barker, R. A., Sahakian, B. J. & Robbins, T. W. L-Dopa medication remediates cognitive inflexibility, but increases impulsiv- ity in patients with Parkinson's disease. Neuropsychologia 41, 1431–1441 (2003).
29. Scott, B. M. et al. Co-occurrence of apathy and impulse control disorders in Parkinson's disease. Neurology 95 (2020).

Chapter 05

1. Hróbjartsson, A. & Gøtzsche, P. C. Placebo interventions for all clinical conditions. Cochrane Database of Systematic Reviews (2004).
2. Hróbjartsson, A. & Gøtzsche, P. C. Placebo interventions for all clinical conditions. Cochrane Database of Systematic Reviews (2004).
3. Kaptchuk, T. J. et al. Components of placebo effect: randomised con- trolled trial in patients with irritable bowel syndrome. BMJ 336, 999–1003 (2008).
4. Lucchelli, P. E., Cattaneo, A. D. & Zattoni, J. Effect of capsule colour and order of administration of hypnotic treatments. European Journal of Clinical Pharmacology 13, 153–155 (1978).
5. Huskisson,E.Simpleanalgesicsforarthritis.BMJ4,196–200(1974).
6. Sihvonen, R. et al. Arthroscopic partial meniscectomy versus sham surgery for a

degenerative meniscal tear. The New England Journal of Medicine 369, 2515–2524 (2013).

7. Kaptchuk, T. J. et al. Placebos without deception: a randomized controlled trial in irritable bowel syndrome. PLOS ONE 5, e15591 (2010).
8. Bingel, U. et al. The effect of treatment expectation on drug efficacy: imaging the analgesic benefit of the opioid remifentanil. Science Translational Medicine 3, 70ra14 (2011).
9. Bingel, U. et al. The effect of treatment expectation on drug efficacy: imaging the analgesic benefit of the opioid remifentanil. Science Translational Medicine 3, 70ra14 (2011).
10. Zunhammer, M. Meta-analysis of neural systems underlying placebo analgesia from individual participant fMRI data. Nature Communications 12, 1–11 (2021).
11. Zunhammer, M. Meta-analysis of neural systems underlying placebo analgesia from individual participant fMRI data. Nature Communications 12, 1–11 (2021).
12. Bingel, U. et al. The effect of treatment expectation on drug efficacy: imaging the analgesic benefit of the opioid remifentanil. Science Translational Medicine 3, 70ra14 (2011).
13. Ploghaus, A. et al. Exacerbation of pain by anxiety is associated with activity in a hippocampal network. Journal of Neuroscience 21, 9896– 9903 (2001).
14. Bushnell, M. C., eko, M. & Low, L. A. Cognitive and emotional control of pain and its disruption in chronic pain. Nature Reviews Neuroscience 14, 502–511 (2013).
15. De la Fuente-Fernández, R. et al. Expectation and dopamine release: mechanism of the placebo effect in Parkinson's disease. Science 293, 1164–1166 (2001).
16. Scott, D. J. et al. Placebo and nocebo effects are defined by opposite opioid and dopaminergic responses. Archives of General Psychiatry 65, 220–231 (2008).
17. Peciña, M. et al. Association between placebo-activated neural systems and antidepressant responses: neurochemistry of placebo effects in major depression. JAMA Psychiatry 72, 1087–1094 (2015).
18. Peciña, M. et al. Association between placebo-activated neural systems and antidepressant responses: neurochemistry of placebo effects in major depression. JAMA Psychiatry 72, 1087–1094 (2015).
19. Peciña, M. et al. Association between placebo-activated neural systems and antidepressant responses: neurochemistry of placebo effects in major depression. JAMA Psychiatry 72, 1087–1094 (2015).
20. Furukawa, T. et al. Waiting list may be a nocebo condition in psychotherapy trials: A contribution from network meta-analysis. Acta Psychiatrica Scandinavica 130, 181–192 (2014).
21. Gold, S. M. et al. Control conditions for randomised trials of behavioural interventions in psychiatry: a decision framework. The Lancet Psychiatry 4, 725–732 (2017).
22. Jepma,M.,Koban,L.,vanDoorn,J.,Jones,M.&Wager,T.D.Behav- ioural and neural evidence for self-reinforcing expectancy effects on pain. Nature Human Behaviour 2, 838–855 (2018).
23. Jepma,M.,Koban,L.,vanDoorn,J.,Jones,M.&Wager,T.D.Behav- ioural and neural evidence for

self-reinforcing expectancy effects on pain. Nature Human Behaviour 2, 838–855 (2018).

Chapter 06

1. Crane, G. E. Further studies on iproniazid phosphate: Isonicotinilisopropylhydrazine phosphate Marsilid. The Journal of Nervous and Mental Disease 124, 322–331 (1956).
2. Crane, G. E. Further studies on iproniazid phosphate: Isonicotinilisopropylhydrazine phosphate Marsilid. The Journal of Nervous and Mental Disease 124, 322–331 (1956).
3. Loomer, H. P., Saunders, J. C. & Kline, N. S. A clinical and pharmaco- dynamic evaluation of iproniazid as a psychic energizer. Psychiatric Research Reports 8, 129–41 (1957).
4. Crane, G. E. The psychiatric side-effects of iproniazid. American Journal of Psychiatry 112, 494–501 (1956).
5. West, E. D. & Dally, P. J. Effects of iproniazid in depressive syndromes. British Medical Journal 1, 1491 (1959).
6. Muller, J. C., Pryor, W. W., Gibbons, J. E. & Orgain, E. S. Depression and anxiety occurring during Rauwolfia therapy. Journal of the Ameri- can Medical Association 159, 836–839 (1955).
7. Jensen, K. Depressions in patients treated with reserpine for arterial hypertension. Acta Psychiatrica Scandinavica 34, 195–204 (1959).
8. Drevets, W. C. et al. Amphetamine-induced dopamine release in human ventral striatum correlates with euphoria. Biological Psychiatry 49, 81–96 (2001).
9. Shrestha, S. et al. Serotonin-1A receptors in major depression quantified using PET: controversies, confounds, and recommendations. Neuroimage 59, 3243–3251 (2012).
10. Cowen, P. J. & Browning, M. What has serotonin to do with depres- sion? World Psychiatry 14, 158–160 (2015).
11. Cowen, P. J. & Browning, M. What has serotonin to do with depression? World Psychiatry 14, 158–160 (2015).
12. Cipriani, A. et al. Comparative efficacy and acceptability of 12 new- generation antidepressants: a multiple-treatments meta-analysis. The Lancet 373, 746–758 (2009).
13. Harmer, C. J., Hill, S. A., Taylor, M. J., Cowen, P. J. & Goodwin, G. M. Toward a neuropsychological theory of antidepressant drug action: increase in positive emotional bias after potentiation of norepinephrine activity. American Journal of Psychiatry 160, 990–992 (2003).
14. Roiser, J. P., Elliott, R. & Sahakian, B. J. Cognitive mechanisms of treatment in depression. Neuropsychopharmacology 37, 117–136 (2012).
15. Harmer, C. J. et al. Effect of acute antidepressant administration on negative affective bias in depressed patients. The American Journal of Psychiatry 166, 1178–1184 (2009).

16. Harmer, C. J., Heinzen, J., O'Sullivan, U., Ayres, R. A. & Cowen, P. J. Dissociable effects of acute antidepressant drug administration on subjective and emotional processing measures in healthy volunteers. Psychopharmacology 199, 495–502 (2008).
17. Godlewska,B.R.,Norbury,R.,Selvaraj,S.,Cowen,P.J.&Harmer, C. J. Short-term SSRI treatment normalises amygdala hyperactivity in depressed patients. Psychological Medicine 42, 2609–2617 (2012).
18. Stuhrmann, A., Suslow, T. & Dannlowski, U. Facial emotion process- ing in major depression: a systematic review of neuroimaging findings. Biology of Mood and Anxiety Disorders 1 (2011).
19. Outhred, T. et al. Impact of acute administration of escitalopram on the processing of emotional and neutral images: a randomized cross- over fMRI study of healthy women. Journal of Psychiatry & Neuroscience: JPN 39, 267 (2014).
20. Harmer, C. J. & Cowen, P. J. 'It's the way that you look at it' —a cognitive neuropsychological account of SSRI action in depression. Philosophical Transactions of the Royal Society B: Biological Sciences 368, 20120407 (2013).
21. Harmer, C. J. et al. Effect of acute antidepressant administration on negative affective bias in depressed patients. The American Journal of Psychiatry 166, 1178–1184 (2009).
22. Le Masurier, M., Cowen, P. J. & Harmer, C. J. Emotional bias and waking salivary cortisol in relatives of patients with major depres- sion. Psychological Medicine 37, 403–410 (2007).
23. Heathcote, L. C. et al. Negative interpretation bias and the experience of pain in adolescents. The Journal of Pain 17, 972–981 (2016).
24. Davey, G. C. & Meeten, F. The perseverative worry bout: A review of cognitive, affective and motivational factors that contribute to worry perseveration. Biological psychology 121, 233–243 (2016).
25. Miskowiak, K. W. et al. Affective cognition in bipolar disorder: a systematic review by the ISBD targeting cognition task force. Bipolar Disorders 21, 686–719 (2019).
26. Marwick,K.&Hall,J.Socialcognitioninschizophrenia:areviewof face processing. British Medical Bulletin 88, 43–58 (2008).
27. Vocks, S. et al. Meta-analysis of the effectiveness of psychological and pharmacological treatments for binge eating disorder. International Journal of Eating Disorders 43, 205–217 (2010).
28. Ford,A.C.,Talley,N.J.,Schoenfeld,P.S.,Quigley,E.M.&Moayyedi, P. Efficacy of antidepressants and psychological therapies in irrit- able bowel syndrome: systematic review and meta-analysis. Gut 58, 367–378 (2009).
29. West, E. D. & Dally, P. J. Effects of iproniazid in depressive syn- dromes. British Medical Journal 1, 1491 (1959).
30. Rush, A. J. et al. Bupropion-SR, sertraline, or venlafaxine-XR after failure of SSRIs for depression. New England Journal of Medicine 354, 1231–1242 (2006).

31. Godlewska, B. R., Browning, M., Norbury, R., Cowen, P. J. & Harmer, C. J. Early changes in emotional processing as a marker of clinical response to SSRI treatment in depression. Translational psychiatry 6, e957 (2016).
32. Horder, J., Cowen, P. J., Di Simplicio, M., Browning, M. & Harmer, C. J. Acute administration of the cannabinoid CB1 antagonist rimonabant impairs positive affective memory in healthy volunteers. Psychopharmacology 205, 85–91 (2009).
33. Cipriani, A. et al. Comparative efficacy and acceptability of 12 new- generation antidepressants: a multiple-treatments meta-analysis. The Lancet 373, 746–758 (2009).
34. Lewis, G. et al. Maintenance or discontinuation of antidepressants in primary care. New England Journal of Medicine 385, 1257–1267 (2021).

Chapter 07

1. Baum-Baicker, C. The psychological benefits of moderate alcohol consumption: a review of the literature. Drug and Alcohol Dependence 15, 305–322 (1985).
2. Sher, K. J. & Walitzer, K. S. Individual differences in the stress- response-dampening effect of alcohol: A dose-response study. Journal of Abnormal Psychology 95, 159 (1986).
3. Rodgers, B. et al. Non-linear relationships in associations of depression and anxiety with alcohol use. Psychological Medicine 30, 421–432 (2000).
4. Rodgers, B. et al. Non-linear relationships in associations of depression and anxiety with alcohol use. Psychological Medicine 30, 421–432 (2000).
5. Nutt,D.J.,King,L.A.,Saulsbury,W.&Blakemore,C.Developmentof a rational scale to assess the harm of drugs of potential misuse. The Lancet 369, 1047–1053 (2007).
6. Nutt, D. J., King, L. A. & Phillips, L. D. Drug harms in the UK: a multicriteria decision analysis. The Lancet 376, 1558–1565 (2010).
7. Nutt, D. J., King, L. A. & Phillips, L. D. Drug harms in the UK: a multicriteria decision analysis. The Lancet 376, 1558–1565 (2010).
8. Nutt,D.J.,King,L.A.,Saulsbury,W.&Blakemore, C. Development of a rational scale to assess the harm of drugs of potential misuse. The Lancet 369, 1047–1053 (2007).
9. Nutt, D. Government vs science over drug and alcohol policy. The Lancet 374, 1731–1733 (2009).
10. Nutt, D. New psychoactive substances: Pharmacology influencing UK practice, policy and the law. British Journal of Clinical Pharmacology 86, 445–451 (2020).
11. Nutt, D. New psychoactive substances: Pharmacology influencing UK practice, policy and the law. British Journal of Clinical Pharmacology 86, 445–451 (2020).
12. Eastwood, N., Shiner, M. & Bear, D. The numbers in black and white: Ethnic disparities in the policing and prosecution of drug offences in England and Wales. Release: Drugs, The Law &

Human Rights (2013).

13. Arria, A. M., Caldeira, K. M., Bugbee, B. A., Vincent, K. B. & O'Grady, K. E. Marijuana use trajectories during college predict health out- comes nine years post-matriculation. Drug and Alcohol Dependence 159, 158–165 (2016).
14. Hasan, A. et al. Cannabis use and psychosis: a review of reviews. European Archives of Psychiatry and Clinical Neuroscience 270, 403–412 (2020).
15. Kraan, T. et al. Cannabis use and transition to psychosis in individuals at ultrahigh risk: review and meta-analysis. Psychological Medicine 46, 673–681 (2016).
16. Fusar-Poli, P. et al. Abnormal frontostriatal interactions in people with prodromal signs of psychosis: a multimodal imaging study. Archives of General Psychiatry 67, 683–691 (2010).
17. Pasman, J. A. et al. GWAS of lifetime cannabis use reveals new risk loci, genetic overlap with psychiatric traits, and a causal effect of schizophrenia liability. Nature Neuroscience 21, 1161–1170 (2018).
18. Morgan, C. J. & Curran, H. V. Effects of cannabidiol on schizophrenia- like symptoms in people who use cannabis. The British Journal of Psychiatry 192, 306–307 (2008).
19. Englund, A. et al. Cannabidiol inhibits THC-elicited paranoid symptoms and hippocampal-dependent memory impairment. Journal of Psychopharmacology 27, 19–27 (2013).
20. Morgan, C. J. & Curran, H. V. Effects of cannabidiol on schizophrenia- like symptoms in people who use cannabis. The British Journal of Psychiatry 192, 306–307 (2008).
21. Freeman, T. P. et al. Cannabidiol for the treatment of cannabis use disorder: a phase 2a, double-blind, placebo-controlled, randomised, adaptive Bayesian trial. The Lancet Psychiatry 7, 865–874 (2020).
22. Samorini, G. The oldest archeological data evidencing the relation- ship of Homo sapiens with psychoactive plants: A worldwide overview. Journal of Psychedelic Studies 3, 63–80 (2019).
23. Hall, W. Why was early therapeutic research on psychedelic drugs abandoned? Psychological Medicine 52, 26–31 (2022).
24. Hall, W. Why was early therapeutic research on psychedelic drugs abandoned? Psychological Medicine 52, 26–31 (2022).
25. Griffiths,R.R.,Richards,W.A.,Johnson,M.W.,McCann,U.D.& Jesse, R. Mystical-type experiences occasioned by psilocybin mediate the attribution of personal meaning and spiritual significance 14 months later. Journal of Psychopharmacology 22, 621–632 (2008).
26. Jesse, R. & Griffiths, R. R. Psilocybin research at Johns Hopkins: A 2014 report. Seeking the sacred with psychoactive substances: Chemical paths to spirituality and to god 2, 29–43 (2014).
27. Griffiths,R.R.,Richards,W.A.,Johnson,M.W.,McCann,U.D.& Jesse, R. Mystical-type experiences occasioned by psilocybin mediate the attribution of personal meaning and spiritual significance 14 months later. Journal of Psychopharmacology 22, 621–632 (2008).

28. Jesse, R. & Griffiths, R. R. Psilocybin research at Johns Hopkins: A 2014 report. Seeking the sacred with psychoactive substances: Chemical paths to spirituality and to god 2, 29–43 (2014).
29. Carhart-Harris, R. L. et al. Psilocybin with psychological support for treatment-resistant depression: an open-label feasibility study. The Lancet Psychiatry 3, 619–627 (2016).
30. Carhart-Harris, R. et al. Trial of psilocybin versus escitalopram for depression. New England Journal of Medicine 384, 1402–1411 (2021).
31. Vollenweider, F. X. et al. Positron emission tomography and fluorodeoxyglucose studies of metabolic hyperfrontality and psychopathology in the psilocybin model of psychosis. Neuropsychopharmacology 16, 357–372 (1997).
32. Carhart-Harris, R. L. et al. Neural correlates of the psychedelic state as determined by fMRI studies with psilocybin. Proceedings of the National Academy of Sciences 109, 2138–2143 (2012).
33. Carhart-Harris, R. L. et al. Neural correlates of the psychedelic state as determined by fMRI studies with psilocybin. Proceedings of the National Academy of Sciences 109, 2138–2143 (2012).
34. Roseman, L., Demetriou, L., Wall, M. B., Nutt, D. J. & Carhart- Harris, R. L. Increased amygdala responses to emotional faces after psilocybin for treatment-resistant depression. Neuropharmacology 142, 263–269 (2018).
35. Olson, J. A., Suissa-Rocheleau, L., Lifshitz, M., Raz, A. & Veissiere, S. P. Tripping on nothing: placebo psychedelics and contextual fac- tors. Psychopharmacology 237, 1371–82 (2020).
36. Duerler, P. et al. Psilocybin Induces Aberrant Prediction Error Pro- cessing of Tactile Mismatch Responses—A Simultaneous EEG–FMRI Study. Cerebral Cortex 32, 186–196 (2021).
37. Preller, K. H. et al. Changes in global and thalamic brain connectivity in LSD-induced altered states of consciousness are attributable to the 5-HT2A receptor. eLife 7, (2018).
38. Carhart-Harris, R. L. & Friston, K. REBUS and the anarchic brain: toward a unified model of the brain action of psychedelics. Pharmacological Reviews 71, 316–344 (2019).
39. Doss, M. K. et al. Psilocybin therapy increases cognitive and neural flexibility in patients with major depressive disorder. Translational Psychiatry 11, 1–10 (2021).

Chapter 08

1. Rudd, M. D. et al. Brief cognitive-behavioral therapy effects on post- treatment suicide attempts in a military sample: results of a randomized clinical trial with 2-year follow-up. American Journal of Psychiatry 172, 441–449 (2015).
2. Tolin, D. F. Is cognitive–behavioral therapy more effective than other therapies?: A meta-

analytic review. Clinical Psychology Review 30, 710– 720 (2010).

3. Cuijpers, P., Andersson, G., Donker, T. & van Straten, A. Psycho- logical treatment of depression: results of a series of meta-analyses. Nordic Journal of Psychiatry 65, 354–364 (2011).
4. Cuijpers, P., van Straten, A., Andersson, G. & van Oppen, P. Psy- chotherapy for depression in adults: a meta-analysis of comparative outcome studies. Journal of Consulting and Clinical Psychology 76, 909–922 (2008).
5. Mobini, S. et al. Effects of standard and explicit cognitive bias modifi- cation and computer-administered cognitive-behaviour therapy on cognitive biases and social anxiety. Journal of Behavior Therapy and Experimental Psychiatry 45, 272–279 (2014).
6. Paykel, E. S. Cognitive therapy in relapse prevention in depression. International Journal of Neuropsychopharmacology 10, 131–136 (2007).
7. Nord, C. L. et al. Neural effects of antidepressant medication and psychological treatments: a quantitative synthesis across three meta-analyses. The British Journal of Psychiatry 219, 546–50 (2021).
8. DeRubeis, R. J., Siegle, G. J. & Hollon, S. D. Cognitive therapy versus medication for depression: treatment outcomes and neural mecha- nisms. Nature Reviews Neuroscience 9, 788–796 (2008).
9. Moutoussis, M., Shahar, N., Hauser, T. U. & Dolan, R. J. Computa- tion in psychotherapy, or how computational psychiatry can aid learning-based psychological therapies. Computational Psychiatry 2, 50–73 (2018).
10. Dercon, Q. et al. A core component of psychological therapy causes adaptive changes in computational learning mechanisms. (2022).
11. O'Donohue, W. T. & Fisher, J. E. Cognitive Behavior Therapy: Core Prin- ciples for Practice. (John Wiley & Sons, 2012).
12. Cuijpers, P. et al. A network meta-analysis of the effects of psycho- therapies, pharmacotherapies and their combination in the treatment of adult depression. World Psychiatry 19, 92–107 (2020).
13. Revell, E. R., Gillespie, D., Morris, P. G. & Stone, J. Drop attacks as a subtype of FND: a cognitive behavioural model using grounded the- ory. Epilepsy & Behavior Reports 100491 (2021).
14. Revell, E. R., Gillespie, D., Morris, P. G. & Stone, J. Drop attacks as a subtype of FND: a cognitive behavioural model using grounded the- ory. Epilepsy & Behavior Reports 100491 (2021).
15. O'Connell, N. et al. Outpatient CBT for motor functional neuro- logical disorder and other neuropsychiatric conditions: a retrospective case comparison. The Journal of Neuropsychiatry and Clinical Neuro- sciences 32, 58–66 (2020).
16. Manjaly, Z.-M. & Iglesias, S. A computational theory of mindfulness based cognitive therapy

from the "bayesian brain" perspective. Fron- tiers in Psychiatry 11, 404 (2020).
17. Kuyken, W. et al. How does mindfulness-based cognitive therapy work? Behaviour Research and Therapy 48, 1105–1112 (2010).
18. Lutz, J. et al. Mindfulness and emotion regulation—an fMRI study. Social Cognitive and Affective Neuroscience 9, 776–785 (2014).
19. Lutz, J. et al. Mindfulness and emotion regulation—an fMRI study. Social Cognitive and Affective Neuroscience 9, 776–785 (2014).
20. Carlson, L. E. & Brown, K. W. Validation of the Mindful Attention Awareness Scale in a cancer population. Journal of Psychosomatic Research 58, 29–33 (2005).
21. Lutz, J. et al. Mindfulness and emotion regulation—an fMRI study. Social Cognitive and Affective Neuroscience 9, 776–785 (2014).
22. Farias, M., Maraldi, E., Wallenkampf, K. C. & Lucchetti, G. Adverse events in meditation practices and meditation-based therapies: a systematic review. Acta Psychiatrica Scandinavica 142, 374–393 (2020).
23. Farias, M., Maraldi, E., Wallenkampf, K. C. & Lucchetti, G. Adverse events in meditation practices and meditation-based therapies: a systematic review. Acta Psychiatrica Scandinavica 142, 374–393 (2020).
24. Hirshberg, M. J., Goldberg, S. B., Rosenkranz, M. & Davidson, R. J. Prevalence of harm in mindfulness-based stress reduction. Psycho- logical Medicine 52, 1080–1088 (2022).
25. Van Dam, N. T. & Galante, J. Underestimating harm in mindfulness- based stress reduction. Psychological Medicine 1–3 (2020).
26. Roiser, J. P., Elliott, R. & Sahakian, B. J. Cognitive mechanisms of treatment in depression. Neuropsychopharmacology 37, 117–136 (2012).
27. Reitmaier, J. et al. Effects of rhythmic eye movements during a virtual reality exposure paradigm for spider-phobic patients. Psychology and Psychotherapy: Theory, Research and Practice 95, 57–78 (2022).
28. Mitchell, J. M. et al. MDMA-assisted therapy for severe PTSD: a randomized, double-blind, placebo-controlled phase 3 study. Nature Medicine 27, 1025–1033 (2021).
29. Linden, M. & Schermuly-Haupt, M.-L. Definition, assessment and rate of psychotherapy side-effects. World Psychiatry 13, 306 (2014).

Chapter 09

1. Pagnin, D., de Queiroz, V., Pini, S. & Cassano, G. B. Efficacy of ECT in depression: a meta-analytic review. Focus 6, 155–162 (2008).
2. Slotema, C. W., Blom, J. D., Hoek, H. W. & Sommer, I. E. Should we expand the toolbox of psychiatric treatment methods to include Repetitive Transcranial Magnetic Stimulation

(rTMS)? A meta- analysis of the efficacy of rTMS in psychiatric disorders. The Journal of Clinical Psychiatry 71, 873–84 (2010).

3. Pagnin, D., de Queiroz, V., Pini, S. & Cassano, G. B. Efficacy of ECT in depression: a meta-analytic review. Focus 6, 155–162 (2008).
4. Read, J., Cunliffe, S., Jauhar, S. & McLoughlin, D. M. Should we stop using electroconvulsive therapy? BMJ 364, (2019).
5. Read, J., Cunliffe, S., Jauhar, S. & McLoughlin, D. M. Should we stop using electroconvulsive therapy? BMJ 364, (2019).
6. Read, J., Cunliffe, S., Jauhar, S. & McLoughlin, D. M. Should we stop using electroconvulsive therapy? BMJ 364, (2019).
7. Rozing, M. P., Jørgensen, M. B. & Osler, M. Electroconvulsive ther- apy and later stroke in patients with affective disorders. The British Journal of Psychiatry 214, 168–170 (2019).
8. Osler, M., Rozing, M. P., Christensen, G. T., Andersen, P. K. & Jør- gensen, M. B. Electroconvulsive therapy and risk of dementia in patients with affective disorders: a cohort study. The Lancet Psychiatry 5, 348–356 (2018).
9. Nuninga, J. O. et al. Volume increase in the dentate gyrus after elec- troconvulsive therapy in depressed patients as measured with 7T. Molecular Psychiatry 25, 1559–1568 (2020).
10. Semkovska,M.&McLoughlin,D.M.Objectivecognitiveperformance associated with electroconvulsive therapy for depression: a systematic review and meta-analysis. Biological psychiatry 68, 568–577 (2010).
11. Golinkoff, M. & Sweeney, J. A. Cognitive impairments in depression. Journal of Affective Disorders 17, 105–112 (1989).
12. Steinberg, H. Electrotherapeutic disputes: the 'Frankfurt Council' of 1891. Brain (2011).
13. Cambiaghi, M. & Sconocchia, S. Scribonius Largus (probably before 1CE–after 48CE). Journal of Neurology 265, 2466–2468 (2018).
14. McWhirter, L., Carson, A. & Stone, J. The body electric: a long view of electrical therapy for functional neurological disorders. Brain 138, 1113–1120 (2015).
15. Franklin, B. An Account of the Effects of Electricity in paralytic Cases. In a Letter to John Pringle, MDFRS from Benjamin Franklin, Esq; FRS-See an Account of some surprising Effects of Electricity, in Vol. XXIII, Page 280, of our Magazine. New Universal Magazine: or, Miscellany of Historical, Philosophical, Political and Polite Literature 25, 282–283 (1759).
16. Franklin, B. An Account of the Effects of Electricity in paralytic Cases. In a Letter to John Pringle, MDFRS from Benjamin Franklin, Esq; FRS-See an Account of some surprising Effects of Electricity, in Vol. XXIII, Page 280, of our Magazine. New Universal Magazine: or, Miscellany of Historical, Philosophical, Political and Polite Literature 25, 282–283 (1759).
17. McWhirter, L., Carson, A. & Stone, J. The body electric: a long view of electrical therapy for functional neurological disorders. Brain 138, 1113–1120 (2015).
18. McWhirter, L., Carson, A. & Stone, J. The body electric: a long view of electrical therapy for

functional neurological disorders. Brain 138, 1113–1120 (2015).

19. Harris, W. Diagnosis And Electrical Treatment Of Nerve Injuries Of The Upper Extremity. The British Medical Journal 722–724 (1908).
20. McWhirter, L., Carson, A. & Stone, J. The body electric: a long view of electrical therapy for functional neurological disorders. Brain 138, 1113–1120 (2015).
21. Nitsche, M. A. & Paulus, W. Excitability changes induced in the human motor cortex by weak transcranial direct current stimulation. The Journal of Physiology 527, 633–639 (2000).
22. Nord, C. L. etal. The neural basis of hot and cold cognition in depressed patients, unaffected relatives, and low-risk healthy controls: an fMRI investigation. Journal of Affective Disorders 274, 389–398 (2020).
23. O' Reardon, J. P. et al. Efficacy and safety of transcranial magnetic stimulation in the acute treatment of major depression: a multisite randomized controlled trial. Biological Psychiatry 62, 1208–1216 (2007).
24. Mutz,J.,Edgcumbe,D.R.,Brunoni,A.R.&Fu,C.H.Efficacyand acceptability of non-invasive brain stimulation for the treatment of adult unipolar and bipolar depression: a systematic review and meta-analysis of randomised sham-controlled trials. Neuroscience & Biobehavioral Reviews (2018).
25. Cole, E. J. et al. Stanford Accelerated Intelligent Neuromodulation Therapy for Treatment-Resistant Depression. American Journal of Psychiatry 177, 716–726 (2020).
26. Fitzgerald, P. B. et al. A randomized trial of rTMS targeted with MRI based neuro-navigation in treatment-resistant depression. Neuropsy- chopharmacology 34, 1255–1262 (2009).
27. Fregni, F. et al. Treatment of major depression with transcranial direct current stimulation. Bipolar disorders 8, 203–204 (2006).
28. Nord, C. L. et al. Neural predictors of treatment response to brain stimulation and psychological therapy in depression: a double-blind randomized controlled trial. Neuropsychopharmacology 44, 1613–22 (2019).
29. Mayberg, H. S. et al. Deep brain stimulation for treatment-resistant depression. Neuron 45, 651–660 (2005).
30. Mayberg, H. S. et al. Reciprocal limbic-cortical function and negative mood: converging PET findings in depression and normal sadness. American Journal of Psychiatry 156, 675–682 (1999).
31. Mayberg, H. S. et al. Deep brain stimulation for treatment-resistant depression. Neuron 45, 651–660 (2005).
32. Vicheva, P., Butler, M. & Shotbolt, P. Deep brain stimulation for obsessive-compulsive disorder: A systematic review of randomised controlled trials. Neuroscience & Biobehavioral Reviews 109, 129–138 (2020).
33. Martinez-Ramirez, D. et al. Efficacy and safety of deep brain stimulation in Tourette syndrome: the international Tourette syndrome deep brain stimulation public database and

registry. JAMA Neurology 75, 353–359 (2018).
34. Holtzheimer, P. E. et al. Subcallosal cingulate deep brain stimulation for treatment-resistant depression: a multisite, randomised, sham- controlled trial. The Lancet Psychiatry 4, 839–849 (2017).
35. Holtzheimer, P. E. et al. Subcallosal cingulate deep brain stimulation for treatment-resistant depression: a multisite, randomised, sham- controlled trial. The Lancet Psychiatry 4, 839–849 (2017).
36. Scangos, K. W. et al. Closed-loop neuromodulation in an individual with treatment-resistant depression. Nature Medicine 1–5 (2021).

Chapter 10

1. Jebb, A. T., Tay, L., Diener, E. & Oishi, S. Happiness, income satiation and turning points around the world. Nature Human Behaviour 2, 33–38 (2018).
2. Davydov, D. M., Stewart, R., Ritchie, K. & Chaudieu, I. Resilience and mental health. Clinical Psychology Review 30, 479–495 (2010).
3. Berryman, J. W. Motion and rest: Galen on exercise and health. The Lancet 380, 210–211 (2012).
14. Schuch, F. B. et al. Exercise as a treatment for depression: a meta- analysis adjusting for publication bias. Journal of Psychiatric Research 77, 42–51 (2016).
5. Schuch, F. B. et al. Exercise as a treatment for depression: a meta- analysis adjusting for publication bias. Journal of Psychiatric Research 77, 42–51 (2016).
6. Schuch, F. B. et al. Exercise as a treatment for depression: a meta- analysis adjusting for publication bias. Journal of Psychiatric Research 77, 42–51 (2016).
7. Chalder, M. et al. Facilitated physical activity as a treatment for depressed adults: randomised controlled trial. BMJ 344, (2012).
8. Chekroud, S. R. et al. Association between physical exercise and men- tal health in 1·2 million individuals in the USA between 2011 and 2015: a cross-sectional study. The Lancet Psychiatry 5, 739–746 (2018).
9. Chekroud, S. R. et al. Association between physical exercise and men- tal health in 1·2 million individuals in the USA between 2011 and 2015: a cross-sectional study. The Lancet Psychiatry 5, 739–746 (2018).
10. Hawkes,C.H.Endorphins:thebasisofpleasure?JournalofNeurology, Neurosurgery, and Psychiatry 55, 247 (1992).
11. Firth, J. et al. Effect of aerobic exercise on hippocampal volume in humans: a systematic review and meta-analysis. Neuroimage 166, 230– 238 (2018).
12. Ruscheweyh, R. et al. Physical activity and memory functions: an interventional study.

Neurobiology of Aging 32, 1304–1319 (2011).

13. Du, M.-Y. et al. Voxelwise meta-analysis of gray matter reduction in major depressive disorder. Progress in Neuro-Psychopharmacology and Biological Psychiatry 36, 11–16 (2012).
14. Pereira, A. C. et al. An in vivo correlate of exercise-induced neuro- genesis in the adult dentate gyrus. Proceedings of the National Academy of Sciences 104, 5638–5643 (2007).
15. Kandola, A., Ashdown-Franks, G., Hendrikse, J., Sabiston, C. M. & Stubbs, B. Physical activity and depression: Towards understanding the antidepressant mechanisms of physical activity. Neuroscience & Biobehavioral Reviews 107, 525–539 (2019).
16. Kandola, A., Ashdown-Franks, G., Hendrikse, J., Sabiston, C. M. & Stubbs, B. Physical activity and depression: Towards understanding the antidepressant mechanisms of physical activity. Neuroscience & Biobehavioral Reviews 107, 525–539 (2019).
17. White, K., Kendrick, T. & Yardley, L. Change in self-esteem, self- efficacy and the mood dimensions of depression as potential mediators of the physical activity and depression relationship: Exploring the temporal relation of change. Mental Health and Physical Activity 2, 44–52 (2009).
18. Kandola, A., Ashdown-Franks, G., Hendrikse, J., Sabiston, C. M. & Stubbs, B. Physical activity and depression: Towards understanding the antidepressant mechanisms of physical activity. Neuroscience & Biobehavioral Reviews 107, 525–539 (2019).
19. White, K., Kendrick, T. & Yardley, L. Change in self-esteem, self- efficacy and the mood dimensions of depression as potential mediators of the physical activity and depression relationship: Exploring the temporal relation of change. Mental Health and Physical Activity 2, 44–52 (2009).
20. Babson,K.A.,Trainor,C.D.,Feldner,M.T.&Blumenthal,H.Atest of the effects of acute sleep deprivation on general and specific self- reported anxiety and depressive symptoms: an experimental extension. Journal of Behavior Therapy and Experimental Psychiatry 41, 297–303 (2010).
21. Reeve, S., Emsley, R., Sheaves, B. & Freeman, D. Disrupting sleep: the effects of sleep loss on psychotic experiences tested in an experimental study with mediation analysis. Schizophrenia Bulletin 44, 662–671 (2018).
22. McGrath, J. J. et al. Psychotic experiences in the general population: a cross-national analysis based on 31,261 respondents from 18 countries. JAMA Psychiatry 72, 697–705 (2015).
23. Reeve, S., Emsley, R., Sheaves, B. & Freeman, D. Disrupting sleep: the effects of sleep loss on psychotic experiences tested in an experimental study with mediation analysis. Schizophrenia Bulletin 44, 662–671 (2018).
24. Mendelson, W. B., Gillin, J. C. & Wyatt, R. J. Human Sleep and Its Disorders. (Plenum Press, 1977).
25. Gehrman, P. et al. Predeployment sleep duration and insomnia symptoms as risk factors for

new-onset mental health disorders following military deployment. Sleep 36, 1009–1018 (2013).

26. Koffel, E., Polusny, M. A., Arbisi, P. A. & Erbes, C. R. Pre-deployment daytime and nighttime sleep complaints as predictors of post- deployment PTSD and depression in National Guard troops. Journal of anxiety disorders 27, 512–519 (2013).
27. Gehrman, P. et al. Predeployment sleep duration and insomnia symptoms as risk factors for new-onset mental health disorders following military deployment. Sleep 36, 1009–1018 (2013).
28. Baglioni, C. et al. Sleep and mental disorders: A meta-analysis of polysomnographic research. Psychological Bulletin 142, 969 (2016).
29. Geoffroy, P. A. et al. Insomnia and hypersomnia in major depressive episode: prevalence, sociodemographic characteristics and psychiat- ric comorbidity in a population-based study. Journal of Affective Disorders 226, 132–141 (2018).
30. Marcks, B. A., Weisberg, R. B., Edelen, M. O. & Keller, M. B. The relationship between sleep disturbance and the course of anxiety dis- orders in primary care patients. Psychiatry Research 178, 487–492 (2010).
31. Reeve,S.,Sheaves,B.&Freeman,D.Sleepdisordersinearlypsychosis: incidence, severity, and association with clinical symptoms. Schizophrenia Bulletin 45, 287–295 (2019).
32. Ablin, J. N. et al. Effects of sleep restriction and exercise deprivation on somatic symptoms and mood in healthy adults. Clinical and Experimental Rheumatology 31, S53-9 (2013).
33. Lautenbacher, S., Kundermann, B. & Krieg, J.-C. Sleep deprivation and pain perception. Sleep Medicine Reviews 10, 357–369 (2006)
34. Ablin, J. N. et al. Effects of sleep restriction and exercise deprivation on somatic symptoms and mood in healthy adults. Clinical and Experi- mental Rheumatology 31, S53-9 (2013).
35. Ablin, J. N. et al. Effects of sleep restriction and exercise deprivation on somatic symptoms and mood in healthy adults. Clinical and Experi- mental Rheumatology 31, S53-9 (2013).
36. Freeman, D. et al. The effects of improving sleep on mental health (OASIS): a randomised controlled trial with mediation analysis. The Lancet Psychiatry 4, 749–758 (2017).
37. Ioannou, M. et al. Sleep deprivation as treatment for depression: Sys- tematic review and meta-analysis. Acta Psychiatrica Scandinavica 143, 22–35 (2021).
38. Humpston, C. et al. Chronotherapy for the rapid treatment of depression: A meta-analysis. Journal of Affective Disorders 261, 91–102 (2020).
39. Benedetti, F. et al. Sleep deprivation hastens the antidepressant action of fluoxetine. European Archives of Psychiatry and Clinical Neuroscience 247, 100–103 (1997).
40. Handy,A.B.,Greenfield,S.F.,Yonkers,K.A.&Payne,L.A.Psychi- atric symptoms across the menstrual cycle in adult women: A comprehensive review. Harvard Review of Psychiatry 30, 100–117 (2022).
41. Dutheil, S., Ota, K. T., Wohleb, E. S., Rasmussen, K. & Duman, R. S. High-fat diet

induced anxiety and anhedonia: impact on brain homeostasis and inflammation. Neuropsychopharmacology 41, 1874– 1887 (2016).

42. Lassale, C. et al. Healthy dietary indices and risk of depressive out- comes: a systematic review and meta-analysis of observational studies. Molecular Psychiatry 24, 965–986 (2019).
43. Parletta, N. et al. A Mediterranean-style dietary intervention supple- mented with fish oil improves diet quality and mental health in people with depression: A randomized controlled trial (HELF- IMED). Nutritional Neuroscience 22, 474–487 (2019).
44. Parletta, N. et al. A Mediterranean-style dietary intervention supple- mented with fish oil improves diet quality and mental health in people with depression: A randomized controlled trial (HELF- IMED). Nutritional Neuroscience 22, 474–487 (2019).
45. Cowan, C. S., Callaghan, B. L. & Richardson, R. The effects of a pro- biotic formulation (Lactobacillus rhamnosus and L. helveticus) on developmental trajectories of emotional learning in stressed infant rats. Translational psychiatry 6, e823 (2016).
46. Liu, R. T., Walsh, R. F. & Sheehan, A. E. Prebiotics and probiotics for depression and anxiety: a systematic review and meta-analysis of controlled clinical trials. Neuroscience & Biobehavioral Reviews 102, 13–23 (2019).
47. Ackard, D. M., Croll, J. K. & Kearney-Cooke, A. Dieting frequency among college females: Association with disordered eating, body image, and related psychological problems. Journal of Psychosomatic Research 52, 129–136 (2002).
48. Greetfeld, M. et al. Orthorexic tendencies in the general population: association with demographic data, psychiatric symptoms, and utili- zation of mental health services. Eating and Weight Disorders-Studies on Anorexia, Bulimia and Obesity 26, 1511–1519 (2021).
49. Rohde, P., Stice, E. & Marti, C. N. Development and predictive effects of eating disorder risk factors during adolescence: Implications for prevention efforts. International Journal of Eating Disorders 48, 187–198 (2015).
50. Hsu, L. G. Can dieting cause an eating disorder? Psychological Medi- cine 27, 509–513 (1997).
51. Uniacke, B., Walsh, B. T., Foerde, K. & Steinglass, J. The role of hab- its in anorexia nervosa: Where we are and where to go from here? Current Psychiatry Reports 20, 1–8 (2018).
52. Garfinkel, P. E. Perception of hunger and satiety in anorexia nervosa. Psychological Medicine 4, 309–315 (1974).
53. Lautenbacher, S., Hölzl, R., Tuschl, R. & Strian, F. The significance of gastrointestinal and subjective responses to meals in anorexia nervosa (1986). In Topics in behavioral medicine (eds. Finck, J., Finck, Vandereycken, W., Fontaine, O., and Eelen, P.), 91–9 (Swets & Zeitlinger, B. V., 1986).
54. Khalsa, S. S. et al. Altered interoceptive awareness in anorexia ner- vosa: effects of meal anticipation, consumption and bodily arousal. International Journal of Eating Disorders 48, 889–897 (2015)

55. Khalsa, S. S. et al. Altered interoceptive awareness in anorexia ner- vosa: effects of meal anticipation, consumption and bodily arousal. International Journal of Eating Disorders 48, 889–897 (2015)
56. Bernardoni, F. et al. More by stick than by carrot: A reinforcement learning style rooted in the medial frontal cortex in anorexia nervosa. Journal of Abnormal Psychology 130, 736 (2021).
57. Watson, H. J. et al. Genome-wide association study identifies eight risk loci and implicates metabo-psychiatric origins for anorexia ner- vosa. Nature Genetics 51, 1207–1214 (2019).

Chapter 11

1. Knowles, M. The Wicked Waltz and Other Scandalous Dances: Outrage at Couple Dancing in the 19th and Early 20th Centuries. (McFarland, 2009).
2. Pearson, J. Women's reading in Britain, 1750-1835: A Dangerous Recreation. (Cambridge University Press, 1999).
3. Cost, K. T. et al. Mostly worse, occasionally better: impact of COVID-19 pandemic on the mental health of Canadian children and adolescents. European Child & Adolescent Psychiatry 31, 671–684 (2022).
4. Cybulski, L. et al. Temporal trends in annual incidence rates for psy- chiatric disorders and self-harm among children and adolescents in the UK, 2003–2018. BMC Psychiatry 21, 1–12 (2021).
5. Cybulski, L. et al. Temporal trends in annual incidence rates for psy- chiatric disorders and self-harm among children and adolescents in the UK, 2003–2018. BMC Psychiatry 21, 1–12 (2021).
6. Cybulski, L. et al. Temporal trends in annual incidence rates for psy- chiatric disorders and self-harm among children and adolescents in the UK, 2003–2018. BMC Psychiatry 21, 1–12 (2021).
7. Pitchforth, J. et al. Mental health and well-being trends among chil- dren and young people in the UK, 1995–2014: analysis of repeated cross-sectional national health surveys. Psychological Medicine 49, 1275–1285 (2019).
8. Miller, E. Hysteria: its nature and explanation. British Journal of Clin- ical Psychology 26, 163–173 (1987).
9. Faraone, C. A. Magical and medical approaches to the wander- ing womb in the ancient Greek world. Classical Antiquity 30, 1–32 (2011).
10. Merskey, H. & Potter, P. The womb lay still in ancient Egypt. The Brit- ish Journal of Psychiatry 154, 751–753 (1989).
11. Carota, A. & Calabrese, P. Hysteria around the world. Hysteria: The Rise of an Enigma 35,

169–180 (2014).
12. Carota, A. & Calabrese, P. Hysteria around the world. Hysteria: The Rise of an Enigma 35, 169–180 (2014).
13. Alessi, R. & Valente, K. D. Psychogenic non-epileptic seizures at a tertiary care center in Brazil. Epilepsy & Behavior 26, 91–95 (2013).
14. An, D., Wu, X., Yan, B., Mu, J. & Zhou, D. Clinical features of psychogenic nonepileptic seizures: a study of 64 cases in southwest China. Epilepsy & Behavior 17, 408–411 (2010).
15. Dhiman, V. et al. Semiological characteristics of adults with psychogenic nonepileptic seizures (PNESs): an attempt towards a new classification. Epilepsy & Behavior 27, 427–432 (2013).
16. Trimble, M. & Reynolds, E. H. A brief history of hysteria: from the ancient to the modern. Handbook of Clinical Neurology 139, 3–10 (2016).
17. Carota, A. & Calabrese, P. Hysteria around the world. Hysteria: The Rise of an Enigma 35, 169–180 (2014).
18. Popkirov, S., Wessely, S., Nicholson, T. R., Carson, A. J. & Stone, J. Different shell, same shock. BMJ 359, (2017).
19. Chu, C. Morgellons Disease—Dredged Up From History and Customized. JAMA Dermatology 154, 451 (2018).
20. Kellett, C. E. Sir Thomas Browne and the disease called the Morgellons. Annals of Medical History 7, 467 (1935).
21. Hylwa, S. A. & Ronkainen, S. D. Delusional infestation versus Morgellons disease. Clinics in Dermatology 36, 714–718 (2018).
22. Pearson, M. L. et al. Clinical, epidemiologic, histopathologic and molecular features of an unexplained dermopathy. PLOS ONE 7, e29908 (2012).
23. Pearson, M. L. et al. Clinical, epidemiologic, histopathologic and molecular features of an unexplained dermopathy. PLOS ONE 7, e29908 (2012).
24. Freudenmann, R. W. et al. Delusional infestation and the specimen sign: a European multicentre study in 148 consecutive cases. British Journal of Dermatology 167, 247–251 (2012).
25. Hylwa, S. A. & Ronkainen, S. D. Delusional infestation versus Morg-ellons disease. Clinics in Dermatology 36, 714–718 (2018).
26. Lepping, P., Rishniw, M. & Freudenmann, R. W. Frequency of delusional infestation by proxy and double delusional infestation in veterinary practice: observational study. The British Journal of Psych- iatry 206, 160–163 (2015).
27. Chakraborty, A. & McKenzie, K. Does racial discrimination cause mental illness? The British Journal of Psychiatry 180, 475–477 (2002).
28. Neeleman, J., Mak, V. & Wessely, S. Suicide by age, ethnic group, coroners' verdicts and country of birth: A three-year survey in inner London. The British journal of psychiatry 171,

463–467 (1997).

29. Boydell, J. et al. Incidence of schizophrenia in ethnic minorities in London: ecological study into interactions with environment. BMJ 323, 1336 (2001).
30. Neeleman, J., Wilson-Jones, C. & Wessely, S. Ethnic density and deliberate self harm; a small area study in south east London. Journal of Epidemiology & Community Health 55, 85–90 (2001).
31. Gevonden,M.J.etal.Sexualminoritystatusandpsychoticsymptoms: findings from the Netherlands Mental Health Survey and Incidence Studies (NEMESIS). Psychological medicine 44, 421–433 (2014).
32. Cochran, S. D., Sullivan, J. G. & Mays, V. M. Prevalence of mental disorders, psychological distress, and mental health services use among lesbian, gay, and bisexual adults in the United States. Journal of Consulting and Clinical Psychology 71, 53 (2003).
33. Boller, F. & Forbes, M. M. History of dementia and dementia in his- tory: an overview. Journal of the Neurological Sciences 158, 125–133 (1998).
34. Schultheiß, C. et al. The IL-1β, IL-6, and TNF cytokine triad is asso- ciated with post-acute sequelae of COVID-19. Cell Reports Medicine 3, 100663 (2022).
35. Dahl, J. et al. The plasma levels of various cytokines are increased during ongoing depression and are reduced to normal levels after recovery. Psychoneuroendocrinology 45, 77–86 (2014).
36. Dowlati, Y. et al. A meta-analysis of cytokines in major depression. Biological Psychiatry 67, 446–457 (2010).
37. Köhler, O. et al. Effect of anti-inflammatory treatment on depression, depressive symptoms, and adverse effects: a systematic review and meta-analysis of randomized clinical trials. JAMA Psychiatry 71, 1381– 1391 (2014).
38. Dixon, K. E., Keefe, F. J., Scipio, C. D., Perri, L. M. & Abernethy, A. P. Psychological interventions for arthritis pain management in adults: a meta-analysis. Health Psychology 26, 241 (2007).
39. Lackner, J. M., Mesmer, C., Morley, S., Dowzer, C. & Hamilton, S. Psychological treatments for irritable bowel syndrome: a system- atic review and meta-analysis. Journal of Consulting and Clinical Psychology 72, 1100 (2004).

打造幸福腦

大腦如何操控身體與心理健康，讓我們成為現在的樣子？

作　　者 | 卡蜜拉．諾德 Camilla Nord
譯　　者 | 孟令函

責任編輯 | 杜芳琪 Sana Tu
責任行銷 | 鄧雅云 Elsa Deng
封面裝幀 | 兒日設計
版面構成 | 譚思敏 Emma Tan
校　　對 | 葉怡慧 Carol Yeh

發 行 人 | 林隆奮 Frank Lin
社　　長 | 蘇國林 Green Su

總 編 輯 | 葉怡慧 Carol Yeh
主　　編 | 鄭世佳 Josephine Cheng
行銷經理 | 朱韻淑 Vina Ju
業務處長 | 吳宗庭 Tim Wu
業務專員 | 鍾依娟 Irina Chung
業務秘書 | 陳曉琪 Angel Chen
　　　　　莊皓雯 Gia Chuang

發行公司 | 悅知文化　精誠資訊股份有限公司
地　　址 | 105台北市松山區復興北路99號12樓
專　　線 | (02) 2719-8811
傳　　真 | (02) 2719-7980
網　　址 | http://www.delightpress.com.tw
客服信箱 | cs@delightpress.com.tw
ISBN：978-626-7537-52-7
初版一刷 | 2025年01月
建議售價 | 新台幣550元
本書若有缺頁、破損或裝訂錯誤，請寄回更換
Printed in Taiwan

國家圖書館出版品預行編目資料

打造幸福腦：大腦如何操控身體與心理健康,讓我們成為現在的樣子?／卡蜜拉．諾德(Camilla Nord)著；孟令函譯. -- 初版. -- 臺北市：悅知文化精誠資訊股份有限公司, 2025.01
　面；　公分
譯自：The balanced brain
ISBN　978-626-7537-52-7（平裝）
1.CST: 腦部 2.CST: 健腦法 3.CST: 心理治療

411.19　　113019155

建議分類 | 自然科普